全国高等学校教学改革创新教材

供临床医学专业、临床药学专业、药学专业用

临床药理学PBL案例教程

主　编　程　虹　吴东方

副主编　辛华雯　张　耕　刘　巍　喻明霞

编　者（以姓氏笔画为序）

王　涛（武汉大学中南医院）
邓体瑛（武汉市第一医院）
刘　静（中国人民解放军中部战区总医院）
刘　巍（武汉大学中南医院）
刘杨从（武汉市第一医院）
苏　丹（中国人民解放军中部战区总医院）
李璐璐（武汉市第一医院）
杨　坤（武汉大学中南医院）
吴东方（武汉大学中南医院）
何　艳（中国人民解放军中部战区总医院）
余爱荣（中国人民解放军中部战区总医院）
辛华雯（中国人民解放军中部战区总医院）
汪辰龙（武汉大学中南医院）
张　耕（武汉市第一医院）
周　帆（中国人民解放军中部战区总医院）
赵　燕（中国人民解放军中部战区总医院）
胡　松（武汉市第一医院）
郭　珩（武汉市第一医院）
寇　皓（武汉大学中南医院）
喻明霞（武汉大学中南医院）
程　虹（武汉大学中南医院）
鄢　欢（武汉大学中南医院）

人民卫生出版社

·北　京·

图书在版编目（CIP）数据

临床药理学 PBL 案例教程 / 程虹，吴东方主编．—北京：人民卫生出版社，2020.9

ISBN 978-7-117-29561-1

Ⅰ．①临… Ⅱ．①程… ②吴… Ⅲ．①临床药学－药理学－医学院校－教材 Ⅳ．①R969

中国版本图书馆 CIP 数据核字（2020）第 166611 号

临床药理学 PBL 案例教程

Linchuang Yaolixue PBL Anli Jiaocheng

主　　编：程　虹　吴东方
出版发行：人民卫生出版社（中继线 010-59780011）
地　　址：北京市朝阳区潘家园南里 19 号
邮　　编：100021
E - mail：pmph @ pmph.com
购书热线：010-59787592　010-59787584　010-65264830
印　　刷：三河市尚艺印装有限公司
经　　销：新华书店
开　　本：787 × 1092　1/16　　印张：15
字　　数：337 千字
版　　次：2020 年 9 月第 1 版
印　　次：2020 年 11 月第 1 次印刷
标准书号：ISBN 978-7-117-29561-1
定　　价：49.00 元
打击盗版举报电话：010-59787491　E-mail：WQ @ pmph.com
质量问题联系电话：010-59787234　E-mail：zhiliang @ pmph.com

前　言

《临床药理学 PBL 案例教程》适用于临床医学专业、临床药学专业以及药学专业，还可用于临床药师培训和临床医生药物治疗能力培训。通过案例学习，培养和完善学生识别并解决药物治疗问题的能力；通过案例研究，使学生积极地参与到学习的过程，有助于激发学生的自信心，并促进发展其独立自学、分析药物治疗问题、决策、沟通以及团队合作的能力。案例研究也可用于个体疾病的病理生理、药物化学、药理、药物治疗等方面的讨论学习；帮助学生理解生物医学、药学和药物治疗学之间的相关性，并为临床医学实践打下坚实的基础。

本书包括 78 个有代表性的疾病病例，按系统疾病的顺序编排。在使用本书时，学生须阅读药物治疗学相关教科书的相应章节，以了解每种疾病的病理生理和药物治疗。通过对这些实际的病例进行讨论分析，并制订药物治疗方案，有助于发展学生在专业实践中决策的能力。

分析每个病例所需的知识和临床经验有所不同。某些情况下可能处理单一的疾病状态即可，但很多病例包括多个疾病和药物治疗问题。本书描述主动学习策略的原则和方法，为教师提供了一些实用的帮助学生主动学习的教学策略，对学生在主动学习环境中如何充分利用学习机会提供了建议，并详细描述了案例格式和学生使用本书的最佳方法，该方法所涉及的步骤包括：

1. 确定实际或潜在的药物治疗问题。
2. 确定所需的治疗结果。
3. 评估药物治疗的选择。
4. 设计一个最佳个体化的药物治疗计划。
5. 制订评估药物治疗结果的方法。
6. 提供患者教育。
7. 沟通并实施药物治疗计划。

应该强调，对案例进行课堂讨论，重点应该放在分析和解决患者问题的过程，以及学生自己发掘解决方案的能力上。今天学到的知识点明天可能过时或不再准确，因此，医师和药师需要不断更新医学知识以识别患者问题，并能够使用合理的方法解决这些问题，从而提高患者的生活质量。

程　虹

2020 年 8 月

目　录

第一章　绪论…… 1

第一节　本书内容介绍 …… 1

第二节　临床药理学案例学习策略 …… 3

第二章　心血管系统疾病…… 8

第一节　心搏骤停 …… 8

第二节　高血压 …… 10

第三节　高血压危象 …… 13

第四节　心力衰竭：收缩功能障碍 …… 16

第五节　心力衰竭：舒张功能障碍 …… 18

第六节　缺血性心脏病和急性冠脉综合征 …… 21

第七节　急性冠脉综合征：ST段抬高心肌梗死…… 24

第三章　呼吸系统疾病…… 28

第一节　哮喘 …… 28

第二节　慢性阻塞性肺疾病 …… 31

第三节　急性咽炎 …… 34

第四章　消化系统疾病…… 37

第一节　胃食管反流病 …… 37

第二节　消化性溃疡 …… 39

第三节　非甾体抗炎药诱发的上消化道出血 …… 42

第四节　应激性胃炎/溃疡 …… 44

第五节　克罗恩病 …… 47

第六节　溃疡性结肠炎 …… 50

第七节　肠易激综合征 …… 52

第五章　肾脏疾病…… 56

第一节　药物诱发的急性肾损伤 …… 56

第二节　急性肾损伤 …… 59

第三节　进行性肾脏疾病 …… 61

第四节　终末期肾脏疾病 …… 64
第五节　抗利尿激素分泌失调综合征 …… 67

第六章　神经系统疾病 …… 71
第一节　多发性硬化 …… 71
第二节　癫痫（全面强直阵挛发作） …… 73
第三节　癫痫持续状态 …… 76
第四节　急性脑损伤 …… 78
第五节　帕金森病 …… 81
第六节　急性疼痛 …… 84
第七节　慢性疼痛 …… 86
第八节　头痛 …… 89
第九节　阿尔茨海默病 …… 91
第十节　失眠 …… 95

第七章　内分泌系统疾病 …… 98
第一节　2 型糖尿病：新发患者 …… 98
第二节　甲状腺功能亢进：Graves' 病 …… 100
第三节　甲状腺功能减退 …… 103
第四节　系统性红斑狼疮 …… 105

第八章　骨关节疾病 …… 108
第一节　骨质疏松症 …… 108
第二节　类风湿性关节炎 …… 111
第三节　骨性关节炎 …… 114
第四节　痛风和高尿酸血症 …… 116

第九章　皮肤疾病 …… 119
第一节　药物诱发的皮肤反应 …… 119
第二节　寻常痤疮 …… 122
第三节　银屑病 …… 124
第四节　特应性皮炎 …… 127

第十章　血液系统疾病 …… 131
第一节　缺铁性贫血 …… 131
第二节　维生素 B_{12} 缺乏性贫血 …… 134

第十一章　感染性疾病 …… 138
第一节　细菌性脑膜炎 …… 138

第二节 急性支气管炎 …… 140
第三节 社区获得性肺炎 …… 143
第四节 中耳炎 …… 145
第五节 鼻窦炎 …… 148
第六节 糖尿病足部感染 …… 150
第七节 感染性心内膜炎 …… 153
第八节 肺结核 …… 156
第九节 腹腔感染 …… 159
第十节 泌尿道感染 …… 161
第十一节 急性肾盂肾炎 …… 164
第十二节 盆腔炎 …… 166
第十三节 梅毒 …… 169
第十四节 生殖器疱疹 …… 172
第十五节 急性骨髓炎 …… 174
第十六节 败血症 …… 176
第十七节 足癣 …… 179
第十八节 细菌性阴道炎 …… 181
第十九节 念珠菌阴道炎 …… 183
第二十节 侵入性真菌感染 …… 186
第二十一节 免疫功能低下患者的感染 …… 188
第二十二节 外科手术预防使用抗菌药物 …… 191
第二十三节 HIV 感染 …… 193

第十二章 肿瘤 …… 197
第一节 乳腺癌 …… 197
第二节 非小细胞肺癌 …… 200
第三节 结肠癌 …… 202
第四节 前列腺癌 …… 205
第五节 非霍奇金淋巴瘤 …… 207
第六节 卵巢癌 …… 210
第七节 急性淋巴细胞白血病 …… 213
第八节 慢性髓细胞性白血病 …… 218
第九节 黑色素瘤 …… 222

缩略词含义 …… 226

第一章
绪　论

第一节　本书内容介绍

一、案例学习的优势

案例教学法主要用于开发自主学习、批判性思维、问题识别和决策的技能。应用本书的案例学习时，应重点关注学习解决药物治疗问题的过程，而不是简单地找到问题答案。学生在解决案例研究问题的过程中不仅学到了医学知识，而且从自主学习以及和同学讨论的过程中获得解决问题的能力。传统以授课为主的教学方式往往注重专业知识的死记硬背，而不是发展学生的思维能力。

案例学习提供病例资料和相关学习问题，学习者根据案例事实，分析现有数据，查找相关资料，做出假设，考虑可能的解决方案，得出最佳解决方案。教师的作用是作为教练和推动者而不是"答案源"。事实上，在许多情况下，一个问题可以有多个可以接受的答案。学生也可以成为老师，通过深入讨论案例来相互学习。

二、本书案例的编排格式

（一）背景阅读

本书中的案例应作为学生自主学习和课堂讨论的重点。课堂讨论前，学生须对案例疾病及其药物治疗有深入的了解，查阅药物治疗学中相关疾病的药物治疗知识、相关国内外指南和文献等。在课堂上针对案例问题进行讨论，提出解决办法，制订药物治疗计划。

（二）学习目的

每个案例的编排以学习目的开始。学习目的是为了在临床实践中获得相应的能力，而不是仅仅学习孤立的科学知识。学生经过自主学习准备，课堂案例讨论，制订药物治疗计划后应具备学习目的中所列的知识、技能及能力。

学习目的的作用之一是促进学生思考，但不包括所有细节。事实上，学生也应制订自身对每个案例的学习目标，这样学生将更好地规划自己的学习，明确学习动机，提高学习热情。

（三）患者临床表现

每个案例临床表现的编排格式参照住院病历的标准格式，但内容更为精炼。

1. 主诉　主诉是患者就诊最主要的原因，包括症状、体征及持续时间。为了准确描述患者的症状，主诉一般不采用医学术语和诊断。

2. 现病史 现病史是关于患者病史的一个更完整的描述，通常包括：

（1）起病情况：患病时间、起病缓急、前驱症状、可能的病因和诱因。

（2）主要症状的特点：包括主要症状出现的部位、性质、持续时间、程度以及加重或缓解的因素。

（3）病情的发展与演变。

（4）伴随症状。

（5）与鉴别诊断有关的阴性资料。

（6）诊疗经过：何时、何处就诊，做过何种检查，诊断何病，经过何种治疗，所用药物名称、剂量及效果。

（7）一般情况：目前的食欲、大小便、精神、体力、睡眠、体重改变等情况。

3. 既往史 包括预防接种史、传染病史、手术史、外伤史、输血史、过去所患疾病史。

4. 过敏史 包括对药物及其他物质过敏史。

5. 体格检查、实验室检查和辅助检查 总结重要阳性结果和具有重要鉴别意义的阴性结果。

6. 诊断 根据上述患者临床表现得出的初步诊断。

（四）以患者为中心的案例问题

每个案例章节包括患者临床表现和一系列以患者为中心的问题。尽管各个案例疾病不同，但问题模式相似。设计这些问题是为了帮助学生识别和解决与药物治疗相关的问题，也有助于学生了解自己缺乏的知识，并在解决药物治疗问题过程中去获得这些信息。下面将具体描述各个问题的内涵意义。

1. 识别已存在或潜在的药物治疗问题 收集有关患者信息，正确地解释，并判断是否存在药物治疗问题。

需要将疾病诊断的过程和药物治疗问题的识别过程区分开。病例资料中已包括初步诊断，学生需从已知信息中识别是否存在药物治疗问题以及药物治疗需要做何种改变。对于慢性疾病，如哮喘或类风湿性关节炎，根据症状、体检、实验室及其他检查结果，学生应能对疾病状况或严重程度做出评估。

2. 确定治疗目标 收集患者有关信息，识别药物治疗问题后，下一步是确认特定的药物治疗目标。主要的治疗目标包括：①治愈疾病（如根除细菌感染）；②减轻或消除症状（如减轻癌症引起的疼痛）；③阻止或减缓疾病的进展（如延缓类风湿性关节炎的疾病进展）；④预防一种疾病或症状的发生（如冠心病）。其他重要的药物治疗目标包括：①防止疾病出现并发症或恶化；②避免或最小化不良反应；③提供具成本效益的治疗；④维持患者生活质量。

3. 确定治疗方案 确定治疗目标后，应着手确定治疗方案，包括非药物治疗和药物治疗的类型，以达到预期结果。可通过查阅相关教科书、循证指南及其他文献，咨询有经验的临床医生以确定治疗方案。

4. 制订个体化药物治疗计划 本步骤是为了确定最适合患者的药物、剂型、剂量、频次和疗程。权衡每种治疗计划的风险和益处时，应考虑患者的个体特点。例如：一位哮喘患者同时患有高血压，使用噻嗪类利尿剂比β受体拮抗剂更适合；而一位合并痛风的高血压患者使用β受体拮抗剂比噻嗪类利尿剂更适合。

学生应在治疗计划中陈述避免使用特定药物的理由，如药物过敏、药物相互作用、药物与疾病的相互作用、年龄、肝肾功能损害、不良反应、依从性差、妊娠，以及药物费用高等。

需注意药物剂量与治疗的适应证有关。例如：阿司匹林用于治疗类风湿性关节炎的剂量比用于预防心肌梗死的剂量高得多。

患者对治疗方案和药物的依从性主要和药物剂型有关。

在制订药物治疗方案时还应考虑到患者的经济、心理和伦理因素，一旦初始方案失败或不能使用，应有备选方案。

5. 确定治疗结果评价指标　学生应确定临床和实验室指标，以评价是否达到预期治疗目标并防止出现不良反应。选定的指标应是具体、可测量、可实现的，和治疗目标相关，并有一个确定的终点。如果目标是治愈细菌性肺炎，学生应列出主观和客观临床指标（如胸部不适、咳嗽和发热等症状减轻），实验室检查（如白细胞计数和比例正常），以及胸部X线检查，提供细菌消除与临床治愈的充足证据。

不良反应指标也必须明确界定和监测。例如：仅仅陈述将监测药物可能引起的血恶液质是不够的，应该列出可能发生的具体血液系统的异常（如贫血、白细胞减少、血小板减少），并确定监测的时间。

监测不良反应应针对那些可能发生的严重不良反应。例如：对于一种可能偶尔引起轻微肝功能异常的药物（如奥美拉唑）常规监测肝功能不经济。另外，对于可能出现严重不良反应频率较高的药物，应列出监测时间表，如类风湿性关节炎患者使用甲氨蝶呤过程中，应每隔3个月监测肝功能。

6. 提供患者教育　患者既是救治对象，也是医务人员的合作伙伴，如果没有患者知情参与，医务人员的努力可能化为乌有。对于慢性疾病，如高血压、糖尿病或哮喘，患者对自身疾病的管理比医务工作者作用更大。故医务工作者应提供充足的信息给患者，以提高患者治疗的依从性，保障治疗效果，并减少不良反应。患者用药教育主要由临床药师或药师提供，包括以下内容：

（1）药品名称和适应证。

（2）药品剂量、剂型、给药途径和疗程。

（3）使用中的注意事项。

（4）常见和严重的不良反应，药物相互作用，以及禁忌证。

（5）患者自行监测不良反应的方法。

（6）正确的药品贮存方法。

（7）如果使用了错误的剂量应采取的行动。

7. 临床过程　药物治疗实施后，需观察临床效果和反应，进一步做出判断和调整药物治疗，以实现预期的药物治疗目标。

8. 自主学习任务　每个案例后包括数个与病例或疾病有关的学习任务，通常需要查阅教科书之外的文献，要求学生利用课外时间完成。

（五）参考文献

每章结尾列出了与案例相关的参考文献，对解答案例学习问题有帮助的文献也被纳入，着重选入了重要临床试验、Meta分析、临床实践指南及权威参考书籍。部分章节列出了某些权威的互联网网站作为药物治疗的信息来源，学生应重视这些网站上的药品警示信息。

第二节　临床药理学案例学习策略

医务工作者在日常工作中需要高效解决问题、批判性思考，并具备沟通技巧。因此，仅仅传授学生专业知识，而不锻炼上述能力，不能满足医疗日常工作的需要。更重要的是，临床药理学与药物治疗学教学是为了使学生获得药物治疗能力，使学生能够评价、分析并整合各种药物信息，解决药物治疗相关问题。

学生应认识到学习是一个终身过程，每年有许多新药上市，研究领域新进展影响着疾病治疗策略，需要医务工作者终身不断地学习。通过案例学习，口述和书面表达各种积极建议和药物治疗计划，有助于增强在临床实践中解决药物治疗相关问题的自信，进而提高药物治疗能力。

一、主动学习与传统教学

文献中，主动学习有多种含义，简而言之，主动学习是以学生作为学习的主体，通过学生独立地分析、探索、实践、质疑及创造等，实现学习目标。主动学习以学生为中心，与传统的被动学习比较，主动学习促进学生更加深入的学习，发展了批判性思维技巧，并促进了社交能力。当学生在新的情境下运用知识，学习才得以巩固。

与主动学习相反，传统教学以教师为中心。课程之初，学生得到相关教材，了解到这门课程需要掌握的内容。课堂上，教师讲授预先准备的内容，而不需要学生预先做准备，学生是信息的被动接收者。考核方式通常是书面考试，包括多项选择题、问答题、名词解释等。经过传统的教学活动，学生记忆教师指为重点的孤立知识，而未学到如何将这些知识运用到迟早会面对的临床实践中，这种考试或分数并不能反映学生运用知识解决临床实践问题的能力。

为了将学生培养为终身学习者，有必要激励学生提问并积极参与到课堂教学中。教师需要摒弃习惯的传统教学模式，学习新的主动学习教学策略。学生在主动学习模式中比仅仅听课参与更多，信息的传授被淡化，并被培养能力取代，主动学习将学习的控制方由老师转为学生，从而为学生提供了在自主学习中成为积极参与者的机会。

二、主动学习策略

教师可通过多种方式实施主动学习的教学活动，有些主动学习策略为学生提供提出问题、小组合作、解决问题的机会；更为先进的方法是使用模拟、角色扮演、同伴教学、以问题为基础的学习、案例学习及以团队为基础的学习。下面将诠释部分主动学习的策略。

1. 针对学生个体的练习　这些练习可作为对讲授知识的补充，易于实施。为评价学生对教学内容的理解或反应，可要求学生对课堂中提出的问题写出简要的书面回答。书面表达帮助学生了解到知识的掌握缺陷、加强对教学内容的理解，并整理思路。举例如下：“今天课堂内容的重点是什么？”“今天课堂内容的难点是什么？”

小测验是帮助学生复习授课内容和阅读任务的有效工具，在课堂教学开始时，给予针对预习的小测验，促使学生学习未知的信息，并在课堂上得到强化。小测验可在课堂教学中多次使用，可评分，也可不评分。课程结束时可给予针对所学案例的小测验，要求学生将解决问题的技巧运用到案例中。

“快速思考”技巧可使学生快速处理他们所学的信息。“快速思考”的例子包括：比较一个患者的不同治疗策略，找出最佳治疗策略，指出案例中药物治疗存在的错误并予以更正。

2. 提问和解答 运用主动学习策略包括提问和回答，能够促进学生参与和理解。当教师提问，要求学生对问题进行思考，此时，“等待时间”是一种策略，短暂停顿后，教师要求同学举手，或随机点同学回答问题。“等待时间”迫使每个学生思考问题，而不仅仅是针对立即举手回答问题的同学。

3. 思考 - 对话 - 分享（think-pair-share） 该练习为学生提供一个需要解决的问题，学生独立思考该问题 2~5 分钟，之后，与座位邻近的同学讨论 3~5 分钟，完善答案或方案，最后，两位同学为全班同学分享他们的看法，并在下课前写一段话概况观点，该练习为思考提供了迅速的反馈。

4. 以问题为基础的学习（problem-based learning, PBL） 课堂教学涉及应用药物治疗学知识分析案例时，可使用以问题为基础的学习模式，有助于学生加强对之前所学知识的理解，并运用到实际案例中。PBL 从一个需要解决的问题开始学习，学生在一个真实的情境中对驱动问题展开探究，解决问题的过程类似学科专家的研究过程，学生在探究过程中学习及应用学科思想。PBL 教学首先为学生们营造了一个轻松主动的学习氛围，使其能够自主地、积极地畅所欲言，充分表达观点，同时也十分容易地获得其他同学和老师的意见；其次，可使有关课程的问题尽可能多地当场暴露，在讨论中加深对正确理论的理解，并不断发现新问题，解答新问题，使学习过程缩短，印象更加深刻；最后，它不仅对理论学习大有益处，还可锻炼学生多方面的能力，如文献检索、查阅资料的能力，归纳总结、综合理解的能力，逻辑推理、口头表达的能力，主动学习、终身学习的能力等，培养这些能力将对开展临床工作打下良好基础。

5. 合作学习（cooperative or collaborative learning） 将学生随机分为 4~6 人小组，各组自选一名组长，给予每个小组一个讨论案例，组内每位同学负责案例的一个问题，小组进行组内讨论后，每组推举一个代表在课堂上陈述本组意见，也可评价其他组的意见。在合作学习的课堂教学中，教师是讨论的促进者而非演讲者，学生主动参与到提出问题及解决问题的过程中。该教学模式可帮助学生发展解决问题、协调不同意见及沟通的能力，发展这些能力将有益其职业生涯。

6. 案例研究 许多学校采用案例研究的方式教授药物治疗学。案例提供真实的临床事实、问题或情形，信息可能并不完全，也可能缺乏重要的信息。研究案例时，学生需要区分有关和无关的信息，并习惯于没有唯一正确的答案。案例教学使学生积极参与分析病情，选择方法解决问题，通过和同学讨论，确定解决问题的方案。

为达到最佳效果，学生在案例研究的课堂教学中积极参与是必需的。学生对案例的准备可包括下列步骤：

（1）快速浏览案例的全部信息，以确定案例类型。

（2）仔细重读案例，对重要事实做出标记。

（3）写出案例关键点和问题，再次阅读案例，整理与每个问题有关的信息。

（4）对问题备选方案进行选择。

（5）提出解决问题的方案。

（6）对方案进行评估。

三、对学生和教师进行案例学习或教学的建议

主动学习为学生在学习过程中提供了从事动态角色的机会。成功的主动学习需要有积极主动的学生、创新的教师和学校教学管理层的支持。

(一)对学生的建议

学生可能对进行主动学习有担忧，一些学生习惯于被动接收信息，对主动参与学习过程感到不适。采取主动是获得主动学习的关键，最为妨碍主动性的三个因素包括懒惰、害怕改变和习惯的力量。

1. 课前准备　上课前，学生应完成对指定阅读物的阅读，以便有效利用课堂时间解决参考材料中不能解决的问题。时间管理非常重要，有效利用课堂时间，确定一天中工作效率最高的时间，关注学习活动目标而不是完成活动所需要的时间。阅读指定材料时，可做笔记，使用图表总结，或者列出课堂讨论或阅读作业的问题清单，和同学讨论，或尝试自己寻求答案。

2. 寻求理解和记忆　为了对一个问题给出适当的治疗建议或解答，仅仅阅读教师指定的文献可能是不够的。学生需要复习过去学过的相关知识，或利用图书馆及互联网获得相关信息。重要的是，理解“为什么”和“如何”，而不仅仅记住“是什么”。记忆有助于短期保留知识，而理解有助于长期保留知识并使你未来在临床实践中表现更佳。在主动学习中，大部分知识靠学生自己学习获得，通过阅读获得理解，同时培养了终身学习的能力。重视以下几点将使学生的阅读更有深度：

(1)明确阅读目的。

(2)将阅读材料和之前学过的知识结合起来理解。

(3)使用自己的能力得出阅读内容的逻辑结构。

(4)思考各种论点的不同作用。

3. 课堂学习过程中采取主动　学生主动参与课堂或小组讨论，积极讨论各种药物治疗学问题。课堂讨论有助于培养学生应用知识、表述医学术语、积极倾听、批判性思维和沟通交流能力。组内讨论时，所有组员都应参与问题解决过程，并仔细倾听其他同学的观点。

(二)对教师的建议

教师也可能对整合主动学习策略存在担忧，他们可能认为课堂人数太多不适合主动学习，担心不能完成全部教学内容或耗费太多时间改变课程，甚至担忧学生拒绝主动学习策略。其中一些担忧源于主动学习是传统授课替代品的看法。实际上，主动学习模式整合到传统授课模式中并不难，可以采用以下几个策略提高实行主动学习模式的成功性。

1. 使学生了解本课程的要求　花时间描述教学、学习和评估方法，以及怎样成功完成本课程的学习，帮助学生理解主动学习的益处。

2. 考虑减慢课堂教学变化的速度　实行主动学习模式的过程中，教师需要克服变化带来的焦虑。尝试从简单的主动学习方法做起(比如：停顿的技巧)，减慢课堂教学变化的速度，使自己和学生逐渐适应。

3. 尽可能使学生参与讨论　在大课堂分享观点前，使学生在小组内讨论病例及问题，能够减少学生对参与大课堂讨论的担忧。大课中可使用无线麦克风帮助学生

向全班同学表述观点。

4. 循序渐进 培养学生在学习的各个阶段采取主动。通过一系列教学活动和任务培养学生的学习能力、逻辑思维和人际交往能力。

5. 预先计划课程实施方案并坚持 确定本课程预期达到的目标，建立本课程的计划表，估算每次主动学习活动中的时间分配。

6. 使用本案例教程 本案例教程旨在培养学生对疾病的理解和解决药物治疗问题的能力。通过解决问题指导对案例的学习和理解，对学生来说认识这一点很重要，鼓励学生在课堂讨论之前独自或与同学一起学习解决案例问题。

（三）总结

对案例的学习及主动学习策略的运用将有助于培养学生掌握临床实践所需具备的基本技能，如分析整合各种信息、口述与书面表达、解决问题、批判性思维及人际交往能力。医学领域及临床实践在不断进展，对学生来讲，培养主动学习和终身学习的能力对未来职业生涯十分重要，教师将主动学习模式整合到课堂教学中，正是为了培养能不断适应职业变化的终身学习者。

（程 虹 吴东方）

第二章 心血管系统疾病

第一节 心搏骤停

学习目的

完成该病例学习后，学生应该获得下列能力：

- 制订心搏骤停的药物治疗方案。
- 掌握用于心脏复律的药物的药理作用。
- 确定合适指标监护心脏复律患者。

患者临床表现

患者，男，55岁，2013年3月10日入院。

主诉

活动后胸闷、胸痛1年，加重1天。

现病史

患者1年前活动后出现胸闷、胸痛，位于整个前胸部，约手掌范围大小，呈压榨样，无肩背部放射痛，发作时伴冷汗、肢体乏力，持续几分钟至十几分钟，休息及含服硝酸甘油片后5~10分钟内可缓解，无反酸、嗳气，无黑矇、晕厥。2013年1月25日下午患者再次发作胸闷、胸痛，症状同前，伴喘气、呼吸困难、乏力后摔倒，口服速效救心丸未明显缓解。曾就诊于某县级二级甲等医院，诊断为“冠心病，急性心肌梗死，心功能4级”，给予抗血小板、抗凝等治疗后于2013年1月26日转入某市三级甲等医院，诊断为“冠心病，急性非ST段抬高心肌梗死，阵发房颤，心功能4级”。住院期间病情危重，曾2次行气管插管，呼吸机辅助通气治疗。同时给予抗血小板、调脂、抗心肌缺血、利尿、抗感染、控制血糖（胰岛素）、降压治疗。患者病情逐步好转，未再发作胸闷、胸痛、气喘。建议患者行冠脉造影，必要时行冠脉血运重建术，患者及家属商议后拒绝，要求继续药物保守治疗。患者于3月3日出院，出院后继续口服阿司匹林肠溶片、氯吡格雷片、单硝酸异山梨酯缓释片、阿托伐他汀钙片等药物。3月9日，患者劳累后再次发作胸闷、胸痛，程度加重，入急诊科就诊，当日23:20，心搏骤停，血压测不出，立即行气管插管、呼吸机辅助呼吸，胸外心脏按压，肾上腺素1~3mg反复静脉注射及电除颤，并给予盐酸胺碘酮300mg静脉注射，患者生命体征平稳后，以“急性冠脉综合征，室颤”收入心血管内科。

发病以来，患者精神、食欲、睡眠差，体力差，大便正常，小便较少，已行导尿，体重无明显变化。

既往史

高血压病史 4 年，收缩压最高达 220mmHg，舒张压不明，未规律服药，未监测血压。2 型糖尿病病史 20 余年，目前给予门冬胰岛素 30 注射液（笔芯）14U（皮下注射，每日 2 次）降糖治疗，未监测血糖，有低血糖发作史，有混合型高脂血症病史，有糖尿病肾病、慢性肾功能不全及肾性贫血病史。

过敏史

无药物过敏史及其他过敏史。

体格检查

体温 36.5℃，脉搏 79 次 /min，呼吸 18 次 /min，血压 116/72mmHg。嗜睡，平车推入病房，已行经口气管插管，双肺听诊呼吸音粗，双下肺可闻及湿啰音。心界左下扩大，心率 79 次 /min，律齐，心尖部可闻及 2/6 级收缩期吹风样杂音，向左腋下传导。腹部平软，无压痛及反跳痛，未触及肿物。肝脾肋缘下未及，Murphy 征（－），肝、脾及双肾区无叩击痛。双下肢中度水肿。

实验室检查

肝肾功能、电解质、血糖：GPT 11U/L，GOT 39U/L，Albumin 31.3g/L，BUN 6.55mmol/L，Scr 240μmol/L，K 5.35mmol/L，Cl 105.1mmol/L，Na 136.3mmol/L，Ca 1.86mmol/L，CO_2 25.04mmol/L；Glu 16.09mmol/L。

血常规：WBC 10.1×10^9/L，Neutros 93.5%，RBC 2.65×10^{12}/L，Hb 81g/L，HCT 26.0%，PLT 162×10^9/L。

心肌酶谱及心肌标志物：LDH 290U/L，CK 1 383U/L，α-HBDH 203U/L，CK-MB 34.34ng/ml，Troponin-T 0.533ng/ml，Myoglobin>3 000ng/ml，NT-ProBNP 30 112pg/ml。

相关辅助检查

心电图：①窦性心律；② ST-T 改变。

初步诊断

1. 冠心病，急性非 ST 段抬高心肌梗死，阵发性房颤，室颤，心搏骤停，心肺复苏术后，心功能 4 级。
2. 高血压 3 级（极高危）。
3. 2 型糖尿病。
4. 糖尿病肾病。
5. 慢性肾功能不全，肾性贫血。
6. 混合型高脂血症。

病例讨论问题

病例问题识别

1.a. 列出患者的药物治疗相关问题。

1.b. 讨论可能引起心博骤停的原因。

预期结果

2. 心搏骤停的药物治疗短期目标是什么？

治疗方案选择

3.a. 对于心室颤动的患者应该立即采取哪些非药物措施?

3.b. 该患者急性期治疗应选择什么药物?

最佳药物治疗方案

4.a. 评价用于心脏复律的药物治疗方案。

4.b. 当患者恢复正常窦性心律后,用什么药物治疗方案维持病情稳定?

临床结果评价

5. 为达到预期治疗效果,并防止或发现不良反应,应观察哪些临床参数和实验室指标? 如果发生不良反应,如何调整治疗方案?

患者教育

6. 针对患者的药物治疗方案,你将给患者提供哪些信息?

自主学习任务

7.a. 上网搜索自动体外除颤仪相关信息,并说明当患者发生心搏骤停时,如何使用该设备。

7.b. 查阅相关文献,了解住院患者心搏骤停生还的概率。

临床注意点

发生心搏骤停时,由于代谢性酸中毒,患者血钾会显著升高,心律失常将加重。

参考文献

[1] PANCHAL A R, BERG K M, HIRSCH K G, et al. 2019 American heart association focused update on advanced cardiovascular life support: use of advanced airways, vasopressors, and extracorporeal cardiopulmonary resuscitation during cardiac arrest: an update to the american heart association guidelines for cardiopulmonary resuscitation and emergency cardiovascular care. Circulation, 2019, 140(24): e881-e894.

[2] 中国研究型医院学会心肺复苏学专业委员会. 2016 中国心肺复苏专家共识. 中国灾害救援医学, 2017, 5(1): 1-23.

第二节 高血压

学习目的

完成该病例学习后,学生应该获得下列能力:

- 参照最新高血压指南对高血压进行分类,熟悉高血压与心血管疾病发病率、死亡率的关系。
- 识别可能导致或者加重高血压的药物。
- 掌握血压控制不佳和/或长期高血压导致的并发症(如靶器官损害、有临床症状的心血管疾病),并识别心血管危险因素。

- 确定高血压的治疗目标，根据患者个体因素和合并疾病选择适当治疗方案，并适当调整生活方式。
- 为服用抗高血压药物的患者提供用药教育的能力。

患者临床表现

患者，男，51岁，2014年5月12日入院。

主诉

发现血压升高、胸部堵塞感14年。

现病史

14年前患者于当地社区医院发现血压高，最高达180/100mmHg，伴胸骨中下段堵塞样不适，无头晕、恶心、呕吐、胸痛等不适，未予以降压治疗。2013年9月因“右侧基底节区高血压脑出血”入住某三甲医院神经外科，予以立体定向下血肿腔颅骨钻孔引流术，术后继续脱水、补液、护脑、降压（培哚普利片，4mg，口服，每日1次；酒石酸美托洛尔片，25mg，口服，每日3次；苯磺酸氨氯地平片，5mg，口服，每12小时1次；盐酸特拉唑嗪片，2mg，口服，每日1次），好转出院，出院后未坚持服用降压药，未监测血压。近半年，患者自感胸骨中下段堵塞样不适较前加重，并伴腹部胀痛。今门诊查血压196/140mmHg，以“高血压病”收入某三甲医院。患者目前精神、食欲、睡眠可，大小便正常。体重、体力无明显变化。

既往史

2002年患“抑郁症”，自述已服药治愈，服用药物不明。否认糖尿病、冠心病等慢性疾病史，否认肝炎、结核、疟疾等传染病史。

过敏史

有青霉素过敏史。

体格检查

体温36.5℃，脉搏102次/min，呼吸21次/min，血压220/134mmHg。神志清晰，应答切题，检查配合。双肺呼吸音清晰，未闻及干湿啰音和胸膜摩擦音。心前区无隆起及凹陷，心尖冲动位于第五肋间左锁骨中线内1cm，搏动范围正常，心前区未触及震颤和心包摩擦感，心相对浊音界正常，心率102次/min，律齐，各瓣膜听诊区未闻及杂音。腹部平软，下腹轻度压痛，无反跳痛，肝脾肋下未扪及。Murphy征(－)。移动性浊音阴性。肠鸣音正常。双下肢无水肿。

实验室检查

肝肾功能、电解质、血糖、血脂：GPT 56U/L，GOT 21U/L，Albumin 38.5g/L；BUN 4.27mmol/L，Scr 100μmol/L，UA 341μmol/L，CO_2 21.5mmol/L；K 3.84mmol/L，Na 139.8mmol/L，Ca 2.26mmol/L；Glu 4.72mmol/L；TC 3.99mmol/L，TG 1.18mmol/L，HDL 1.18mmol/L，LDL 1.81mmol/L。

血常规：WBC 7.2×10^9/L，Neutros 69.0%，RBC 4.55×10^{12}/L，Hb 139 g/L，HCT 39.2%，PLT 272×10^9/L。

心肌酶谱及心肌标志物：LDH 236U/L，CK127 U/L，α-HBDH 173U/L，CK-MB 2.47ng/ml，Troponin-T 0.018ng/ml，Myoglobin 43.16ng/ml，NT-ProBNP 305pg/ml。

相关辅助检查

心脏彩超：左室增大，左室舒张功能减退。

腹部超声：脂肪肝（轻度），肝左叶囊性区，考虑良性可能，囊肿不除外，建议进一步检查；双肾内动脉频谱形态异常，符合高血压肾血管改变。

胸片：右下肺纤维灶。

腹部 CT：①脂肪肝；②肝内多发囊肿；③双侧肾上腺 CT 平扫无特殊发现。

初步诊断

1. 高血压 3 级（极高危）。
2. 脑出血后遗症。
3. 冠心病？

病例讨论问题

病例问题识别

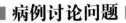

1.a. 列出患者药物治疗相关问题，包括导致该患者血压控制失败的药物治疗。

1.b. 根据最新高血压指南，对该患者进行高血压分级。

1.c. 该患者有哪些心血管危险因素？

1.d. 哪些证据表明该患者已存在靶器官损害？

预期结果

2. 列出该患者高血压的治疗目标。

治疗方案选择

3.a. 为使该患者血压达到并保持目标血压值，其生活方式应如何调整？

3.b. 为该患者制订合适的药物治疗方案。选择高血压的药物治疗方案时，还应考虑哪些并发症和特殊情况？

最佳药物治疗方案

4.a. 概述该患者需要对生活方式做出的调整。

4.b. 概述具体药物治疗方案，以控制该患者高血压，包括药物、剂量、剂型、给药方案。

临床结果评价

5. 药物治疗过程中应观察哪些指标？间隔多长时间观察这些指标？

患者教育

6. 为患者提供适当的用药教育。

自主学习任务

7.a. 复习美国心脏协会科学声明中关于预防和控制缺血性心脏病的高血压治疗部分，找出缺血性心脏病患者并发高血压治疗的关键点。

7.b. 如果该患者曾有下列病史，概述

你对药物治疗方案做出的调整：

- 严重哮喘
- 重度抑郁
- 缺血性心脏病，有心梗病史
- 痛风
- 脑血管疾病
- 外周动脉疾病
- 单纯收缩期高血压
- 偏头痛
- 肝脏疾病
- 肾血管性疾病（双侧或单侧肾动脉狭窄）
- 心力衰竭引起的左心室收缩功能障碍

临床注意点

1. 使用阿司匹林治疗血压控制未达标的高血压患者，可能增加出血性脑卒中的风险。

2. 大多数高血压患者需要两种或两种以上药物治疗才能使血压达标。

参考文献

[1] JAMES P A, OPARIL S, CARTER B L, et al. 2014 evidence-based guideline for the management of high blood pressure in adults: report from the panel members appointed to the Eighth Joint National Committee (JNC 8). JAMA, 2014, 311 (5): 507-520.

[2] WILLIAMS B, MANCIA G, SPIERING W, et al. 2018 Practice Guidelines for the management of arterial hypertension of the European Society of Hypertension and the European Society of Cardiology: ESH/ESC Task Force for the Management of Arterial Hypertension. J Hypertens, 2018, 36(12): 2284-2309.

[3] 中华医学会. 高血压基层诊疗指南(2019 实践版). 中华全科医师杂志, 2019, 18(8): 723-731.

第三节　高血压危象

学习目的

完成该病例学习后，学生应该获得下列能力：

- 辨别高血压危象和高血压急症。
- 明确高血压危象的治疗目标。
- 为高血压危象患者制订合适的治疗方案。
- 阐述药师如何对患者进行高血压危象用药教育，以及提供该教育的重要性。

患者临床表现

患者，女，68岁，2013年7月23日入院。

主诉

反复头晕3年，加重5小时。

现病史

患者于2010年1月无明显原因出现头晕，伴视物旋转感及恶心，无呕吐，无耳鸣，无头痛，无肢体麻木及功能障碍，自测血压180/110mmHg，自服“硝苯地平缓释片”后好转，并间断服用“硝苯地平缓释片，复方丹参滴丸”治疗，头晕好转后自行停药，但头晕仍反复发作，服药后可好转，自述收缩压控制在130mmHg左右。今午餐后突感头晕，伴有恶心，无呕吐，无意识障碍及肢体活动受限，并出现心慌，伴出汗，无胸痛，自服硝苯地平缓释片20mg，效果不明显。遂来我院，门诊测血压为230/88mmHg。头颅CT检查示脑白质缺血性改变。凝血功能四项、血常规、肝功能、肾功能、心肌酶、血钾均无明显异常。遂以“高血压危象”收入心血管内科。自发病以来，患者精神欠佳，体力下降，食欲减退，睡眠差，体重无明显变化，大便正常，排尿正常。

既往史

1982年曾在当地医院因“阑尾炎”行阑尾切除术，1984年行“输卵管结扎”手术。1997年5月出现上腹痛、黑便，行胃镜检查诊断为“胃溃疡”，自服药物后好转，但多次胃镜检查示仍有胃溃疡，仍间断有反酸。2002年出现颈部疼痛伴头晕在当地医院诊断为“颈椎病”，未正规治疗。2013年4月在某三甲医院诊断为“下鼻甲肥大”，未治疗。否认糖尿病、肝炎、结核病史。

过敏史

有青霉素、磺胺类药物过敏史。

体格检查

体温36.5℃，脉搏96次/min，呼吸18次/min，血压180/80mmHg。神志清晰，双肺呼吸音清晰，未闻及干湿啰音和胸膜摩擦音。心前区无隆起及凹陷，心尖博动位于第五肋间左锁骨中线内1cm，搏动范围正常，心前区未触及震颤和心包摩擦感，心相对浊音界正常，心率96次/min，心律齐，各瓣膜区未闻及心脏杂音。腹部平软，无压痛及反跳痛，肝脾肋下未扪及。Murphy征(–)。移动性浊音阴性。肠鸣音正常。双下肢无水肿。

实验室检查

肝肾功能、电解质、血糖、血脂：GPT 76U/L，GOT 49U/L，Albumin 42.2g/L；BUN 4.48mmol/L，Scr 65.0μmol/L，UA 358μmol/L，CO_2 22.6mmol/L；K 3.71mmol/L，Na 143.6mmol/L，Ca 2.41mmol/L；Glu 5.99mmol/L；TC 5.12mmol/L，TG 1.36mmol/L，HDL 1.67mmol/L，LDL 2.32mmol/L。

血常规：WBC 7.9×10^9/L，Neutros 77.4%，RBC 4.88×10^{12}/L，Hb 147g/L，HCT 43.6%，PLT 162×10^9/L。

心肌酶谱：LDH 192U/L，CK 60U/L，CK-MB 16U/L，α-HBDH 159U/L。

尿常规：尿隐血+，尿蛋白+，尿葡萄糖 弱阳性，白细胞 265个/μl。

相关辅助检查

腹部超声：双肾未见明显异常，双肾动脉及肾内动脉血流频谱形态测值正常。

心脏彩超：主动脉瓣轻度反流，左室舒张功能减退。

初步诊断

1. 高血压危象，高血压3级(极高危)。
2. 胃溃疡。
3. 颈椎病。
4. 下鼻甲肥大。

病例讨论问题

病例问题识别

1.a. 该患者目前的情况是药物引起的吗？为什么？

1.b. 哪些临床症状、体征表明该患者高血压危象的严重性？

1.c. 这是一例高血压危象还是高血压急症？阐述理由。

预期结果

2.a. 高血压危象的药物治疗目标是什么？

2.b. 如果该患者有视物模糊、胸闷、眼底检查发现视网膜出血等症状，治疗目标需怎样调整？

治疗方案选择

3.a. 有哪些非药物治疗对该患者有效？

3.b. 有哪些药物治疗选择对该患者可行？

最佳药物治疗方案

4.a. 什么药物及剂量最适合治疗该患者？

4.b. 如果该患者血压同前，但是伴随有视物模糊、胸闷、眼底检查发现视网膜出血等症状，治疗方案需怎样调整？

临床结果评价

5. 为达到预期治疗效果，并防止或发现不良反应，需观察哪些临床参数和实验室指标？

患者教育

6. 为提高治疗依从性，确保治疗效果，并使不良反应最小化，需给患者哪些建议？

自主学习任务

7.a. 列举极高血压对器官损伤的例子。

7.b. 列出高血压患者的血脂控制目标。

临床注意点

多数患者在高血压初期无明显症状，告知患者抗高血压治疗的预期益处和风险，能很大程度地改善治疗结果。

参 考 文 献

[1] JAMES P A, OPARIL S, CARTER B L, et al. 2014 evidence-based guideline for the management of high blood pressure in adults: report from the panel members appointed to the Eighth Joint National Committee (JNC 8). JAMA, 2014, 311(5): 507-520.

[2] IPEK E, OKTAY A A, KRIM S R. Hypertensive crisis: an update on clinical approach and management. Curr Opin Cardiol, 2017, 32(4): 397-406.

[3] VARON J, MARIK P E. The diagnosis and management of hypertensive crisis. Chest, 2000, 118(1): 214-227.

[4] VILELA-MARTIN J F, VAZ-DE-MELO R O, KUNIYOSHI C H, et al. Hypertensive crisis: clinical-epidemiological profile. Hypertens Res,

2011, 34(3): 367-371.
[5] RODRIGUEZ M A, KUMAR S K, DE CARO M. Hypertensive crisis. Cardiol Rev, 2010, 18(2): 102-107.

第四节　心力衰竭：收缩功能障碍

学习目的

完成该病例学习后，学生应该获得下列能力：

- 识别心力衰竭症状和体征。
- 为收缩功能障碍导致心力衰竭的患者制订合适的药物治疗方案。
- 确定监测心力衰竭患者时需要关注的临床和实验室指标。
- 对有指征的心力衰竭患者，给予β受体拮抗剂治疗，逐渐增加剂量，并观察药物反应的方法。

患者临床表现

患者，男，68岁，2014年5月9日入院。

主诉

反复胸闷、气喘3年，再发加重1周。

现病史

患者于2011年活动后出现胸闷、气喘、呼吸困难，为胸前广泛区域，压迫样感，每次闷痛、气喘持续约1小时，活动或平卧位加重，休息后缓解，无腹痛、腹泻，无视物旋转、黑矇、晕厥，发作频率逐渐增加，每年发作2~3次，到当地医院就诊，诊断为“冠心病”，口服药物治疗，症状好转后出院，但上述症状仍反复发作。患者于2013年11月、2014年1月两次胸闷、气喘发作，夜间平卧位时气喘严重，在当地医院就诊，诊断为“冠心病，不稳定型心绞痛，心功能Ⅳ级，慢性阻塞性肺疾病，高血压3级(极高危)”，药物治疗症状改善后出院。患者于2014年4月初再次发作胸闷、气喘，伴双下肢肿胀，无腹痛、腹泻，无视物旋转、黑矇、晕厥等，到某三甲医院就诊，给予利尿、抗感染等治疗，症状改善后出院。十余天后再次出现胸闷、气喘，自行服药物治疗1周，症状无改善，夜间不能平卧，昨日下午被家人送急诊，予以改善肺部通气、利尿等处理后，胸闷、气喘、下肢水肿改善，并以“心功能不全”收入院。病程中，患者精神欠佳，食欲可，睡眠欠佳，大小便正常，体力下降，体重无明显改变。

既往史

既往高血压病史20余年，最高190/140 mmHg，平时未服用降压药，血压控制不详；有慢性支气管炎及慢性肾功能衰竭病史，平时用药不详；否认糖尿病、高血脂、乙肝、结核等特殊病史。否认手术史和外伤史。

过敏史

无药物过敏史及其他过敏史。

体格检查

体温 36.5℃，脉搏 85 次 /min，呼吸 18 次 /min，血压 145/85mmHg。步行入科，神志清晰，双肺呼吸音粗糙，满肺湿啰音，未闻及胸膜摩擦音。心前区无隆起及凹陷，心尖冲动位于第五肋间左锁骨中线外 1cm，搏动范围正常，心相对浊音界向左扩大，心率 85 次 /min，心律齐，心尖部心音低钝，心尖部可及收缩期喷射样杂音 4/6 级，向左下传导。腹部平坦，无压痛及反跳痛。双下肢轻度凹陷性水肿。四肢肌力、肌张力未见异常。

实验室检查

肝肾功能、电解质、血糖、血脂：GPT 22U/L，GOT 13U/L，Albumin 35.2g/L；BUN 17.8mmol/L，Scr 205μmol/L，UA 607μmol/L，CO_2 24.5mmol/L；K 4.17mmol/L，Na 141.7mmol/L，Ca 2.16mmol/L；Glu 4.94mmol/L；TC 5.16mmol/L，TG 1.31mmol/L，HDL 0.83mmol/L，LDL 2.99mmol/L。

血常规：WBC 6.6×10^9/L，Neutros 65.5%，RBC 3.91×10^{12}/L，Hb 110g/L，HCT 33.5%，PLT 258×10^9/L。

心肌标志物：CK-MB 3.54ng/ml，Troponin-T 0.100ng/ml，Myoglobin 107.9ng/ml，NT-ProBNP 15 738pg/ml。

相关辅助检查

心脏彩超：升主动脉增宽，主动脉瓣钙化斑并中度反流，左室壁节段性运动异常，左室收缩功能减弱，左房左室扩大，二尖瓣中 - 重度反流。

腹部超声：肝内胆管结石或钙化灶；右肾萎缩伴结石；左肾囊肿；左肾内强回声斑，考虑结石或钙化灶。

初步诊断

1. 冠心病，不稳定型心绞痛，心功能Ⅳ级。

2. 慢性阻塞性肺疾病。

3. 高血压 3 级（极高危）。

4. 慢性肾功能不全。

病例讨论问题

病例问题识别

1.a. 列出患者的药物治疗相关问题。

1.b. 患者的哪些临床症状、体征、实验室检查结果支持诊断心力衰竭？

1.c. 该患者心力衰竭的分级和阶段是什么？

预期结果

2.a. 该患者心力衰竭的药物治疗目标是什么？

2.b. 考虑到该患者并发疾病，还需确定哪些相应的治疗目标？

治疗方案选择

3.a. 该患者开始急性期心力衰竭治疗时，应使用何种利尿剂？

3.b. 基于该患者的心力衰竭分级，应采取何种长期治疗方案？

最佳药物治疗方案

4. 对该患者最佳的药物、剂量、给药方案和疗程是什么?

临床结果评价

5. 为达到预期治疗效果,并防止或发现不良反应,应监测并评价哪些临床参数和实验室指标?

患者教育

6. 针对患者的心力衰竭药物治疗方案,你将给患者提供哪些信息?

自主学习任务

7.a. 列举长期使用利尿剂的患者应予以补充的维生素或矿物质。

7.b. 以利尿剂抵抗为主题,查阅文献,综述利尿剂抵抗及解决方法。

7.c. 阐述如何评估和监测该患者的生活质量。

临床注意点

凹陷性水肿与体重大幅度增加相关,增加 4.54kg 会导致凹陷性水肿。

参考文献

[1] YANCY C W, JESSUP M, BOZKURT B, et al. 2013 ACCF/AHA guideline for the management of heart failure: a report of the American College of Cardiology Foundation/American Heart Association Task Force on practice guidelines. Circulation, 2013, 128(16): e240-e327.

[2] TANG W H W, FRANCIS G S, MORROW D A, et al. National Academy of Clinical Biochemistry Laboratory Medicine Practice Guidelines: clinical utilization of cardiac biomarker testing in heart failure. Circulation, 2007, 116: 99-109.

[3] FELKER G M, LEE K L, BULL D A. Diuretic strategies in patients with acute decompensated heart failure. N Engl J Med, 2011, 364(9): 797-805.

[4] MCMURRAY J J. Clinical practice. Systolic heart failure. N Engl J Med, 2010, 362(3): 228-238.

[5] 中华医学会心血管病学分会,中华心血管病杂志编辑委员会. 中国心力衰竭诊断和治疗指南 2014. 中华心血管病杂志, 2014, 42(2): 98-122.

第五节 心力衰竭:舒张功能障碍

学 习 目 的

完成该病例学习后,学生应获得下列能力:

- 识别舒张功能障碍导致心力衰竭的症状和体征。
- 制订舒张功能障碍导致心力衰竭的药物治疗计划。
- 概述心力衰竭的监护计划,包括临床以及实验室指标。
- 对有指征的心力衰竭患者开始 β 受体拮抗剂的治疗,并逐渐增加其剂量,同时对其进行监测。

患者临床表现

患者，女，41岁，2014年5月17日入院。

主诉

活动后胸闷、气喘十余天，加重4天。

现病史

15天前患者无明显诱因出现活动后胸闷、气喘，伴咳嗽，以干咳为主，偶有少量白色黏痰，伴乏力、双下肢水肿，无发热、头晕、恶心、呕吐、黑矇、晕厥等不适，在当地卫生所间断予以头孢类药物（具体品种不明）输液治疗，症状无好转。4天前患者觉气喘加重，休息及夜间亦可发作，夜间有阵发性呼吸困难，呈端坐呼吸，遂就诊于我院，门诊肺部CT示：心影增大、右侧胸腔少量积液、左肺下叶结节灶；心脏彩超示：升主动脉增宽、左右房及左室扩大、左室收缩及舒张功能减弱、主动脉瓣轻度反流、二尖瓣中-重度反流、三尖瓣中-重度反流、肺动脉高压。门诊以“心功能不全”收入院。起病以来，患者精神一般，食欲减退，睡眠差，大小便正常，体力稍减退，体重较前增加（具体不详）。

既往史

否认高血压、冠心病病史，否认糖尿病、肝炎、结核病史，否认外伤手术史。

过敏史

无药物过敏史及其他过敏史。

体格检查

体温36.5℃，脉搏85次/min，呼吸20次/min，血压160/110mmHg。神志清晰，双肺呼吸音粗，未闻及明显干湿啰音。心前区无隆起及凹陷，心尖冲动位于第五肋间左锁骨中线外1cm，搏动范围正常，心前区未触及震颤和心包摩擦感，心相对浊音界向两侧扩大，心率85次/min，心律齐，二尖瓣及三尖瓣听诊区可闻及3级收缩期吹风样杂音。腹部平软，无压痛及反跳痛，肝脾肋下未扪及。Murphy征（-）。移动性浊音阴性。肠鸣音正常。双下肢轻度凹陷性水肿。

实验室检查

肝肾功能、电解质、血糖、血脂：GPT 412U/L，GOT 346U/L，Albumin 26.5g/L；BUN 11.30mmol/L，Scr 124.0μmol/L，UA 649μmol/L，CO_2 16.5mmol/L；K 4.20mmol/L，Na 138.2mmol/L，Ca 1.98mmol/L；Glu 4.71mmol/L；TC 4.47mmol/L，TG 1.16mmol/L，HDL 0.58mmol/L，LDL 2.62mmol/L。

血常规：WBC 11.8×10^9/L，Neutros 89.2%，RBC 4.69×10^{12}/L，Hb 133g/L，HCT 39.8%，PLT 172×10^9/L。

心肌酶谱：LDH 230U/L，CK 48U/L，CK-MB 19U/L，α-HBDH 196U/L。

糖化血红蛋白：5.7%。

心肌标志物：CK-MB 3.65ng/ml，Troponin-T 0.034ng/ml，Myoglobin 65.76ng/ml，NT-ProBNP 10 385pg/ml。

相关辅助检查

心脏彩超：升主动脉增宽、左右房及左室扩大（左房 50mm，左室 65mm，右房 46mm）、左室收缩及舒张功能减弱、主动脉瓣轻度反流、二尖瓣中 - 重度反流、三尖瓣中 - 重度反流、肺动脉高压。

胸部 CT：心影增大、右侧胸腔少量积液、左肺下叶结节灶。

初步诊断

1. 心功能不全原因待查：高血压性心脏病？扩心病？甲亢性心脏病？冠心病？心功能Ⅳ级？

2. 高血压 3 级（高危）？

病例讨论问题

病例问题识别

1.a. 列出患者的药物治疗相关问题。

1.b. 哪些症状、体征以及其他信息表明该患者存在心力衰竭及心力衰竭的严重程度？

1.c. 明确该患者心力衰竭的分类及分期。

预期结果

2.a. 心力衰竭的药物治疗目标是什么？

2.b. 结合患者的合并症，应制订哪些相关治疗目标？

治疗方案选择

3. 根据该患者心力衰竭分期，哪些药物用于心力衰竭的长期治疗？

最佳药物治疗方案

4. 该患者最佳药物治疗方案是什么？列出具体药物、剂量、给药方案和疗程。

临床结果评价

5. 为达到预期治疗效果，防止或发现不良反应，应该观察哪些临床参数和实验室指标？

患者教育

6. 应提供哪些药物治疗信息给该患者？

自主学习任务

7.a. 描述左心室射血分数正常的心力衰竭的病因。

7.b. 列举可以用来降低舒张功能障碍患者心室充盈压的药物，比较每种药物的用药依据、优点及潜在的缺点。

7.c. 描述如何评估该患者的生活质量。

临床注意点

心力衰竭和左心室射血不足的患者，对心房驱血功能减退特别敏感，因此，对合并有房颤以及舒张功能障碍的患者，恢复窦性节律很重要。

参考文献

[1] YANCY C W, JESSUP M, BOZKURT B, et al. 2013 ACCF/AHA guideline for the management of heart failure: a report of the American College of Cardiology Foundation/American Heart Association Task Force on practice guidelines. Circulation, 2013, 128(16): e240-e327.

[2] TANG W H W, FRANCIS G S, MORROW D A, et al. National Academy of Clinical Biochemistry Laboratory Medicine Practice Guidelines: clinical utilization of cardiac biomarker testing in heart failure. Circulation, 2007, 116: 99-109.

[3] Heart Failure Society of America. HFSA 2010 Comprehensive Heart Failure Practice Guideline. J Card Fail, 2010, 16(6): e1-e194.

[4] CALHOUN D A, JONES D, TEXTOR S, et al. Resistant hypertension: diagnosis, evaluation, and treatment: a scientific statement from the American Heart Association Professional Education Committee of the Council for High Blood Pressure Research. Circulation, 2008, 117(25): e510-e526.

[5] ROSENDORFF C, BLACK H R, CANNON C P, et al. Treatment of hypertension in the prevention and management of ischemic heart disease: a scientific statement from the American Heart Association Council for High Blood Pressure Research and the Councils on Clinical Cardiology and Epidemiology and Prevention. Circulation, 2007, 115(21): 2761-2788.

[6] Digitalis Investigation Group. The effect of digoxin on mortality and morb.i.d.ity in patients with heart failure. N Engl J Med, 1997, 336(8): 525-533.

[7] MASSIE B M, CARSON P E, MCMURRAY J J, et al. Irbesartan in patients with heart failure and preserved ejection fraction. N Engl J Med, 2008, 359(23): 2456-2467.

[8] HERNANDEZ A F, HAMMILL B G, O'CONNOR C M, et al. Clinical effectiveness of beta-blockers in heart failure: findings from the OPTIMIZE-HF (Organized Program to Initiate Lifesaving Treatment in Hospitalized Patients with Heart Failure) Registry. J Am Coll Cardiol, 2009, 53(2): 184-192.

[9] MCMURRAY J J, VAN VELDHUISEN D J. β blockers, atrial fibrillation, and heart failure. Lancet, 2014, 384(9961): 2181-2183.

[10] CLELAND J G, CLARK A L. Heart failure——does it matter whether LVEF is reduced? Lancet, 2012, 380(9851): 1363-1365.

第六节 缺血性心脏病和急性冠脉综合征

学 习 目 的

完成该病例学习后，学生应该获得下列能力：

- 识别缺血性心脏病(ischemic heart disease, IHD)可干预的危险因素，干预获得的潜在益处。
- 考虑疗效及并发症，优化持续性心绞痛患者的药物治疗方案。
- 通过对疗效及不良反应的监测，评估抗心绞痛治疗方案的临床反应。
- 概述在导管介入治疗的基础上，进行长期抗血栓治疗的方案。

患者临床表现

患者，男，78 岁，2014 年 5 月 16 日收入院。

主诉

反复胸痛6年，加重6小时。

现病史

患者于2008年3月无明显诱因出现胸痛，为阵发性心前区压迫样不适，每次持续十余分钟，休息后可以缓解，无发热，无黑矇、晕厥，无咳嗽、咳痰、咯血，无恶心、呕吐等。患者曾在当地医院就诊，诊断为“冠心病”，曾行冠脉造影及支架植入术，具体不详。患者术后口服阿司匹林片、氯吡格雷片等药物治疗，坚持用药2年后患者自行停药。今日凌晨3时，患者无明显诱因突发胸痛，为持续性心前区压迫样不适，伴出汗，无发热，无咳嗽、咳痰、咯血，无恶心、呕吐，无黑矇、晕厥，遂由同事送至我院急诊科，急诊科查心电图提示急性下壁、右室、正后壁心肌梗死，给予阿司匹林片300mg嚼服、氯吡格雷片300mg口服后以“急性心肌梗死”收入科。自发病以来，患者精神、睡眠欠佳，饮食及大小便正常，体力下降，体重无明显改变。

既往史

1993年因外伤致“颅底骨折”行手术治疗(具体不详)。2004年因“肾结石”行手术治疗(具体不详)。否认肝炎、结核、疟疾等传染病史，否认高血压、糖尿病、慢性支气管炎等病史，否认外伤史，否认输血史。

过敏史

有青霉素过敏史。

体格检查

体温36.5℃，脉搏41次/min，呼吸16次/min，血压128/60mmHg。神志清晰，双肺呼吸音清晰，未闻及干湿啰音和胸膜摩擦音。心前区无隆起及凹陷，心尖冲动位于第五肋间左锁骨中线外1cm，搏动范围正常，心前区未触及震颤和心包摩擦感，心相对浊音界左下扩大，心率41次/min，心律齐，各瓣膜区未闻及心脏杂音。腹部平软，无压痛及反跳痛，肝脾肋下未扪及。Murphy征(-)。移动性浊音阴性。肠鸣音正常。双下肢无水肿。

实验室检查

肝肾功能、电解质(冠脉造影前)：GPT 72U/L，GOT 79U/L，BUN 10.25mmol/L，Scr 158μmol/L，UA 434μmol/L，CO_2 19.3mmol/L；K 4.02mmol/L，Na 139.2mmol/L，Ca 2.10mmol/L；

心肌酶谱、心肌标志物(冠脉造影前)：LDH 246U/L，CK 294U/L，CK-MB 32U/L，α-HBDH 176U/L，Troponin-T 0.199ng/ml，Myoglobin 879.80ng/ml，NT-ProBNP 187pg/ml。

肝肾功能、电解质、血糖、血脂(冠脉造影后)：GPT 112U/L，GOT 249U/L，Albumin 34.2g/L；BUN 10.2mmol/L，Scr 138μmol/L，UA 421μmol/L，CO_2 23.1mmol/L；K 4.09mmol/L，Na 140.3mmol/L，Ca 2.19mmol/L；Glu 5.94mmol/L；TC 5.24mmol/L，TG 0.86mmol/L，HDL 1.25mmol/L，LDL 2.60mmol/L。

血常规：WBC 8.8×10^9/L，Neutros 77.6%，RBC 3.59×10^{12}/L，Hb 115g/L，HCT 32.7%，PLT 120×10^9/L。

心肌酶谱(冠脉造影后)：LDH 824U/L，CK 2 271U/L，CK-MB 178U/L，α-HBDH772 U/L。

糖化血红蛋白：5.6%。

相关辅助检查

心电图（急诊）：急性下壁、右室、正后壁心肌梗死。

冠脉造影

左主干：尾端可见 40% 狭窄；前降支：近段支架内血流通畅，支架内膜少许增生，前降支近段近支架端可见 40% 狭窄；回旋支：开口以及近段动脉硬化，开口可见约 30% 狭窄；右冠脉：发出 1.2cm 后完全闭塞并呈鼠尾样残端（本次右冠脉共植入 3 枚药物支架）。

心脏彩超：心脏形态、结构及瓣膜活动未见明显异常。

初步诊断

冠心病，急性下壁、右室、正后壁心肌梗死，冠脉支架植入术后，心功能 Killip Ⅰ级。

病例讨论问题

病例问题识别

1.a. 列出患者的药物治疗相关问题。

1.b. 这些问题是否由该患者目前的治疗方案导致或加重？

预期结果

2. 缺血性心脏病的药物治疗目标是什么？

治疗方案选择

3.a. 该患者是否存在需干预的缺血性心脏病危险因素？

3.b. 哪些药物治疗方案对治疗该患者的缺血性心脏病有效？讨论每类药物在治疗中的作用。

最佳药物治疗方案

4. 制订完整最佳的药物治疗计划。

临床结果评价

5. 两周后，患者来医院复查，如何评价治疗方案的疗效和副作用？

患者教育

6. 为使患者获得最佳疗效，且副作用最小，应给患者提供哪些信息？

自主学习任务

7.a. 描述低分子肝素和磺达肝癸钠在急性冠脉综合征治疗中的作用。

7.b. 描述阿司匹林治疗和氯吡格雷抵抗的现状，及其在一级和二级预防中对临床疗效的影响。

7.c. 讨论缺血性心脏病患者使用西地那非（或伐地那非、他达那非）需警惕的风险。

临床注意点

接受药物洗脱支架的患者，予以双重抗血小板治疗（阿司匹林联合氯吡格雷）在对防止迟发性支架内血栓形成中至关重要。迟发性支架内血栓形成可能会导致心脏病发作或死亡。未获得心脏病专科医师意见前，患者不得因任何原因停止抗血小板治疗，包括手术或其他有创性操作。

参 考 文 献

[1] AMSTERDAM E A, WENGER N K. The 2014 American College of Cardiology ACC/American Heart Association Guideline for the management of patients with Non-ST-elevation acute coronary syndromes. Clin Cardiol, 2015, 38(2): 121-123.

[2] AMSTERDAM E A, WENGER N K, BRINDIS R G, et al. 2014 AHA/ACC guideline for the management of patients with non-ST-elevation acute coronary syndromes: a report of the American College of Cardiology/American Heart Association Task Force on Practice Guidelines. J Am Coll Cardiol, 2014, 64(24): e139-e228.

[3] KOLH P, WIJNS W, DANCHIN N, et al. Guidelines on myocardial revascularization. Eur J Cardiothorac Surg, 2010, 38(Suppl): S1-S52.

[4] 2014 年中国胆固醇教育计划血脂异常防治建议专家组. 2014 年中国胆固醇教育计划血脂异常防治专家建议. 中华心血管病杂志, 2014, 42(8): 633-636.

[5] STEG P G, JAMES S K, ATAR D , et al. ESC guidelines for the management of acute myocardial infarction in patients presenting with ST-segment elevation : the task force on the management of ST-segment elevation acute myocardial infarction of the European Society of Cardiology (ESC). Eur Heart J, 2012, 30(20): 2569-3619.

[6] Antithrombotic Trialists' Collaboration. Collaborative meta-analysis of randomised trials of antiplatelet therapy for prevention of death, myocardial infarction, and stroke in high risk patients. BMJ, 2002, 324(7329): 71-86.

[7] FOX K A, MEHTA S R, PETERS R. Benefits and risks of the combination of clopidogrel and aspirin in patients undergoing surgical revascularization for non-ST-elevation acute coronary syndrome: the Clopidogrel in Unstable angina to prevent Recurrent ischemic Events (CURE) Trial. Circulation, 2004, 110(10): 1202-1208.

第七节 急性冠脉综合征：ST 段抬高心肌梗死

学 习 目 的

完成该病例学习后，学生应该获得下列能力：

- 为 ST 段抬高心肌梗死（ST segment elevation myocardial infarction，STEMI）患者确定药物治疗目标。
- 为 STEMI 患者制订最佳治疗计划，并描述如何选择药物以达到治疗目标。
- 确定适当参数，以评估药物治疗方案的效果和副作用。
- 为 STEMI 患者提供合适的患者教育。

患者临床表现

患者，男，33 岁，2012 年 8 月 23 日收入院。

主诉

突发胸痛 3 小时。

现病史

患者于今日中午 12 时午饭后突

发胸痛，胸痛位于胸骨中下段，约巴掌范围大小，为压榨感，向左侧肩背部放射，疼痛持续不缓解且逐渐加重，伴有大汗、心悸、乏力等不适，伴恶心、干呕，无发热、畏寒，无腹痛、腹泻，无视物旋转、黑矇、晕厥。即来我院急诊。心电图示：窦性心律，Ⅰ、aVL、V1~V6 ST 段弓背抬高 0.3~1.5mV。心肌标志物、心肌酶谱、凝血功能及电解质等实验室指标无异常。肝功能：谷丙转氨酶 47U/L；肾功能：尿素氮 8.8mmol/L，尿酸 534μmol/L，二氧化碳 18.81mmol/L；血常规：白细胞 11.9×10^9/L，中性粒细胞绝对数 8.14×10^9/L。给予氯吡格雷片 300mg 口服，阿司匹林片 300mg 嚼服，硝酸甘油注射液 10mg、注射用磷酸肌酸钠 1g、注射用丹参多酚酸盐 200mg 静脉滴注，胸痛仍持续不缓解，以“胸痛待查：急性冠脉综合征，心肌梗死”收入我科。患者目前精神差，食欲、睡眠较差，大小便正常，体力下降，体重无改变。

既往史

高血压病史 2 年，最高血压 150/100mmHg，未服药控制，否认冠心病病史，否认糖尿病、肝炎、结核病史，否认外伤手术史。

过敏史

无药物过敏史及其他过敏史。

体格检查

体温 36.8℃，脉搏 88 次 /min，呼吸 26 次 /min，血压 154/90mmHg。神志清晰，双肺呼吸音清晰，未闻及干湿啰音和胸膜摩擦音。心前区无隆起及凹陷，心尖冲动位于第五肋间左锁骨中线外 1cm，搏动范围正常，心前区未触及震颤和心包摩擦感，心相对浊音界向左下扩大，心率 88 次 /min，心律齐，各瓣膜区未闻及心脏杂音。腹部平软，无压痛及反跳痛，肝脾肋下未扪及。Murphy 征（-）。移动性浊音阴性。肠鸣音正常。双下肢无水肿。

实验室检查

入科后行经皮冠状动脉介入治疗（PCI）术，检验结果均为术后检验。

心肌酶谱及心肌标志物：LDH 1 320U/L，CK 8 045U/L，CK-MB 694U/L，α-HBDH 1 317U/L；CK-MB 500.0ng/ml，Troponin-T 10.0ng/ml，Myoglobin 2 600.0ng/ml，NT-ProBNP 151pg/ml。

肝肾功能、电解质、血脂：GPT 136U/L，GOT 337U/L，Albumin 66g/L；BUN 3.85mmol/L，Scr 101.0μmol/L，UA 524μmol/L，CO_2 19.7mmol/L；K 3.74mmol/L，Na 138.5mmol/L，Ca 2.24mmol/L；TC 4.96mmol/L，TG 2.07mmol/L，HDL 0.87mmol/L，LDL 2.73mmol/L。

血常规：WBC 13.5×10^9/L，Neutros 66.5%，RBC 4.85×10^{12}/L，Hb 156g/L，HCT 46.5%，PLT 225×10^9/L。

糖化血红蛋白：5.5%。

相关辅助检查

心电图（急诊）：窦性心律，Ⅰ、aVL、V1~V6 ST 段弓背抬高 0.3~1.5mV，急性广泛前壁、高侧壁心肌梗死。

初步诊断

1. 冠心病，急性广泛前壁、高侧壁心肌梗死（ST 段抬高），心功能 Killip Ⅰ级。

2. 高血压 1 级（极高危）。

病例讨论问题

病例问题识别

1.a. 哪些临床症状、体征、实验室检查结果支持诊断急性ST段抬高心肌梗死(STEMI)?

1.b. 该患者存在哪些导致冠状动脉疾病进展的危险因素?

预期结果

2.a. 该患者的近期治疗目标是什么?

2.b. 如何借助药物治疗来达到这一目标?

治疗方案选择

3.a. 对该患者有效的非药物治疗有哪些?

3.b. 糖蛋白Ⅱb/Ⅲa受体拮抗剂(GPIs)在冠状动脉支架术中作用有哪些? 应如何使用这些药物?

3.c. 应如何监测GPIs类药物治疗?

最佳药物治疗方案

4.a. 该患者其他重要治疗目标是什么?

4.b. 基于病史和陈述,该患者最初的药物治疗是什么?

临床结果评价

5. 如何监测该治疗方案的疗效和副作用?

患者教育

6.a. 基于患者的住院治疗情况,出院后哪种用药方案最适合?

6.b. 应对患者进行怎样的用药教育?

自主学习任务

7.a. 一位患者关注出血副作用以及药物费用,询问是否需要服用两种抗血小板药物(阿司匹林和氯吡格雷),结合阿司匹林和氯吡格雷双联抗血小板治疗方案的适应证及治疗费用,你将如何建议?

7.b. 查阅文献,讨论摄入鱼油和鱼肉对心血管保护是否有益。

7.c. 查阅文献,评价氯吡格雷在植入药物洗脱支架患者中的应用。

临床注意点

溶栓成功的标志包括:胸痛消失,再灌注心律失常、ST段改变消失,以及心肌酶谱早期峰值的变化。

参考文献

[1] 中华医学会心血管病学分会. 急性ST段抬高型心肌梗死诊断和治疗指南(2019). 中华心血管病杂志,2019,47(10):766-783.

[2] O'GARA P T, KUSHNER F G, ASCHEIM D D, et al. 2013 AHA/ACCF guideline for the management of ST- elevation myocardial infarction: a report of the American College of Cardiology Foundation/ American Heart Association Task Force on Practice Guidelines. Circulation, 2013, 127(4): e362-e425.

[3] WINDECKER S, KOLH P, ALFONSO F, et al. 2014 ESC/EACTS Guidelines on myocardial revascularization. Eur Heart J, 2014, 35(37): 2541-2619.

[4] 2014年中国胆固醇教育计划血脂异常防治建议专家组. 2014年中国胆固醇教育计划血脂异常防治专家建议. 中华心血管病杂志, 2014, 42(8): 633-636.

[5] GARBERICH R F, TRAVERSE J H, CLAUSSEN M T, et al. ST-elevation myocardial infarction diagnosed after hospital admission. Circulation, 2014, 129(11): 1225-1232.

[6] LEONG D P, SMYTH A, TEO K K, et al. Patterns of alcohol consumption and myocardial infarction risk: observations from 52 countries in the INTERHEART case-control study. Circulation, 2014, 130(5): 390-398.

[7] ZAMAN S, KOVOOR P. Sudden cardiac death early after myocardial infarction: pathogenesis, risk stratification, and primary prevention. Circulation, 2014, 129(23): 2426-2435.

[8] LAMBERT L J, BROWN K A, BOOTHROYD L J, et al. Transfer of patients with ST-elevation myocardial infarction for primary percutaneous coronary intervention: a province-wide evaluation of "door-in to door-out" delays at the first hospital. Circulation, 2014, 129(25): 2653-2660.

[9] DANCHIN N, PUYMIRAT E, STEG P G, et al. Five-year survival in patients with ST-segment-elevation myocardial infarction according to modalities of reperfusion therapy: the French Registry on Acute ST-Elevation and Non-ST-ElevationMyocardial Infarction (FGOT-MI) 2005 Cohort. Circulation, 2014, 129(16): 1629-1636.

[10] ARNOLD S V, KOSIBOROD M, TANG F, et al. Patterns of statin initiation, intensification, and maximization among patients hospitalized with an acute myocardial infarction. Circulation, 2014, 129(12): 1303-1309.

[11] MCCABE J M, KENNEDY K F, EISENHAUER A C, et al. Reporting trends and outcomes in ST-segment-elevation myocardial infarction national hospital quality assessment programs. Circulation, 2014, 129(2): 194-202.

（赵　燕　刘　静　寇　皓　辛华雯）

第三章
呼吸系统疾病

第一节　哮喘

学 习 目 的

完成该病例学习后，学生应该获得下列能力：

- 识别哮喘急性发作的症状和体征。
- 根据哮喘急性发作的症状，制订初始药物治疗方案并确定治疗终点。
- 根据患者的年龄、服药能力、用药依从性选择合适的剂型和剂量。
- 为出院患者制订合适的药物治疗方案及用药教育。

患者临床表现

患者，女，45岁，2012年5月17日入院。

主诉

反复喘息、呼吸困难30余年，再发加重4小时。

现病史

患者于30余年前无明显诱因出现反复喘息、呼吸困难，每次发作经数小时或者数天，用支气管舒张药可自行缓解，经多家医院诊断为“支气管哮喘”，平素生活与正常人无异。4小时前食用牛奶及鸡蛋后，出现喘息、呼吸困难，并烦躁不安，被家人发现急送社区医院，给予平喘（多索茶碱）、抗炎（甲泼尼龙）、抗感染（帕珠沙星）等治疗，上述症状无明显好转，转入我院急诊科，我院给予平喘治疗（氨茶碱），患者逐渐平静，但呼吸困难症状无明显改善。为进一步诊疗，以“支气管哮喘急性发作”收住入呼吸内科。患者起病以来，精神差，大小便正常，体重、体力无明显改变。

既往史

平素健康状况一般，否认肝炎、结核、疟疾等传染病史，否认高血压、糖尿病、慢性支气管炎等病史，否认手术史，否认外伤史，否认输血史。预防接种随当地进行。

个人史

无疫区居住史，无疫水、疫源接触史，无放射物、毒物接触史，无毒品接触史，无吸烟史，无饮酒史。

家族史

父母健在，均体健。家族中无传染病及遗传病史。

过敏史

有“牛奶”过敏史，表现为面色潮红。对“青霉素”过敏，表现为皮疹。

体格检查

体温 36.5℃，脉搏 86 次 /min，心率 34 次 /min，血压 110/70mmHg。急性面容，三凹征，神志清楚，自动体位，双肺语颤和语音传导正常，双肺呼吸音粗，可闻及广泛的哮鸣音，未闻及湿啰音和胸膜摩擦音，余无明显阳性体征。

实验室检查

血常规：WBC 8.20×10^9/L，Neutros 96.5%，Lymphs 2.8%，Monos 0.1%，Hb 89g/L。

血气分析：pH 7.4，PCO_2 4.50kPa，PO_2 16.10kPa。

电解质：K 2.94mmol/L，Na 135.5 mmol/L，Ca 2.12mmol/L。

血糖：Glu 10.52mmol/L。

肝肾功能、心肌酶谱：未见明显异常。

尿常规：尿蛋白质（PRO）+，白细胞 31.4 个 /μl，上皮细胞 155.7 个 /μl，细菌 974 个 /μl，非晶型盐类结晶 +++。

相关辅助检查

心电图：正常。

胸部 CT：双肺纹理增多、紊乱，肺内未见实质性病变，肺门支气管开口通畅，纵隔未见肿大淋巴结，双侧胸腔见少许积液征象。

初步诊断

支气管哮喘急性发作。

病例讨论问题

病例问题识别

1.a. 列出患者的药物治疗相关问题。

1.b. 患者的哪些临床症状、体征、实验室检查结果能评估其哮喘急性发作的严重程度分级？

预期结果

2. 对该患者哮喘急性发作进行药物治疗的首要目标是什么？

治疗方案选择

3.a. 对该患者有效的非药物治疗有哪些？

3.b. 哮喘急性发作时有哪些药物可选择？

最佳药物治疗方案

4.a. 对该患者的哮喘急性发作，什么药物治疗方案最佳？请列出具体药物、剂量、给药途径、给药频次和疗程。

4.b. 该患者哮喘急性发作，你还会推荐其他哪些药物治疗方案？

临床结果评价

5. 该患者接受全身药物治疗后，急性发作症状明显改善，应该观察哪些临床参数和实验室指标来评估治疗是否达到预期效果，并防止或发现药物不良反应？

患者教育

6.a. 告知患者药物吸入装置的使用方法、控制症状和缓解症状的区别及可能诱发哮喘发作的“触发因素”。

6.b. 为了避免潜在的药物不良反应，患者需要做哪些自我监测？

随访问题

7.a. 咳嗽和感冒药都能用于哮喘急性发作吗？为什么？

7.b. 如何帮助儿童哮喘患者及其家人使用吸入装置，以提高其用药依从性？

7.c. 对使用糖皮质激素（包括控制药物和缓解药物）治疗哮喘的患儿家长，你应提供哪些用药信息？

自主学习任务

8.a. 比较全身用糖皮质激素（静脉使用和口服）治疗哮喘急性发作的临床疗效。

8.b. 讨论儿童和成人患者急性哮喘发作症状的区别。

8.c. 讨论异丙托溴铵在哮喘急性发作期的合理使用。

临床注意点

为了更好地治疗哮喘急性发作，患者应了解哮喘先兆、哮喘发作征象和诱发哮喘发作的“触发因素”。因此，患者应遵照执行哮喘控制计划，以减轻症状、缩短药物治疗时间、降低哮喘急性发作的严重程度，从而减少去医院就诊的次数。

参考文献

[1] GINA, Global Initiative for Asthma. 2020 GINA Report, Global Strategy for Asthma Management and Prevention. [2020-08-10]. https://ginasthma.org/.

[2] BOUSQUET J, KHALTAEV N, CRUZ A, et al. International European Respiratory Society/American Thoracic Society guidelines on severe asthma. Eur Respir J, 2014, 44(5): 1377-1388.

[3] CHUNG K F, WENZEL S E, BROZEK J L, et al. International ERS/ATS guidelines on definition, evaluation and treatment of severe asthma. Eur Respir J, 2014, 43(2): 343-373.

[4] DRAZEN J M. A step toward personalized asthma treatment. N Engl J Med, 2011, 29, 365(13): 1245-1246.

[5] LAZARUS S C. Clinical practice. Emergency treatment of asthma. N Engl J Med, 2010, 363(8): 755-764.

[6] LEMANSKE R F JR, MAUGER D T, SORKNESS C A, et al. Step-up therapy for children with uncontrolled asthma receiving inhaled corticosteroids. N Engl J Med, 2010, 362(11): 975-985.

[7] CHOWDHURY B A, DAL PAN G. The FDA and safe use of long-acting beta-agonists in the treatment of asthma. N Engl J Med, 2010, 362(13): 1169-1171.

第二节　慢性阻塞性肺疾病

学习目的

完成该病例学习后，学生应获得下列能力：

- 识别慢性阻塞性肺疾病（chronic obstructive pulmonary disease，COPD）的危险因素。
- 根据肺功能检测结果评估 COPD 患者病情严重程度。
- 了解非药物治疗措施对 COPD 患者的重要性。
- 根据 COPD 患者病情严重程度为其制订合适的治疗方案。
- 评估激素吸入剂和 / 或口服制剂在 COPD 治疗中的作用。
- 教育患者正确使用激素吸入制剂，决定哪些患者应使用带储物罐的压力定量气雾剂。
- 叙述 α1 抗胰蛋白酶缺乏与肺气肿形成之间的关系。

患者临床表现

患者，男，61 岁，2013 年 5 月 13 日入院。

主诉

反复咳嗽、咳痰 30 余年，再发加重 15 天。

现病史

患者自 30 余年前起经常于受凉后出现咳嗽、咳痰，多为黄白色黏液痰，多于每年冬季发病，每年发病累计时间 3~4 个月。近 5 年出现进行性加重的活动后呼吸困难，严重时出现双下肢踝关节以下凹陷性水肿。曾多次就诊于当地医院，经相关检查诊断为“慢性阻塞性肺疾病急性加重期”。经抗感染、祛痰、平喘、吸氧等治疗后上述症状减轻，但经常复发。近 1 年体力较差，仅能胜任简单的日常活动。近 15 天患者再次于受凉后出现咳嗽，咳白色黏稠痰，痰液较多，易咳出，于稍微活动后即感胸闷、气促，伴乏力、畏食、头晕。夜间可以平卧。偶有低热（具体体温不详）。无咯血 、胸痛及意识障碍、肢体抽搐、少尿、黑便、呕血等。今求诊治来我院。门诊以“慢性阻塞性肺疾病急性加重期”收入我科。患者患病以来精神、食欲、睡眠欠佳。患者近 20 年排尿困难，尿线细而无力，夜尿次数增多，每晚 5~6 次，大便正常，体力下降。

既往史

有前列腺增生病史 20 年，曾因急性尿潴留行留置导尿管治疗，平时未服用抗前列腺增生药物。否认冠心病、糖尿病史。否认肝炎、结核、疟疾、菌痢等传染病史。否认高血压、糖尿病、冠心病史。否认手术史。否认外伤史。否认输血史。

过敏史

有磺胺类药物过敏史，无其他过敏史。

体格检查

体温 37.7℃，脉搏 94 次 /min，呼吸 18 次 /min，血压 130/90 mmHg。神清，自动体位，双肺呼吸运动减弱，双肺叩诊过清音，双肺可未及呼气相哮鸣音，双下肺可闻及吸气相细小湿啰音。心率 94 次 / min，心律齐，各瓣膜区未闻及心脏杂音。

实验室检查

血常规：WBC 6.2×10^9/L，Neutros 70.2%。

C 反应蛋白：CRP 15.90mg/L。

肝功能：Albumin 34.9g/L，胆碱酯酶 3 527U/L，前白蛋白 0.12g/L，余项正常。

血气分析、心肌酶、血糖、电解质、心肌标志物、凝血功能、D- 二聚体、纤维蛋白降解产物、尿常规、大便常规正常。

相关辅助检查

心脏彩超：升主动脉稍增宽，主动脉瓣轻度反流，三尖瓣中度反流，左室舒张功能减退。

胸片：双肺纹理增粗，双上肺野可见斑片状、条索状密度增高影，左下肺野可见两个小结节影。主动脉弓外突伴钙化。

肺功能检测：肺通气功能重度减退。

初步诊断

1. 慢性阻塞性肺疾病急性加重期，慢性肺源性心脏病。

2. 前列腺增生症。

初始治疗方案

注射用哌拉西林他唑巴坦钠 3.75g+0.9% 氯化钠注射液 100ml 静脉滴注，每日 2 次（b.i.d.）。

氨茶碱注射液 0.25g+0.9% 氯化钠注射液 100ml 静脉滴注，每日 2 次（b.i.d.）。

沙美特罗替卡松粉吸入剂，口腔吸入，每日 2 次（b.i.d.）。

盐酸氨溴索片 30mg，口服，每日 3 次（t.i.d.）。

硝酸异山梨酯片 10mg，口服，每日 3 次（t.i.d.）。

盐酸坦索罗辛缓释胶囊，0.2mg，口服，每晚 1 次（q.n.）。

非那雄胺片，5mg，口服，每日 1 次（q.d.）。

病例讨论问题

病例问题识别

1.a. 列出患者的药物治疗相关问题。

1.b. 患者的哪些临床症状、体征、实验室检查结果表明其 COPD 并未得到有效控制？是否有证据表明该患者的病史符合肺气肿或慢性支气管炎的诊断？

预期结果

2. COPD 治疗的预期目标是什么？

治疗方案选择

3.a. 哪些非药物治疗措施可有效改善该患者的 COPD 症状？

3.b. 根据该患者当前治疗方案的疗效和最新的 COPD 指南，你认为还有哪些其他可行的药物治疗选择？

3.c. 该患者当前阶段是否需要家庭氧疗？

3.d. 该患者是否可考虑采用 M 受体拮抗剂治疗？

最佳药物治疗方案

4. 评估该患者当前的 COPD 治疗方案，根据患者具体情况，建议是继续当前治疗方案还是调整治疗方案？请列出具体药物、剂量、给药途径、给药频次和疗程。

临床结果评价

5.a. 为评估该患者 COPD 治疗方案的疗效，应监测哪些临床指标？

5.b. 为评估可能发生的药物不良反应，应观察哪些指标？

5.c. 为评估患者当前 COPD 治疗方案的疗效和病情进展情况，应该检测哪些实验室指标？检测周期是多长？

患者教育

6. 为提高治疗的依从性、确保治疗效果并使不良反应最小化，你将给予患者哪些建议？

自主学习任务

7.a. 描述健康成年人和吸烟肺气肿患者的肺功能水平，并比较两者的差异，重点是一氧化碳弥散量（D_LCO）、第一秒用力呼气量（FEV1）、用力肺活量（FVC）和整体健康状况的变化。

7.b. 为何血清 α1 抗胰蛋白酶水平低的患者需检测其基因表型？如果患者 α1 抗胰蛋白酶基因表型是 ZZ 或 MZ 或 SZ，检测结果有何意义？

7.c. 查阅关于 COPD 急性发作药物治疗的循证文献。

临床注意点

推荐 COPD 患者进行康复治疗，如呼吸肌的训练，可以缓解呼吸困难症状、提高生活质量，并减少因症状加剧而住院治疗的时间。

参 考 文 献

[1] QASEEM A, WILT T J, WEINBERGER S E, et al. Diagnosis and management of stable chronic obstructive pulmonary disease: a clinical practice guideline update from the American College of Physicians, American College of Chest Physicians, American Thoracic Society, and European Respiratory Society. Ann Intern Med, 2011, 155(3): 179-91.

[2] CAI B Q, CAI S X, CHEN R C, et al. Expert consensus on acute exacerbation of chronic obstructive pulmonary disease in the People' s Republic of China. Int J Chron Obstruct Pulmon Dis, 2014, 9: 381-395.

[3] VESTBO J, HURD S S, AGUSTÍ A G, et al. Global strategy for the diagnosis, management, and prevention of chronic obstructive pulmonary disease: GOLD executive summary. Am J Respir Crit Care Med, 2013, 187(4): 347-365.

[4] 中华医学会呼吸病学分会慢性阻塞性肺疾病学组．慢性阻塞性肺疾病诊治指南（2013 年修订版）. 中华结核和呼吸杂志，2013，36(4)：1-10.

[5] HURST J R, VESTBO J, ANZUETO A, et al. Susceptibility to exacerbation in chronic obstructive pulmonary disease. N Engl J Med, 2010, 363(12): 1128-1138.

[6] CASABURI R, ZUWALLACK R. Pulmonary rehabilitation for management of chronic obstructive pulmonary disease. N Engl J Med, 2009, 360(13): 1329-1335.

[7] SUTHERLAND E R, CHERNIACK R M. Management of chronic obstructive pulmonary disease. N Engl J Med, 2004, 350(26): 2689-2697.

[8] NIEWOEHNER D E. Clinical practice: Outpatient management of severe COPD. N Engl J Med, 2010, 362(15): 1407-1416.

第三节　急性咽炎

学 习 目 的

完成该病例学习后，学生应获得下列能力：

- 根据患者的症状和体征、微生物学和免疫学检查结果判断是否需给予抗菌药物治疗。
- 了解引起咽炎最常见的病原体。
- 为急性咽炎患者选择合适的药物治疗方案，包括给药途径、给药频次及疗程。
- 列表比较急性化脓性咽炎和急性非化脓性咽炎的流行病学及预防措施。

患者临床表现

患者，女，52岁，2014年12月29日入院。

主诉

咽痛、声嘶伴发热3天。

现病史

患者3天前因受凉感冒后出现咽痛，伴发热，体温最高37.5℃，伴声嘶，头痛乏力，食欲欠佳，无寒战，无咳嗽、咳痰，无呼吸困难，无张口困难，门诊以“急性咽炎”收入院。患者起病以来，精神、食欲欠佳，体力可，睡眠不佳，体重无明显改变。

既往史

否认高血压、冠心病病史，否认糖尿病、肝炎、结核病史，否认外伤手术史。

过敏史

无食物及药物过敏史。

体格检查

体温37.5℃，脉搏80次/min，呼吸18次/min，血压120/80mmHg。神清，自动体位，皮肤巩膜无黄染，颈淋巴结肿大，心肺听诊无异常，腹无压痛及反跳痛。咽充血，双侧扁桃体I°充血，见渗出物，咽后壁及咽侧淋巴滤泡增生，悬雍垂居中，间接鼻咽镜未见鼻咽部及后鼻孔异常。

实验室检查

血常规：WBC 10.5×10^9/L，Neutros 80.1%，Lymphs 18.6%，Monos 1.3%；

肝肾功能、血糖、电解质、CRP、尿常规均无异常。

相关辅助检查

心电图：正常；

胸部 CT：胸部未见明显异常。

初步诊断

急性咽炎。

病例讨论问题

病例问题识别

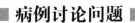

1.a. 列出患者的药物治疗相关问题。

1.b. 患者的哪些临床症状、体征表明其可能是 A 组 β 型溶血性链球菌（group A β-hemolytic streptococcus，GABHS）感染？

1.c. 应采用哪些诊断工具来帮助明确诊断？

预期结果

2. 急性咽炎的治疗目标是什么？

治疗方案选择

3.a. 对 GABHS 感染所致急性咽炎患者，有效的非药物治疗有哪些？

3.b. GABHS 感染所致的急性咽炎有哪些药物治疗选择？

最佳药物治疗方案

4.a. 制订治疗该患者急性咽炎的首选药物治疗方案，包括具体药物、剂量、给药途径、给药频次和疗程。

4.b. 如果该患者对青霉素过敏，应选择什么药物？

临床结果评价

5.a. 为达到预期治疗效果，防止或发现不良反应，应该观察哪些指标？

5.b. 如果感染未有效控制，应采用什么治疗措施？

患者教育

6. 根据患者的药物治疗方案，你将给予患者哪些建议和用药教育？

自主学习任务

7.a. 列表比较 GABHS 感染所致的急性化脓性咽炎和非化脓性咽炎。

7.b. 描述猩红热和风湿热的症状、体征。

临床注意点

急性咽炎患者并不需常规使用抗菌药物，因为：①该病程有自限性，即使不治疗，大部分症状和体征在 3~4 天内可自愈；②使用抗菌药物也只能使疗程缩短约 24 小时；③没有引发风湿热的高危因素时，抗菌药物治疗时间不应超过 1 周。

参考文献

[1] BLOCK S L. Streptococcal pharyngitis: guidelines, treatment issues, and sequelae. Pediatr Ann, 2014, 43(1): 11-16.

[2] BAUGH R F. IDSA guidelines on group A streptococcal pharyngitis vis-a-vis tonsillectomy recommendations. Clin Infect Dis, 2013, 56(8): 1194-1195.

[3] CHIAPPINI E, REGOLI M, BONSIGNORI F, et al. Management of acute pharyngitis in children: summary of the Italian National Institute of Health guidelines. Clin Ther, 2012, 34(6): 1442-1458.

[4] HONG S Y, TAUR Y, JORDAN M R, et al. Antimicrobial prescribing in the USA for adult acute pharyngitis in relation to treatment guidelines. J Eval Clin Pract, 2011, 17(6): 1176-1183.

[5] BISNO A L, GERBER M A, GWALTNEY J M JR, et al. Practice guidelines for the diagnosis and management of group A streptococcal pharyngitis. Clin Infect Dis, 2002, 35(2): 113-125.

[6] BISNO A L. Acute pharyngitis. N Engl J Med, 2001, 344(3): 205-211.

[7] VINCENT M T, CELESTIN N, HUSSEIN A N, et al. Pharyngitis. Am Fam Physician, 2004, 69(6): 1465-1470.

[8] SNOW V, MOTTUR-PILSON C, COOPER R J, et al. Principles of appropriate antibiotic use of acute pharyngitis in adults. Ann Intern Med, 2001, 134(6): 506-508.

[9] VAN DRIEL M L, DE SUTTER A I, KEBER N, et al. Different antibiotic treatments for group A streptococcal pharyngitis. Cochrane Database Syst Rev, 2010, 20(10): CD004406.

[10] ALTAMIMI S, KHALIL A, KHALAIWI K A, et al. Short versus standard duration antibiotic therapy for acute streptococcal pharyngitis in children. Cochrane Database Syst Rev, 2009, 21(1): CD004872.

[11] ALTAMIMI S, KHALIL A, KHALAIWI K A, et al. Short-term late-generation antibiotics versus longer term penicillin for acute streptococcal pharyngitis in children. Cochrane Database Syst Rev, 2012, 22(8): CD004872.

（余爱荣　周　帆　苏　丹　刘　巍）

第四章
消化系统疾病

第一节　胃食管反流病

学习目的

完成该病例学习后，学生应该获得下列能力：

- 能够描述胃食管反流病的临床表现，包括典型的、非典型的和预警症状。
- 了解胃食管反流病的诊断方法。
- 为胃食管反流病患者制订合理的非药物与药物治疗方案。
- 为胃食管反流病患者建立一个治疗计划，包括非药物和药物治疗措施，并监测所选药物的治疗效果及不良反应。
- 能够有效地指导胃食管反流病患者正确使用其治疗药物。

患者临床表现

患者，男，58岁，2014年3月31日收入某院消化内科。

主诉

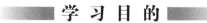

间断胸骨后疼痛10年，再发加重2个月余。

现病史

患者10年来无明显诱因间断出现胸骨后疼痛，可向后背放射，伴有心慌、胸闷，活动时及静息状态下均有发作，持续半小时左右可自行缓解，与饮食无关，夜间及晨起好发，秋冬季明显，无腹痛、腹胀，无恶心、呕吐，无畏寒、发热，一直未予以重视。近2个多月，上述症状加重，且发作次数较前频繁，伴有明显嗳气，偶有烧心，严重时有濒死感，2014年1月先后于当地医院及某省人民医院心内科住院检查，行心电图、心脏彩超、冠脉造影等均正常，给予治疗后（具体不详）症状无明显缓解。2014年2月27日至某院门诊就诊，行胃镜示：慢性浅表性胃炎，食管中段隆起。2014年3月28日行超声胃镜示：食管中段隆起（平滑肌瘤可能）。今日为求进一步诊治，再来某院门诊就诊，门诊以“食管隆起性病变”收入院。起病以来，患者精神、食欲、睡眠一般，大小便正常，体力、体重无明显改变。

既往史

既往有支气管炎、前列腺增生病史，否认高血压、冠心病病史，否认糖尿病、肝炎、结核病史，否认外伤手术史。

过敏史

无药物过敏史及其他过敏史。

体格检查

体温 36.3℃，脉搏 71 次 /min，呼吸 19 次 /min，血压 125/70mmHg。发育正常，营养中等，全身浅表淋巴结未扪及肿大。心肺听诊无异常。腹部平坦，无腹壁静脉曲张，未见肠型及蠕动波，腹平软，无压痛及反跳痛，未触及包块，肝脾肋下未触及，未触及胆囊，Murphy 征(-)。无移动性浊音，肝区无叩痛，脾浊音界正常，胆囊区无叩痛，肠鸣音正常。

实验室检查

血常规：WBC 7.1×10^9/L，Neutros 63.7%，Lymphs 27.7%，Monos 7.5%，Hb 156 g/L，HCT 46.0%，PLT 189×10^9/L。

肝功能：GOT 19U/L，GPT 19U/L，Alk phos 67U/L，T.bili 20.23μmol/L，D.bili 5.03 μmol/L，Albumin 44.6g/L。

肾功能：BUN 4.03mmol/L，Scr 81.0μmol/L。

血糖：Glu 5.57mmol/L。

血电解质：Na 142.1mmol/L，K 3.86mmol/L，Cl 101.8mmol/L，Ca 2.26mmol/L，CO_2 26.10mmol/L。

凝血功能：APTT 39.8 秒。

相关辅助检查

心电图：正常。

腹部彩超：前列腺增大伴结石或钙化（经腹）。

胸部、上腹部 CT：①食管中段改变，请结合临床；②肺部及上腹部 CT 未见明显异常影像征象。

胃镜：食管隆起性病变高频电切术 + 钛夹夹闭术，糜烂性胃窦炎。

初步诊断

1. 胃食管反流病。
2. 食管平滑肌瘤。

病例讨论问题

病例问题识别

1.a. 列出该患者的药物治疗相关问题。

1.b. 该患者的症状有哪些？其中，哪些是典型症状，哪些是非典型症状？有没有预警症状？

1.c. 哪些因素会引起该患者的临床症状？

1.d. 哪些因素会让你马上为该患者进行诊断评估和经验性药物治疗？

1.e. 胃食管反流病可以使用哪些诊断方法来评估与确诊？

预期结果

2. 胃食管反流病的药物治疗目标是什么？

治疗方案选择

3.a. 哪些生活方式改变以及非药物疗法能够改善该患者的症状？

3.b. 胃食管反流病的药物治疗选择有哪些？

最佳药物治疗方案

4. 为减轻患者胃食管反流症状，怎样制订一个完整的治疗方案？

临床结果评价

5. 为达到预期治疗效果，并防止或发现不良反应，应该观察哪些临床参数？

患者教育

6. 为提高治疗依从性、确保治疗效果并使不良反应最小化，你将给予患者何种治疗建议？

自主学习任务

7. 外科手术治疗某些胃食管反流病患者被广泛接受。查阅胃食管反流病手术治疗与药物治疗对比的文献，你能从这些文献中得出什么结论？如何确定这类患者的合适的手术时机？

临床注意点

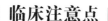

使用质子泵抑制剂可能会导致正在检测幽门螺杆菌患者的假阴性结果，因此在进行检测前应停药两周。

参考文献

[1] 中华医学会 . 胃食管反流病基层诊疗指南(2019年). 中华全科医师杂志，2019, 18 (7): 635-641.

[2] 中华医学会消化病学分会 .2014 年中国胃食管反流病专家共识意见 . 中华消化杂志，2014, 34(10): 649-661.

[3] KATZ P O, GERSON L B, VELA M F. Guidelines for the diagnosis and management of gastroesophageal reflux disease. Am J Gastroenterol 2013, 108(3): 308-328.

[4] FUCHS K H, BABIC B, BREITHAUPT W, et al. EAES recommendations for the management of gastroesophageal reflux disease. Surg Endosc, 2014, 28(6): 1753-1773.

[5] American College of Gastroenterology. Guidelines for the diagnosis and management of gastroesophageal reflux disease. Am J Gastroenterol, 2013, 108(3): 308-328.

第二节　消化性溃疡

学 习 目 的

完成该病例学习后，学生应获得下列能力：

- 为有临床症状和体征的消化性溃疡患者制订评价与治疗方法。
- 明确消化性溃疡患者的治疗目标。
- 明确根除幽门螺杆菌的方法，以及如何提高患者的治疗依从性。
- 根据患者个体情况及药物治疗方案，为患者制订监护计划。

患者临床表现

患者，男，74 岁，2014 年 3 月 9 日入院。

主诉

呕吐 5 小时。

现病史

患者 2014 年 3 月 8 日 08：30 左右可疑不当饮食（猪血、木耳、肉饼等）后开始出现恶心、呕吐，呕吐物为胃内容物及咖啡渣样物质，不含血凝块，量多，呈非喷射性，伴四肢发凉及出冷汗，无反酸、烧心，无头晕、头痛、视物旋转，无心慌、胸闷，无畏寒、发热等不适，至当地医院就诊，测血压 160/90mmHg，给予硝苯地平 10mg 含服后症状无明显好转，遂转诊某院。急诊科查血常规：白细胞 8.2×10^9/L，中性粒细胞百分率 84.4%，红细胞 3.04×10^9/L，血红蛋白 98g/L，红细胞比积 31.1%；纤维蛋白降解产物 5.3μg/ml，D- 二聚体 652ng/ml；肝功能：总蛋白 57.9g/L，白蛋白 37.9g/L，余正常；肾功能：肌酐 429μmol/L，尿素 25.10mmol/L；电解质：钙 1.66mmol/L，余正常；心肌酶谱、凝血功能、C 反应蛋白正常；随机血糖 8.7mmol/L；心电图：窦性心律、正常范围心电图。急诊科给予抑酸（奥美拉唑）及补液支持治疗后，患者未再呕吐。为进一步诊治，急诊科以"上消化道出血"收入院。起病以来，患者精神睡眠尚可，未进食；大便未解，小便正常；体重及体力无明显下降。

既往史

平素体质一般。既往有类风湿性关节炎病史 40 余年，近日饮用鸿茅药酒治疗，具体不详；高血压病史 20 余年，最高血压 160/90mmHg，平日服用"罗布麻 2 粒、2 次 /d+ 利血平 2 粒、2 次 /d"治疗，血压控制尚可；2 年前检查发现多囊肾，未治疗；否认肝炎、结核、疟疾等传染病病史；否认糖尿病、心脏病病史；否认手术外伤史。

过敏史

无药物过敏史及其他过敏史。

体格检查

体温 36.5℃，脉搏 72 次 /min，呼吸 18 次 /min，血压 153/96mmHg。营养中等，贫血貌。皮肤巩膜无黄染，无肝掌、蜘蛛痣及皮下结节。全身浅表淋巴结无肿大。心肺听诊无异常。腹部平坦，腹壁静脉不明显，未见肠型及蠕动波，无压痛反跳痛，肝脾肋下未触及，移动性浊音（-），肠鸣音正常，未闻及血管杂音。

实验室检查

血常规：WBC 10.0×10^9/L，Neutros 86.1%，Lymphs 6.2%，Monos 7.3%，Hb 91g/L，HCT 27.1%，PLT 156×10^9/L。

肾功能：BUN 30.91mmol/L，Scr 392.0 μmol/L。

血电解质：Na 139.2mmol/L，K 4.67mmol/L，Cl 106.6mmol/L，Ca 1.87mmol/L，CO_2 16.4mmol/L。

尿液分析：PRO 弱阳性。

大便常规：隐血试验阳性。

相关辅助检查

腹部彩超：双肾多囊肾，肝囊肿。

胃镜：胃窦溃疡。

初步诊断

1. 上消化道出血。
2. 消化性溃疡。
3. 贫血。
4. 肾功能不全。
5. 高血压2级（极高危）。
6. 电解质紊乱。

病例讨论问题

病例问题识别

1.a. 指出该患者的药物治疗相关问题。

1.b. 患者的哪些临床症状、体征、实验室检查结果支持诊断消化性溃疡？

预期结果

2. 消化性溃疡的药物治疗目标是什么？

治疗方案选择

3.a. 对该患者有效的非药物治疗有哪些？

3.b. 如果不确定消化性溃疡患者有无幽门螺杆菌感染，应如何选择药物治疗方案？

最佳药物治疗方案

4. 根据患者的临床表现以及对患者病情的评估，制订完整的最佳药物治疗方案。

临床结果评价

5. 为达到预期治疗效果，并防止或发现不良反应，应观察哪些临床参数和实验室指标？

患者教育

6. 为提高治疗依从性、确保治疗效果并使不良反应最小化，你将给予患者何种治疗建议？

自主学习任务

7.a. 幽门螺杆菌的内镜与非内镜诊断各有哪些优缺点？

7.b. 检索根除幽门螺杆菌的相关文献，对比两药联合、三药联合、四药联合方案的治疗效果，以及疗程是否应持续7～14天。

7.c. 消化性溃疡患者在治疗过程中，药师及护士应发挥哪些作用？

临床注意点

传统的治疗溃疡的药物对根除幽门螺杆菌往往效果不佳，因其会使溃疡的复发率及不良反应的发生率更高。

参考文献

[1] 中华消化杂志编辑委员会．消化性溃疡病诊断与治疗规范．中华消化杂志，2016，36(08)：508-513.

[2] CHEY W D，LEONTIADIS G I，HOWDEN C W，et al. ACG Clinical Guideline：treatment of helicobacter pylori infection. Am J Gastroenterol，2017，112(2)：212-239.

[3] LOREN L，JENSEN D M. Management of patients with ulcer bleeding. Am J Gastroenterol，2012，107(3)：345-360.

[4] 世界胃肠组织．发展中国家幽门螺杆菌感染(世界胃肠组织全球指南)．2010.

[5] 中国中西医结合学会消化系统疾病专业委员会．消化性溃疡中西医结合诊疗共识意见(2017年)．中国中西医结合消化杂志，2018，26(2)：112-120.

[6] American Society for Gastrointestinal Endoscopy. The role of endoscopy in the management of patients with peptic ulcer disease. Gastrointestinal endoscopy，2010，71(4)：663-668.

第三节　非甾体抗炎药诱发的上消化道出血

学习目的

完成该病例学习后，学生应该获得下列能力：

- 讨论阿司匹林在消化性溃疡疾病进展中的作用。
- 明确非甾体抗炎药诱发的上消化道出血的标志与临床症状。
- 明确非甾体抗炎药诱发的上消化道出血的合理治疗措施。
- 明确治疗非甾体抗炎药诱发的上消化道出血，除了针对疼痛和炎症治疗的传统方式，还有哪些治疗方法。
- 能够正确教育非甾体抗炎药诱发的消化性溃疡患者。

患者临床表现

患者，女，42岁

主诉

反复头晕5年，伴右肢体麻木2天。

现病史

患者14天前因反复头晕入院诊治，入院当天血常规：Hb 127g/L，RBC 4.03×10^{12}/L，WBC 5.9×10^{9}/L，PLT 253×10^{12}/L。血脂：TC 6.02mmol/L，TG 1.85mmol/L，HDL 0.82mmol/L，LDL 3.88mmol/L。血液流变学指标呈中度异常。凝血四项正常。诊断为高脂高黏血症。除常规调脂、疏通循环治疗外，给予肠溶阿司匹林75mg，每天1次，治疗14天病情好转出院。出院当天晚上突然呕血，量约为2 500ml，现再次入院。

既往史

否认高血压、糖尿病、冠心病病史，否认胃部疾病史，否认肝炎、结核病史，否认外伤手术史。

过敏史

无药物过敏史及其他过敏史。

体格检查

血压 120/75mmHg。神清，体形肥胖，心肺检查未见异常，腹部稍膨隆，全腹无压痛，肠鸣音正常。

实验室检查

血常规：Hb 67g/L，RBC 2.75×10^{12}/L，余项正常。

大便常规：隐血试验阳性。

凝血四项正常。

相关辅助检查

胃镜：距门齿 20cm 食管中下段黏膜潮红，见数处小片状出血灶，贲门黏膜潮红，胃十二指肠未见异常。

初步诊断

1. 高脂高黏血症。
2. 上消化道出血。

病例讨论问题

病例问题识别

1.a. 列出患者的药物治疗相关问题。

1.b. 患者的哪些临床症状、体征、实验室检查结果支持非甾体抗炎药诱发的上消化道出血的诊断？

1.c. 哪些诊断方法能明确患者是否感染幽门螺杆菌？

1.d. 诊断幽门螺杆菌感染的方法各有哪些优缺点？

预期结果

2. 该病例的药物治疗目标是什么？

治疗方案选择

3.a. 如何使用药物治疗上消化道出血？

3.b. 为防止消化性溃疡的发生，应采取什么药物治疗措施？

最佳药物治疗方案

4.a. 请列出该患者上消化道出血的最佳药物治疗方案。

4.b. 该患者将来可能再发非甾体抗炎药诱发的溃疡吗？如果有可能，你会为该患者推荐怎样的治疗措施？

临床结果评价

5. 为达到预期治疗效果，并防止或发现不良反应，应该观察哪些临床参数和实验室指标？

患者教育

6. 为提高治疗依从性、确保治疗效果并使不良反应最小化，你将给予患者何种治疗建议？

自主学习任务

7.a. 对非甾体抗炎药诱发溃疡的二级预防措施进行文献检索，并评估各种预防措施的效果。

7.b. 搜索有关低剂量阿司匹林对心血管系统益处的大样本研究文献，总结低剂量阿司匹林引起胃出血的风险大小。

7.c. 搜索相关文献，评估长期使用非甾体抗炎药治疗的患者进行幽门螺杆菌筛查的成本效益。

临床注意点

60% 幽门螺杆菌阴性患者发生消化性溃疡是由非甾体抗炎药引起。非甾体抗炎药诱导的溃疡性疾病有以下因素：①消化性溃疡病史；②年龄大于 60 岁；③非甾体抗炎药用量大；④同时使用抗凝药物、抗血小板药、糖皮质激素或其他免疫抑制剂。

参考文献

[1] 中国医师协会急诊医师分会．急性上消化道出血急诊诊治流程专家共识．中国急救医学，2011，31(1)：1-8.

[2] 中华消化杂志编辑委员会．不明原因消化道出血诊治推荐流程．中华消化杂志，2012，32(6)：361-363.

[3] SUNG J J, CHAN F K, CHEN M, et al. Asia-Pacific Working Group consensus on non-variceal upper gastrointestinal bleeding. Gut, 2011, 60(9): 1170-11717.

[4] BARKUN A N, BARDOU M, KUIPERS E J, et al. International consensus recommendations on the management of patients with nonvariceal upper gastrointestinal bleeding. Ann Intern Med, 2010, 152(2): 101-113.

[5] LANZA F L. A guideline for the treatment and prevention of NSAID-induced ulcers. Am J Gastroenterol, 1998, 93(11): 2037-2046.

[6] LANZA F L, CHAN F K, QUIGLEY E M. Guidelines for prevention of NSAID-related ulcer complications. Am J Gastroenterol, 2009 , 104(3): 728-738.

[7]《中华内科杂志》编委会．急性非静脉曲张性上消化道出血诊治指南(2018，杭州)．中华内科杂志，2019，58(3)：173-180.

第四节 应激性胃炎 / 溃疡

学 习 目 的

完成该病例学习后，学生应该获得下列能力：

- 识别应激性胃炎 / 溃疡的风险因素，确定哪些重症患者应接受药物预防。
- 明确应激性胃炎 / 溃疡合适的药物治疗措施，包括药物选择，给药途径以及剂量。
- 明确应激性胃炎 / 溃疡预防需监测的指标。
- 明确应激性溃疡诱发出血的药物治疗方法。

患者临床表现

患者，男，80 岁，2013 年 12 月 12 日入院。

主诉

上腹部疼痛2天，伴恶心、呕吐1天。

现病史

患者于2天前无明显诱因出现上腹部疼痛，呈间歇性隐痛，并有腹胀感，无发热，无恶心、呕吐、咳嗽、咳痰等不适，未予重视。患者腹痛逐渐加重，并出现恶心、呕吐，呕吐开始为胃内容物，4~5次，一共400~500ml，后出现咖啡样物质，为求诊疗于2013-12-11 21：57来某院急诊科就诊。入科时，患者体温36.2℃，血压110/83mmHg，神志清楚，腹膨，全腹压痛，无反跳痛。急诊血常规示白细胞23.1×10^9/L，中性粒细胞百分比87.8%，红细胞计数4.91×10^{12}/L、血红蛋白151g/L、血淀粉酶227.0U/L，总胆红素40.91μmol/L、直接胆红素13.63μmol/L、白蛋白30.8g/L、尿素12.72mmo/L、肌酐136.0μmol/L、钠128.2mmol/L；胸部、腹部CT示：胆囊结石、急性胆囊炎，脂肪肝，肝内多发低密度灶，胃窦壁黏膜增厚，腹腔、胸腔少量积液。予以抑酸（泮托拉唑）、解痉（间苯三酚）、补液治疗，并请普外科、消化内科会诊，建议予以胃肠减压、抗炎、抑酸、维持水电解质平衡等对症处理。经治疗后，患者仍呕吐咖啡样物质，继续予以抑酸[奥美拉唑40mg]、止血（去甲肾上腺素8mg，口服）治疗，同时以“胆囊结石、急性胆囊炎”收入院。起病来，患者精神、睡眠差，食欲尚可，体力下降，体重无明显变化，大小便正常。

既往史

平素健康状况差；一年前因“脑出血”在某院行“颅骨钻孔血肿穿刺外引流术+左侧脑室穿刺外引流术”，后血肿大部分引流出后拔除引流管，后行“气管切开术”，神经外科出院，一直卧床在家，左侧肢体不能活动；有高血压十年余，血压最高180/100mmHg，现口服络活喜（苯磺酸氨氯地平片）5mg、2次/d，安博诺（厄贝沙坦氢氯噻嗪片）1片、1次/d，自诉血压控制可；23年前和16年前行膀胱癌切除术；十余年前左侧髋骨骨折行内固定术；24年前有脑梗死病史，遗留左侧肢体活动轻度障碍；否认乙肝、结核、疟疾等传染病史；否认糖尿病、慢性支气管炎等病史；输血史不详。

过敏史

无药物过敏史及其他过敏史。

体格检查

体温37.3℃，脉搏125次/min，呼吸15次/min，血压108/64mmHg。嗜睡，急性痛苦面容；平车推入病房，眼睑无水肿，咽红，扁桃体不大。颈部可见气管造瘘口，金属套管固定，已堵塞，双肺呼吸粗，未闻及干湿啰音。心率162次/min，律不齐，强弱不等，心脏各瓣膜听诊区未闻及病理性杂音。腹部膨，下腹部正中可见10cm手术瘢痕，局部皮肤隆起，可触及2cm×3cm包块，质软，可移动，右上腹部明显压痛，无反跳痛；肝脾肋缘下未触及；Murphy征阳性；肝、脾、肾区无叩击痛；腹水征阴性；右侧肌力Ⅲ级，左侧肢体肌力0级。双下肢不肿。左侧巴氏征阳性。

实验室检查

血常规：WBC 23.6×10^9/L，Neutros 86.8%，Lymphs 3.6%，Monos 9.6%，Hb 140 g/L，HCT 40.1%，PLT 187×10^9/L。

肝功能：GOT 33U/L，GPT 21U/L，T.bili 27.90μmol/L，D.bili 10.80μmol/L，Albumin 30.8g/L。

肾功能：BUN 13.57mmol/L，Scr 118.0μmol/L。

血电解质：Na 132.3mmol/L，K 4.74mmol/L，Cl 92.7mmol/L，Ca 1.98mmol/L，CO_2 26.10 mmol/L。

C 反应蛋白：CRP 388mg/L。

凝血功能：PT 18 秒，APTT 40.7 秒，D-dimer 759ng/ml。

相关辅助检查

B 超：脂肪肝（轻度），肝囊肿，胆囊肿大，胆囊结石，胆囊炎，胆囊腔内异常回声，不除外沉积物可能，双肾囊肿，部分伴囊壁钙化，腹腔少量积液。

初步诊断

1. 应激性溃疡。
2. 胆囊结石并急性胆囊炎。
3. 电解质紊乱（低钠）。
4. 高血压 3 级（极高危）。
5. 心律失常（房颤伴快心室率）。
6. 腹腔积液。
7. 胸腔积液。
8. 脂肪肝。
9. 脑出血术后。
10. 脑梗死后遗症。

病例讨论问题

病例问题识别

1. 作为药师，对这位患者在院外的长期用药，你会给予什么建议？

预期结果

2. 应激性胃炎和溃疡药物治疗目标是什么？

治疗方案选择

3. 重症患者预防应激性溃疡的措施有哪些？

最佳药物治疗方案

4. 对该患者怎样预防应激性溃疡？

临床结果评价

5. 为达到预期治疗效果，应该观察哪些临床指标？

患者教育

6. 为提高依从性，你将给患者提供哪些信息？

自主学习任务

7.a. 描述如何制备与储存奥美拉唑或

兰索拉唑的混悬液。

7.b. 请指出能够通过鼻胃管或口胃管使用的胃肠道保护药。

7.c. 请列出能够预防应激性黏膜损伤的药物。

7.d. 对肾功能不全的患者应如何安全地使用硫糖铝以防止铝的蓄积?

7.e. 抗酸治疗(抗酸药、硫糖铝、H_2受体拮抗剂、质子泵抑制剂)有哪些潜在的药物相互作用及不良反应?

7.f. 与H_2受体拮抗剂比较,使用硫糖铝预防应激性溃疡是否能够降低院内肺炎的发生率?

7.g. 早期内镜检查发现溃疡对其预后有什么意义?

临床注意点

通过鼻胃管使用药物时,应观察患者吸入情况是否正常。如果正常,鼻胃管注入应至少维持30~60分钟,以防止吸入过量的药物。同样,如果一个患者通过鼻肠管进行肠内营养,要确定他/她所用的药物是否会与肠内营养物质产生相互作用,给予药物和肠内营养应间隔适当时间。

参考文献

[1] 应激性溃疡防治专家组. 应激性溃疡防治专家建议. 中华医学杂志,2018,98(42):3392-3395.

[2] 中华医学会普通外科分会. 应激性黏膜病变预防与治疗——中国普通外科专家共识(2015). 中国实用外科杂志,2015,35(7):728-730.

[3] ASHP. Therapeutic Guidelines on Stress Ulcer Prophylaxis. Am J Health Syst Pharm, 1999, 56(4):347-79.

[4] BARLETTA J F, BRUNO J J, BUCKLEY M S, et al. Stress ulcer prophylaxis. Crit Care Med, 2016, 44(7):1395-1405.

第五节 克罗恩病

学习目的

完成该病例学习后,学生应获得下列能力:

- 掌握活动期克罗恩病的典型临床表现,包括临床症状、疾病分布及严重程度。
- 掌握加重克罗恩病的因素及潜在并发症。
- 对活动期克罗恩病制订合适的药物治疗方案。
- 掌握常用于治疗克罗恩病的药物主要不良反应。
- 获得对克罗恩病患者进行用药教育的能力。

患者临床表现

患者,男,76岁,2013年2月21日入院。

主诉

间断大便性状改变7年,再发3个月。

现病史

患者于7年前无明显诱因出现大便性

状改变，每次大便均先干后稀，受凉后可解出少量水样便，未见黏液脓血及胶冻样物，呈黄色，量中，1~3 次 /d，有排便紧迫感，无里急后重，便前便后均无腹痛、腹胀等不适，不伴有恶心、呕吐、反酸、烧心、嗳气，无呕血、黑便，无心慌、胸闷，无头晕、头痛，无畏寒、发热、乏力、盗汗，一直未予以任何治疗，2010 年 11 月 2 日在某院行肠镜诊断“横结肠糜烂并狭窄(性质待查)、直肠息肉”，病检提示“横结肠黏膜组织急慢性炎伴坏死及大量淋巴细胞浸润”，后在该院住院治疗，查风湿全套：抗核抗体测定(1:100)(弱阳性)；抗核小体抗体(弱阳性)。血管炎检测：抗中性粒细胞抗体(1:10)(阳性)；抗核抗体测定(1:100)(弱阳性)。结核杆菌蛋白芯片阴性。结肠造影 320CT 影像：①升结肠全段、横结肠大部及回肠末段克罗恩病，累及回盲瓣；②胰尾囊肿；③肝内多发小囊肿。住院期间口服金双歧片及谷参肠安胶囊后，症状好转，后患者未在意。近 3 个月患者上述症状再发，性质同前，近 1 周大便次数增加为 3~5 次 /d，偶感头晕，无恶心、呕吐、腹痛、腹胀，无肛周疼痛不适，再次就诊某院门诊，门诊查血常规：红细胞 3×10^{12}/L，血细胞比容 79.3fl、血红蛋白 68g/L、血小板计数 597×10^{9}/L；大便常规 +OB 显阳性；其余无异常。门诊遂以“急性胃肠炎”收入院。发病以来，患者精神、食欲、睡眠一般，大便如上述，小便未见明显异常；体力、体重下降(具体不详)。

既往史

数年前在某市立医院行右侧腹股沟疝修补术，具体时间不详。否认高血压、糖尿病、冠心病病史，否认肝炎、结核等传染病史，否认外伤史及输血史。

过敏史

无药物过敏史及其他过敏史。

体格检查

体温 36.3℃，脉搏 74 次 /min，呼吸 20 次 /min，血压 120/80mmHg。营养中等，贫血貌，皮肤色泽苍白，无黄染、皮疹及皮下出血。皮肤温度、湿度正常，弹性差，皮肤无水肿，无肝掌、蜘蛛痣及皮下结节。心肺听诊无异常。腹部平坦，腹肌软，全腹无压痛及反跳痛，未触及包块，移动性浊音阴性。肝区无叩痛，肠鸣音正常，未闻及血管杂音及摩擦音。

实验室检查

血常规：WBC 3.9×10^{9}/L，Neutros 47.0%，Lymphs 36.9%，Monos 13.2%，Hb 60g/L，HCT 20.6%，PLT 572×10^{9}/L。

肝功能：GOT 10U/L，GPT 13U/L，Alk phos 80U/L，T.bili 4.5μmol/L，D.bili 1.70μmol/L，Albumin 21.4g/L。

肾功能：BUN 5.94mmol/L，Scr 85.0 μmol/L。

血电解质：Na 135.9mmol/L，K 4.75 mmol/L，Cl 106.8mmol/L，Ca 1.71mmol/L，CO_2 22.40mmol/L。

血糖：Glu 4.98mmol/L。

相关辅助检查

胸部正侧位、腹部立位平片：肺内未见明确实质性病变；左腹部短小气液平，请结合临床。

心电图：窦性心律，完全性右束支传导阻滞。

胃镜：食管炎，糜烂性胃窦炎，十二指肠球部外压性改变。

肠镜：横结肠狭窄、溃疡性病变性质待查（克罗恩病？淋巴瘤？）。

病理：（横结肠）送检黏膜组织显急、慢性炎症伴坏死、渗出，少数上皮轻度不典型增生，请临床综合其他检查考虑，必要时再取送检。

320CT（小肠 CT 功能成像）影像：①回肠末段、回盲部及横结肠多发炎症性病变，符合克罗恩病表现。②腹主动脉管壁多发小钙化斑块。③肝脏多发囊肿；副脾；双肾多发小囊肿。

初步诊断

克罗恩病。

病例讨论问题

病例问题识别

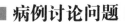

1.a. 列出患者的药物治疗相关问题。

1.b. 患者的哪些临床症状、体征、实验室检查结果支持克罗恩病的诊断？

1.c. 如何判别患者克罗恩病的严重程度？

1.d. 哪些因素会使患者的克罗恩病进一步恶化？

1.e. 克罗恩病的哪些肠道症状会进一步进展？

预期结果

2. 克罗恩病的药物治疗目标是什么？

治疗方案选择

3.a. 该患者的克罗恩病可以用哪些药物治疗？

3.b. 克罗恩病患者什么情况下需要进行手术治疗？

最佳药物治疗方案

4. 为该患者制订一个完整的治疗方案。

临床结果评价

5. 为达到预期治疗效果，并防止或发现不良反应，应该观察哪些临床参数和实验室指标？

患者教育

6. 为提高治疗依从性、确保治疗效果并使不良反应最小化，你将给予患者何种治疗建议？

自主学习任务

7.a. 讨论克罗恩病与溃疡性结肠炎的主要差异。

7.b. 按照 FDA 妊娠药物分级表，克罗恩病活动期治疗与缓解期维持治疗药物怎样分级？

临床注意点

活动期克罗恩病患者住院期间血栓风险较高，应进行预防深静脉血栓治疗。

参 考 文 献

[1] American Gastroenterological Association. American Gastroenterological Association Institute guideline on the use of thiopurines, methotrexate, and anti-TNF-α biologic drugs for the induction and maintenance of remission in inflammatory Crohn's disease. Gastroenterology, 2013, 145(6): 1459-1463.

[2] ANNESE V, DAPERNO M, RUTTER M D, et al. European evidence based consensus for endoscopy in inflammatory bowel disease. J Crohns Colitis. 2013, 7(12): 982-1018.

[3] National Institute for Health and Clinical Excellence. Crohn's disease: management. [2020-08-10]. www.nice.org.uk/guidance/ng129.

[4] 中华医学会消化病学分会炎症性肠病学组. 炎症性肠病诊断与治疗的共识意见. 中华内科杂志, 2012, 51(10): 818-831.

第六节　溃疡性结肠炎

学 习 目 的

完成该病例学习后，学生应该获得下列能力：

- 掌握溃疡性结肠炎症状和体征。
- 制订溃疡性结肠炎急性发作的治疗方案，包括治疗药物选择、药物剂量、潜在不良反应及需要监测的参数。
- 为缓解期溃疡性结肠炎患者制订一个药物治疗方案。
- 熟悉溃疡性结肠炎药物治疗新进展。

患者临床表现

患者，女，64岁，2014年4月15日入院。

主诉

间断便血14年，再发1个月。

现病史

患者2000年出现大便表面带血及黏液，排便次数增多，2~3次/d，无腹痛、腹胀，无发热，于当地医院就诊，给予“柳氮磺吡啶”治疗（剂量不详），疗程6个月，效果一般。再次于当地医院就诊后给予“白及、黄连、地塞米松”灌肠治疗。患者大便渐正常，血便消失。2014年3月患者再次发现大便表面带血，并混有黏液，大便成形，每日3~4次，无里急后重感，无腹痛、腹胀，无发热。再次给予“白及、黄连、地塞米松”灌肠治疗，效果一般，为求进一步治疗来某院，门诊以“直肠占位”收入我科。起病以来，患者精神、食欲、睡眠可，大便如上述，小便正常。体力、体重无明显变化。

既往史

平素健康状况良好，否认高血压、糖尿病、冠心病病史，否认肝炎、结核等传染病史，1999年于外院行“直肠息肉切除术”，否认外伤史及输血史。

过敏史

无药物过敏史及其他过敏史。

体格检查

体温 36.5℃，脉搏 75 次 /min，呼吸 18 次 /min，血压 130/70mmHg。营养良好，全身浅表淋巴结未扪及肿大。心肺听诊无异常。腹部平坦，无腹壁静脉曲张，未见肠型及蠕动波，腹肌软，全腹无明显压痛，无反跳痛，未触及包块，肝脾肋下未触及。无移动性浊音，肠鸣音活跃，未闻及血管杂音及摩擦音。

实验室检查

血常规：WBC 3.8×10^9/L，Neutros 43.5%，Lymphs 43.7%，Monos 9.9%，Hb 121g/L，HCT 36.1%，PLT 214×10^9/L。

肝功能：GOT 11U/L，GPT 20U/L，Alk phos 83U/L，T.bili 11.2μmol/L，D.bili 2.90 μmol/L，Albumin 39.0g/L。

肾功能：BUN 4.43mmol/L，Scr 63.0 μmol/L。

血糖：Glu 4.98mmol/L。

血电解质：Na 147.2mmol/L，K 3.70 mmol/L，Cl 109.9mmol/L，Ca 2.24mmol/L，CO_2 24.90mmol/L。

大便常规：隐血试验阳性。

相关辅助检查

磁共振平扫(盆腔)：①直肠广泛肠壁增厚肿胀(炎症病变与直肠癌待鉴别)，建议椎前 MRI 检查或结合肠镜。②腰 4/5 椎间盘突出并有椎体终板炎表现。

心电图：窦性心律，QRS 电轴右偏 +91°，V1R/S ＞ 1，TAVF 稍低平。

肠镜：结肠息肉，溃疡性结肠炎。

初步诊断

溃疡性结肠炎。

病例讨论问题

病例问题识别

1.a. 列出患者的药物治疗相关问题。

1.b. 患者哪些临床症状、体征、实验室检查结果支持溃疡性结肠炎诊断？并判断疾病严重程度。

1.c. 哪些因素可能使患者溃疡性结肠炎症状加重？

预期结果

2. 该患者短期及长期药物治疗目标是什么？

治疗方案选择

3.a. 对该患者有效的非药物治疗有哪些？

3.b. 溃疡性结肠炎可能的药物治疗选择有哪些？

最佳药物治疗方案

4.a. 根据你对该患者病情严重程度的判断，请列出具体治疗药物、剂量、给药途径、给药频次和疗程。

4.b. 如果初始治疗方案失败了，那么还有哪些治疗方案可供选择？

临床结果评价

5. 为达到预期治疗效果，并防止或发现不良反应，应该观察哪些临床参数和实验室指标？

患者教育

6. 为提高治疗依从性、确保治疗效果并使不良反应最小化，你将给予患者何种治疗建议？

自主学习任务

7.a. 查找相关文献，比较美沙拉嗪、奥沙拉秦、巴柳氮和柳氮磺吡啶（包括目前所有上市剂型）在疗效、不良反应和成本方面的区别。

7.b. 搜索相关文献，查找溃疡性结肠炎新的治疗方法。

7.c. 查阅溃疡性结肠炎发病机制的研究结果，并与已上市药物及正在进行临床试验的药物相联系。

7.d. 查阅文献，并指出药物基因组学如何对溃疡性结肠炎进行治疗。

临床注意点

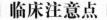

溃疡性结肠炎炎性改变至少部分由免疫介导，接受免疫抑制剂治疗的患者接种疫苗预防一些疾病非常重要，大部分溃疡性结肠炎患者应遵循免疫接种计划，正接受免疫抑制剂治疗的患者应避免注射活疫苗。

参考文献

[1] 中华医学会消化病学分会炎症性肠病学组．炎症性肠病诊断与治疗的共识意见．中华内科杂志，2012，51(10)：818-831.

[2] KO C W，SINGH S，FEUERSTEIN J D. AGA clinical practice guidelines on the management of mild-to-moderate ulcerative colitis. Gastroenterology，2019，156(3)：748-764.

[3] STEINHART A H，FERNANDES A. Clinical practice guidelines for the medical management of nonhospitalized ulcerative colitis：The patient perspective. Can J Gastroenterol Hepatol，2015，29(6)：294-296.

第七节　肠易激综合征

学习目的

完成该病例学习后，学生应该获得下列能力：

- 识别肠易激综合征与腹部不适、腹胀及便秘相关的症状和体征。
- 为肠易激综合征患者设计药物与非药物治疗方案。
- 了解抗菌药物在肠易激综合征治疗中的作用。
- 明确针对肠易激综合征患者的腹部不适、腹胀、便秘等情况的治疗，以及应监测哪些参数以确保治疗的安全性及有效性。
- 明确与肠易激综合征相关的腹部不适、里急后重，以及腹泻症状有哪些治疗措施。
- 评价肠易激综合征患者治疗的有效性。

患者临床表现

患者，男，43岁，2013年10月14日入院。

主诉

腹胀、烧心、嗳气2年余。

现病史

患者2年前始出现腹部胀痛不适，以左上腹部及脐周以下为主，多于上午明显，伴有反酸、嗳气及恶心，偶有呕吐白色涎液，排气或排便后下腹部胀痛有所减轻，伴有肛门坠胀感，大便多为稀糊样便，每日2~3次，无发热及皮肤巩膜黄染。上述症状发作与饮食无明显相关性，期间多次胃肠镜、前列腺检查均无异常。予以口服药物治疗效果欠佳(具体不详)，门诊以“肠易激综合征”收入院。发病以来，精神一般，食欲尚可，睡眠欠安，体力、体重近期无明显改变，大便如上述，小便正常。

既往史

平素健康状况良好，否认高血压、糖尿病、冠心病病史，否认肝炎、结核等传染病史，否认外伤手术史，否认输血史。

过敏史

无药物过敏史及其他过敏史。

体格检查

体温36.5℃，脉搏80次/min，呼吸15次/min，血压110/80mmHg。营养一般，慢性病容，皮肤色泽正常，无黄染，全身浅表淋巴结未扪及肿大。心肺听诊无异常。腹平软，未见肠型及蠕动波，全腹部无压痛及反跳痛，未触及包块，肝肋下未触及，脾脏肋缘下未触及，无移动性浊音，肝区无叩痛。

实验室检查

血常规：WBC 4.8×10^9/L，Neutros 43.3%，Lymphs 45.9%，Monos 8.1%，Hb 150g/L，HCT 44.8%，PLT 156×10^9/L。

肝功能：GOT 14U/L，GPT 13U/L，Alk phos 56U/L，T.bili 22.60μmol/L，D.bili 4.00μmol/L，Albumin 41.8g/L。

肾功能：BUN 5.94mmol/L，Scr 76.0μmol/L。

血糖：Glu 4.39mmol/L。

血电解质：Na 139.7mmol/L，K 3.65mmol/L，Cl 105.3mmol/L，Ca 2.20mmol/L，CO_2 25.40mmol/L。

凝血功能：APTT 39.8秒。

相关辅助检查

心电图：正常。

胸部正侧位片：心肺膈未见异常。

320CT(小肠CT功能成像)：①各段小肠未见明显异常；②肝囊肿；③两肾多发小囊肿。

初步诊断

肠易激综合征。

病例讨论问题

病例问题识别

1.a. 列出患者的药物治疗相关问题。

1.b. 患者哪些临床症状、体征、实验室检查结果能够支持伴有腹部不适、腹胀、便秘症状的肠易激综合征的诊断？如何判别其严重程度？

1.c. 该患者有无可能由药物引起的问题？

1.d. 全面评估该患者病情还需哪些信息？

预期结果

2. 肠易激综合征的治疗目标是什么？

治疗方案选择

3.a. 对该患者有效的非药物治疗有哪些？

3.b. 伴有腹部不适、腹胀、便秘的肠易激综合征可能的药物治疗选择有哪些？

3.c. 伴有腹部不适、里急后重和腹泻的肠易激综合征可能的药物治疗选择有哪些？

3.d. 对该患者可建议哪些社会心理因素的调整？

最佳药物治疗方案

4.a. 为减轻该患者症状，什么药物治疗方案最佳？请列出具体药物、剂量、给药途径、给药频次和疗程。

4.b. 如果初始治疗失败或不能使用初始治疗方案，可选择何种治疗措施？

临床结果评价

5. 为达到预期治疗效果，并防止或发现不良反应，应该观察哪些临床参数和实验室指标？

患者教育

6. 为提高治疗依从性、确保治疗效果并使不良反应最小化，你将给予患者何种治疗建议？

自主学习任务

7.a. 检索肠易激综合征替代疗法的文献，如褪黑激素的使用，并讨论这些研究的科学严谨性。

7.b. 检索支持或反对有关小肠中细菌过度生长导致肠易激综合征症状的文献。

7.c. 检索肠易激综合征使用抗菌药物治疗的临床研究文献并评估其科学严谨性。

7.d. 检索肠易激综合征治疗进展，并评估其临床可行性。

临床注意点

2007 年替加色罗（Tegaserod）因其心血管不良事件（不稳定型心绞痛、心肌梗死和脑卒中）从美国撤市。这是基于 29 个临床试验的结果，超过 11 600 例受试者接受 Tegaserod 治疗，7 000 例受试者接受安慰剂，接受 Tegaserod 的患者与接受安慰剂者发生心血管不良事件的比例为 13 : 1（0.1% : 0.01%）。

参考文献

[1] KLEM F, WADHWA A, PROKOP L J, et al. Prevalence, risk factors, and outcomes of irritable bowel syndrome after infectious enteritis: a systematic review and Meta-analysis. Gastroenterology, 2017, 152(5): 1042-1054.

[2] WEINBERG D S, SMALLEY W, HEIDELBAUGH J J, et al. American Gastroenterological Association Institute Guideline on the pharmacological management of irritable bowel syndrome. Gastroenterology, 2014, 147(5): 1146-1148.

[3] 中华医学会消化病学分会 . 中国肠易激综合征专家共识意见（2015 年，上海）. 中华消化杂志, 2016, 36(5): 299-312.

（寇　皓　王　涛　程　虹）

第五章
肾 脏 疾 病

第一节 药物诱发的急性肾损伤

学 习 目 的

完成该病例学习后，学生应该获得下列能力：

- 识别药物诱发的急性肾损伤（acute kidney injury，AKI）患者临床表现和实验室检查结果。
- 选择合适药物治疗药物诱发的急性肾损伤相关并发症。
- 评估氨基糖苷类药物血清浓度与疗效和毒性的关系。
- 讨论如何防止药物诱发的急性肾损伤，能否采用药理作用相似的替代药品。
- 根据肾功能调整药物剂量，以使疗效最大化和不良反应最小化。

患者临床表现

患者，男，29岁，2013年12月28日入院。

主诉

咳嗽、咳痰伴发热3天，肉眼血尿1天。

现病史

患者3天前因受凉后出现咳嗽、咳痰，伴发热，体温达38℃，自行服用红霉素治疗（具体用药情况不详），症状无明显改善，次日到社区门诊就诊，诊断为“上呼吸道感染”，先后给予克林霉素1.8g、培氟沙星400mg、来比林（赖氨匹林）0.9g、氨溴索30mg静脉滴注，输液过程无特殊不适，输液后出现无痛性血尿，暗红色，无血凝块，无头晕、头痛，无腹痛、腹泻，无尿频、尿急、尿痛等症状。于当日晚上来我院急诊科就诊，查腹部彩超：肝内胆管结石或钙化灶，双肾膀胱声像图未见明显异常；血常规：白细胞8.2×10^9/L，中性粒细胞79.3%，红细胞3.97×10^{12}/L，血红蛋白118g/L，血小板136×10^9/L；尿常规：尿蛋白+，尿隐血+++，红细胞8 278.9/μl，白细胞120.7/μl；肝功能：总胆红素83.92μmol/L，直接胆红素16.01μmol/L，谷丙转氨酶34U/L，谷草转氨酶50U/L，总蛋白69.9g/L，白蛋白45.8g/L；肾功能：尿素7.03mmol/L，肌酐116μmol/L，尿酸350μmol/L，二氧化碳结合力22.89mmol/L；心肌酶谱：乳酸脱氢酶462U/L；肌酸激酶110U/L；肌酸激酶同工酶13U/L；α-羟丁酸脱氢酶 366U/L。诊断为“肺部感染、急性肾损伤”，给予甲泼尼龙琥珀酸钠 80mg、泮托拉唑 40mg、磷酸肌酸钠 2g 静脉滴注，每日 1 次，发热症状好转，血尿较前明显改善，复查尿常规。尿常规：尿蛋白 -，尿隐血 +，红细胞 8.9/μl；肝功能：总胆红素 36.6μmol/L，直接胆红素 8.27μmol/L，谷丙转氨酶 43U/L，谷草转氨酶 73U/L，总蛋白 59.8g/L，白蛋白 44g/L；肾功能：尿素氮 9.84mmol/L，肌酐 168μmol/L，尿酸 402μmol/L，二氧化碳结合力 24.91mmol/L。现为求进一步诊治，以“急性肾损伤、肺部感染”收入我科。目前精神尚可，体力正常，食欲正常，睡眠正常，体重无明显变化，大便正常，排尿正常。

既往史

2003 年曾诊断“肺结核”，服药 1 年，自诉已治愈；否认高血压、冠心病病史，否认糖尿病、肝炎、结核病史，有“阑尾炎切除术”手术史十余年。

过敏史

无药物过敏史及其他过敏史。

体格检查

体温 36.7℃，脉搏 68 次 /min，呼吸 18 次 /min，血压 130/80mmHg。神清，自动体位，皮肤巩膜无黄染，浅表淋巴结未及肿大，咽无充血，扁桃体无肿大，两肺呼吸音粗，可闻及干啰音，心率 68 次 /min，律齐。腹平软，无压痛，肝脾肋下未及，双肾区无叩痛，双下肢无水肿，病理征阴性。

实验室检查

肝肾功能、电解质、血糖：GPT 32U/L，GOT 30U/L，Albumin 36.9g/L；BUN 10.14mmol/L，Scr 157μmol/L，UA 465μmol/L，CO_2 23.6mmol/L；K 3.57mmol/L，Na 140.8mmol/L，Ca 2.12mmol/L，P 1.61mmol/L；Glu 5.43mmol/L。

血常规：WBC 12.2×10^9/L，Neutros 72.7%，RBC 3.92×10^{12}/L，Hb 116g/L，HCT 33.5%，PLT 141×10^9/L。

尿常规：尿隐血弱阳性，余无明显异常。

血清 IgE：113.2ng/ml。

相关辅助检查

腹部 CT：①肝左外叶胆管结石或钙化灶；②肝右叶囊肿；③双输尿管腹段周围、左结肠旁沟区系膜水肿、渗出；④腹腔、两侧胸腔后部积液。

胸部 CT：两肺上叶陈旧结核（钙化、纤维化）。

初步诊断

1. 急性肾损伤。
2. 肺部感染。

病例讨论问题

病例问题识别

1.a. 列出患者的药物治疗相关问题。

1.b. 患者哪些临床症状、体征、实验室检查结果表明存在药物诱发急性肾损伤或损伤的严重程度？

1.c. 根据肌酐清除率和临床表现，该患者使用的药物需要调整剂量吗？如果需要，你建议如何调整？

1.d. 还有哪些实验室指标有助于对患者肾损伤的评估？

1.e. 患者这些问题与治疗药物有关吗？

1.f. 克林霉素导致的急性肾损伤有哪些危险因素？

1.g. 为减少可能发生的药物诱发的急性肾损伤，应给予什么初始治疗方案？

预期结果

2. 该案例药物治疗目标是什么？

治疗方案选择

3.a. 对该患者有效的非药物治疗有哪些？

3.b. 对于药物诱发的急性肾损伤，可能的药物治疗选择有哪些？

最佳药物治疗方案

4. 什么药物治疗方案最佳？请列出具体药物、剂量、给药途径、给药频次和疗程。

临床结果评价

5. 为达到预期治疗效果，并防止或发现不良反应，应该观察哪些临床参数和实验室指标？

患者教育

6. 为提高治疗的依从性、确保治疗效果并使不良反应最小化，你将给予患者何种治疗建议？

自主学习任务

7.a. 克林霉素如何给药可减轻肾毒性？这种给药方案能否一开始就推荐给患者？

7.b. 查阅文献，药物诱发的急性肾损伤常见的危险因素有哪些？

临床注意点

合用多种影响肾功能的药物，患者发生肾损伤的风险增加，故制订药物治疗方案时，应避免同时使用两种以上易导致肾损伤的药物。

参 考 文 献

[1] KHWAJA A. KDIGO clinical practice guidelines for acute kidney injury. Nephron Clin Pract, 2012, 120(4): c179-184.

[2] MATZKE G R, ARONOFF G R, ATKINSON A J JR, et al. Drug dosing consideration in patients with acute and chronic kidney disease—a clinical update from Kidney Disease: Improving Global Outcomes (KDIGO). Kidney Int, 2011, 80(11): 1122-1137.

[3] ECKARDT K U, KASISKE B L. Kidney disease: improving global outcomes. Nat Rev Nephrol, 2009, 5(11): 650-657.

[4] BELLOMO R, RONCO C, KELLUM J A, et al. Acute renal failure—definition, outcome measures, animal models, fluid therapy and information technology needed: the Second International Consensus Conference of the Acute Dialysis Quality Initiative (ADQI) Group. Crit Care, 2004, 8(4): R204-212.

[5] 急性肾损伤专家共识小组 . 急性肾损伤诊断与分类专家共识 . 中华肾脏病杂志，2006, 22(11): 661-665.

第二节 急性肾损伤

学习目的

完成该病例学习后，学生应该获得下列能力：

- 用临床和实验室指标评估急性肾损伤患者。
- 对急性肾损伤分级。
- 区分肾前性和肾实质性损伤。
- 为急性肾损伤患者确定适当的治疗方案。

患者临床表现

患者，男，52岁，2014年2月1日入院。

主诉

发热伴咳嗽、咳痰1周，少尿1天。

现病史

患者1周前无明显原因出现发热（最高体温不详），伴咳嗽、咳痰，为白色泡沫状，无头晕、头痛，无恶性、呕吐，无腹痛、腹泻，无尿频、尿急、尿痛等，在当地乡村医院给予头孢曲松4g静脉滴注、1次/d，阿昔洛韦0.5g静脉滴注、1次/d，共治疗3天，发热及咳嗽、咳痰症状无明显好转；后回当地医院再次治疗，给予抗感染治疗2天（克林霉素1.2g静脉滴注、1次/d），上述症状稍有好转，但从昨日起出现少尿，尿量300～400ml/d，在当地医院住院。查血常规：WBC 14.1×10^9/L，PLT 32×10^9/L。肝功能：GPT 48U/L，GOT 98U/L，Albumin 28.2g/L。肾功能：BUN 35.2mmol/L，Scr 745μmol/L，UA 678μmol/L，CO_2 17.1mmol/L。电解质：K 3.2mmol/L，Na 126mmol/L，Ca 1.85mmol/L，P 2.99mmol/L。心肌酶谱：LDH 648U/L，CK 268U/L，CK-MB 37U/L，α-HBDH 573U/L。尿常规：蛋白+++。胸片：右中肺感染。胸部CT提示：双上肺肺大疱，左上肺少许钙化灶，右肺门区可疑结节影，右肺下叶感染性病变，双侧少许胸腔积液。心电图：正常。腹部彩超：胆囊壁毛糙。诊断"急性肾功能衰竭；肺部感染"。给予抗感染、护胃、护肝、改善微循环及利尿（具体用药情况不详）等对症支持治疗。现为行进一步诊治，特来我院急诊，急诊以"急性肾损伤"收入我科。目前精神一般，体力稍有下降，食欲一般，睡眠欠佳，体重无明显变化，大便正常，排尿少（300~400ml/d）。

既往史

否认高血压、冠心病病史，否认糖尿病、肝炎、结核病史，否认外伤手术史。

过敏史

无药物过敏史及其他过敏史。

体格检查

体温36.2℃，脉搏55次/min，呼吸19次/min，血压120/80mmHg。神清，自动体位，皮肤巩膜无黄染，浅表淋巴结未及肿大，咽无充血，扁桃体无肿大，双肺叩诊呈清音，听诊两肺呼吸音清晰，未闻及干湿啰音和胸膜摩擦音，心率 55 次 /min，律齐。腹平软，无压痛，肝脾肋下未及，双肾区无叩痛，双下肢无水肿，病理征阴性。

实验室检查

肝肾功能、电解质：GPT 39U/L，GOT 59U/L，Albumin 27.4g/L；BUN 41.8mmol/L，Scr 999μmol/L，UA 801μmol/L，CO_2 13.3mmol/L；K 3.08mmol/L，Na 128.4mmol/L，Ca 1.49mmol/L，P 2.06mmol/L。

血常规：WBC 8.4×10^9/L，Neutros 66.9%，RBC 3.44×10^{12}/L，Hb 116g/L，HCT 32.1%，PLT 39×10^9/L。

血清 IgE：808.6ng/ml。

心肌酶谱及心肌标志物：LDH 485U/L，CK 161U/L，CK-MB 21U/L，α-HBDH 383U/L，CK-MB 3.88ng/ml，Troponin-T 0.030ng/ml，Myoglobin 197.7ng/ml。

相关辅助检查

心电图：窦性心动过缓，正常范围心电图。

腹部彩超：胆囊壁毛糙增厚、胆囊附壁结晶；双肾体积增大伴血供减少；膀胱壁毛糙增厚。

胸片：右下肺炎症，右侧少量胸腔积液待排。

初步诊断

1. 急性肾损伤。
2. 肺部感染。
3. 血小板减少症。
4. 电解质紊乱。

病例讨论问题

病例问题识别

1.a. 列出患者的药物治疗相关问题。

1.b. 哪些临床症状、体征、实验室检查结果表明该患者血容量不足和急性肾损伤？

预期结果

2. 急性肾损伤的药物治疗目标是什么？

治疗方案选择

3.a. 哪些非药物治疗可用于治疗该患者急性肾损伤？讨论支持使用的证据。

3.b. 急性肾损伤药物治疗有哪些可选方案？

最佳药物治疗方案

4. 为该例急性肾损伤患者确定最佳治疗方案。

临床结果评价

5. 为达到预期治疗效果，并防止或发现不良反应，应该观察哪些临床参数和实验室指标？

患者教育

6. 为避免再次发生急性肾损伤，你将给予患者何种治疗建议？

自主学习任务

7. 简述用来防止急性肾损伤的药物治疗方案。

临床注意点

对急性肾损伤患者进行治疗时出现短暂的尿素氮和电解质数值下降，通常是由于血容量增多产生的稀释效应，不能反映肾功能的改善。

参考文献

[1] KHWAJA A. KDIGO clinical practice guidelines for acute kidney injury. Nephron Clin Pract, 2012, 120(4): c179-184.

[2] MATZKE G R, ARONOFF G R, ATKINSON A J JR, et al. Drug dosing consideration in patients with acute and chronic kidney disease-a clinical update from Kidney Disease: Improving Global Outcomes (KDIGO). Kidney Int, 2011, 80(11): 1122-1137.

[3] ECKARDT K U, KASISKE B L. Kidney disease: improving global outcomes. Nat Rev Nephrol, 2009, 5(11): 650-657.

[4] BELLOMO R, RONCO C, KELLUM J A, et al. Acute renal failure—definition, outcome measures, animal models, fluid therapy and information technology needed: the second international consensus conference of the Acute Dialysis Quality Initiative (ADQI) group. Crit Care, 2004, 8(4): R204-212.

[5] 急性肾损伤专家共识小组 . 急性肾损伤诊断与分类专家共识 . 中华肾脏病杂志, 2006, 22(11): 661-665.

第三节 进行性肾脏疾病

学习目的

完成该病例学习后，学生应该获得下列能力：

- 区分急性肾损伤和慢性肾损伤。
- 识别肾病进展的危险因素。
- 识别与慢性肾功能不全相关的常见并发症。
- 推荐非药物治疗和药物治疗方案以延缓肾病进展。
- 对慢性肾功能不全患者作用药教育。
- 对孕期慢性肾功能不全的治疗提出建议。

患者临床表现

患者，男，55岁，2014年5月12日入院。

主诉

发现血糖升高14年，反复双下肢水肿6个月。

现病史

患者2000年来外院检查发现血糖高（具体情况不详），诊断为“2型糖尿病”，先后给予口服降糖药物及胰岛素治疗，现使用“30/70 混合重组人胰岛素注射液 0.18ml(早餐)、0.1ml(中餐)、0.16ml(晚餐)”,自述血糖控制尚可。2013 年 11 月无明显诱因出现双下肢水肿,指压凹陷性,晨轻暮重,与体位变化有关,立位时明显,平卧休息后可有所消退。曾于当地医院住院检查诊断“2 型糖尿病、糖尿病视网膜病变、肾病综合征”,给予降糖、改善循环、利尿等治疗(具体用药情况不详),水肿有所消退后出院。2014 年 2 月双下肢水肿再发加重,不能自行消退,伴活动后胸闷、气喘、夜间不能平卧入睡,感腹胀,尿量较前减少,每日 500ml 左右,小便有泡沫。无发热、咳嗽、咳痰、胸痛,无恶心、呕吐,无呼吸困难,无腹痛、腹泻,无肉眼血尿、尿频、尿急、尿痛。2014 年 4 月于当地医院住院查肾功能:尿素氮 14.7mmol/L,肌酐 146μmol/L;血常规:白细胞 5.99×10^9/L,血红蛋白 82g/L,血小板 119×10^9/L;尿常规:尿隐血 ++,尿蛋白 ++,尿葡萄糖 ++;血清白蛋白 26.95g/L;24 小时尿蛋白定量 3.86g;乙肝三抗:乙肝表面抗原、乙肝 e 抗体、乙肝核心抗体阳性;乙肝病毒 DNA 定量:7.23×10^4IU/ml;内生肌酐清除率 45.4ml/min;风湿全套:抗 SSA 弱阳性,余无异常;免疫球蛋白、补体 C3、甲状腺功能三项未见明显异常。泌尿系彩超示:双肾动脉阻力增高。心脏彩超示:慢性肾病心脏改变;左室肥厚;二尖瓣中度关闭不全;左房扩大;左室收缩功能正常;舒张功能降低。诊断“2 型糖尿病、糖尿病性肾病、糖尿病视网膜病变、糖尿病周围神经病变、慢性肾功能不全、肾性贫血、慢性乙型病毒性肝炎”,建议肾穿刺活检,未予配合,给予降压、降糖、改善微循环、护胃、纠正贫血、利尿等治疗(具体用药不详),胸闷有所减轻,下肢水肿无明显消退。为进一步诊治今日转来我院,门诊以“糖尿病性肾病”收入科。患者目前精神尚可,体力有所下降,食欲一般,睡眠正常,体重无明显变化,大便干结,小便每日约 1 000ml。

既往史

有高血压病史 1 年,血压最高 190/100mmHg,目前服用“波依定(非洛地平缓释片)5mg、1 次 /d”“洛汀新(贝那普利)10mg、1 次 /d”,血压控制情况不详;有乙肝病史 20 余年;有食管炎病史多年;1989 年因肠穿孔于当地医院行手术治疗,术后 1 个月因肠粘连梗阻再次手术,恢复可。否认肝炎、结核病史。

过敏史

无药物过敏史及其他过敏史。

体格检查

体温 36.7℃,脉搏 86 次 /min,呼吸 20 次 /min,血压 160/80mmHg。贫血面容;呼吸运动平稳,双肺触觉语颤对称,叩诊呈清音,呼吸音清晰,未闻及明显干湿啰音;心率 86 次 /min,律齐,各瓣膜区未闻及心脏杂音;腹部膨隆,无压痛、反跳痛,无腹部包块,肝脾肋下未及,右腹可见一长约 10cm 陈旧性手术瘢痕,腹部移动性浊音(+);双下肢中度凹陷性水肿。

实验室检查

肝肾功能、电解质、血糖、血脂:GPT 20U/L,GOT 18U/L,Albumin 31.2g/L;BUN 14.15mmol/L,Scr 192μmol/L,UA 438μmol/L,CysC 2.46mg/L,CO_2 19.9mmol/L;K 4.47mmol/L,Na 144.7mmol/L,Ca 2.09mmol/L,P 1.47mmol/L;

Glu 5.13mmol/L；TC 5.38mmol/L，TG 1.36 mmol/L，HDL 1.32mmol/L，LDL 2.67mmol/L。

糖化血红蛋白：5.6%。

血常规：WBC 6.3×10^9/L，Neutros 52.3%，RBC 2.71×10^{12}/L，Hb 76g/L，HCT 22.5%，PLT 130×10^9/L。

尿常规：尿隐血 ++，尿蛋白 +++，红细胞 37.2/μl。

尿蛋白定量：24 小时尿量 2 400ml，24 小时尿蛋白定量 3.10g。

相关辅助检查

GFR（肾脏 ECT）：L 26.1，R 28.5，T 54.6。①双肾血流灌注欠佳。②双肾功能明显受损。③双肾 GFR 明显减低。④左上尿路引流通畅，右上尿路体位性引流不畅。

初步诊断

1. 慢性肾功能不全（CKD3 期）。

2. 2 型糖尿病、糖尿病性肾病 V 期、糖尿病性视网膜病变、糖尿病周围神经病变。

3. 高血压 3 级（极高危）、高血压性心脏病、心功能Ⅲ级。

4. 肾性贫血。

5. 乙型病毒性肝炎。

病例讨论问题

病例问题识别

1.a. 列出患者的药物治疗相关问题。还需干预哪些临床情况？

1.b. 该例患者有哪些肾病（糖尿病肾病）症状、体征和并发症（如糖尿病、高血压、血脂代谢异常）？

1.c.（i）计算该患者的肌酐清除率：①基础肌酐清除率，从 1 年前开始；②目前的肌酐清除率，使用 2 周前的血肌酐；③目前的肌酐清除率，使用 24 小时尿液收集的数据。

（ii）讨论 Cockcroft-Gault 方程和 24 小时尿液收集的数据能否很好地反映该患者的肾小球滤过率。

（iii）讨论其他计算肾小球滤过率的方法，并对这些方法的准确性作出评价。

（iv）如果有其他更准确的反映肾小球滤过率的方法，Cockcroft-Gault 计算方法会起什么作用？

预期结果

2. 进行性肾脏疾病的药物治疗目标是什么？注意肾功能不全、糖尿病、高血压。

治疗方案选择

3.a. 对该患者有效的非药物治疗有哪些？

3.b. 可以控制该患者肾病进展和糖尿病及高血压的药物治疗选择有哪些？

最佳药物治疗方案

4. 什么药物治疗方案能够对患者提供最佳疗效？

临床结果评价

5. 概述用于评估治疗患者肾病、糖尿病、高血压疗效和安全性的临床参数和实验室指标。

患者教育

6. 为确保治疗效果并使抗高血压治疗、胰岛素治疗的不良反应最小化，你将给予患者何种治疗建议？

自主学习任务

7.a. 讨论肾功能正常的患者和肌酐清除率<20ml/min的患者使用利尿治疗的作用。

7.b. 回顾和比较高血压和糖尿病肾病患者用抗高血压药物对肾血流和肾小球滤过率的影响。

临床注意点

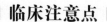

血压正常且有2型糖尿病、顽固性微蛋白尿的患者应该给予ACEI类药物以延缓糖尿病肾病进展。有效的治疗应该根据患者个人情况和生活方式作出调整。

参考文献

[1] National Institute for Health and Clinical Excellence. Chronic kidney disease: early identification and management of chronic kidney disease in adults in primary and secondary care. London: Royal College of Physicians (UK), 2008.

[2] 中国医师协会肾内科医师分会肾性贫血诊断和治疗共识专家组．肾性贫血诊断与治疗中国专家共识(2014修订版)．中华肾脏杂志，2014，30(9): 712-715.

[3] 第八届中华肾脏病学会慢性肾脏病高血压治疗专家协作组．α/β受体阻滞剂慢性肾脏病高血压治疗中的实践指南．中华医学杂志，2013，93(48): 3812-3816.

[4] ANNE Z, ROGER L, PHILIPPE J. Antidiabetic drugs and kidney disease: Recommendations of the Swiss Society for Endocrinology and Diabetology. Swiss Med Wkly, 2012, 142: w13629.

[5] 中国医师协会高血压专业委员会，中国高血压联盟，《中华高血压杂志》编辑委员会．高血压伴糖尿病患者血压和微量白蛋白尿诊治简化流程．中华高血压杂志，2013，21(5): 413-414.

[6] CHADBAN S, HOWELL M, TWIGG S, et al. The CARI guidelines. Prevention and management of chronic kidney disease in type 2 diabetes. Nephrology (Carlton), 2010, 15 Suppl 1: S162-94.

[7] PICCOLI G B, ZAKHAROVA E, ATTINI R, et al. Pregnancy in chronic kidney disease: need for higher awareness. A pragmatic review focused on what could be improved in the different CKD stages and phases. J Clin Med, 2018, 7(11), pii: E415.

第四节 终末期肾脏疾病

学习目的

完成该病例学习后，学生应获得下列能力：

- 识别使用血液透析维持的终末期肾脏疾病患者存在的医疗问题。
- 针对上述问题列出治疗目标。

患者临床表现

患者，男，39岁，2014年2月17日入院。

主诉

尿检异常 10 年，肾功能异常 8 年，维持血液透析 1 个月。

现病史

患者 2005 年无明显诱因出现颜面及双下肢水肿，指压凹陷，起病后到某三甲医院就诊，查尿常规示尿蛋白 ++、尿隐血 ++，行肾穿刺活检：缺血性肾损伤，予以激素及环磷酰胺等药物治疗，其水肿渐消退。此后一直服药治疗（具体用药不详）。2007 年查肾功能示肌酐 125μmol/L，开始口服“尿毒清颗粒剂、黄葵胶囊、玄宁（马来酸左旋氨氯地平）”等药物治疗。此后又多次复查肾功能，显示血肌酐值逐渐增高。2013 年 12 月 2 日在我院门诊查肾功能：肌酐 599μmol/L，血尿素氮 42.48mmol/L，血尿酸 360μmol/L，入院后给予护肾、排毒、纠酸补钙、抗凝、降压、改善循环等支持、对症治疗，后好转出院。2014 年 01 月 13 日再次入我科行血液透析治疗（2~3 次 /w）。此后一直维持血液透析治疗。一周前出现胸闷、腹胀、腹泻症状，大便呈深黄色稀便，无鲜血，每日 3~4 次，伴有烧心感、头晕、乏力。无发热，无咳嗽、咳痰，无心前区疼痛，无尿频、尿急、尿痛。为寻求诊治，遂于今日到我院，门诊以“慢性肾功能不全、尿毒症期”收入我科。发病以来，精神可，体力、食欲、睡眠正常，体重减轻，小便量少。

既往史

有高血压八余年，最高达 180/110mmHg，诉近期血压控制差。有胃炎、十二指肠炎病史。否认冠心病、糖尿病、肝炎、结核病史，否认外伤手术史。

过敏史

有他汀类药物过敏史。

体格检查

体温 36.6℃，脉搏 78 次 /min，呼吸 18 次 /min，血压 140/90mmHg。慢性贫血面容，眼睑轻度水肿、神志清楚，听诊两肺呼吸音清晰，未闻及干湿啰音，心率 78 次 /min，律齐。腹平软，无压痛，肝脾肋下未及，双肾区无叩痛，双下肢无水肿，病理征阴性。

实验室检查

肝肾功能、电解质、血糖、血脂：GPT 12U/L，GOT 10U/L，Albumin 36.7g/L；BUN 24.79mmol/L，Scr 1103μmol/L，UA 469μmol/L，CysC 5.81mg/L，CO_2 23.6mmol/L；K 4.95mmol/L，Na 139.5mmol/L，Ca 2.07mmol/L，P 1.42mmol/L；Glu 4.65mmol/L；TC 4.48mmol/L，TG 0.67mmol/L，HDL 1.18mmol/L，LDL 2.26mmol/L。

血常规：WBC 4.3×10^9/L，Neutros 61.9%，RBC 3.37×10^{12}/L，Hb 99g/L，HCT 29.5%，PLT 181×10^9/L。

心肌标志物：CK-MB 1.46ng/ml，Troponin-T 0.027ng/ml，Myoglobin 152.90ng/ml，NT-ProBNP 8962pg/ml。

尿常规：尿隐血 +，尿蛋白 ++。

大便常规：大便 OB 弱阳性，转铁蛋白弱阳性。

甲状旁腺激素测定：164.1pg/ml。

贫血检测：铁蛋白 40.4ng/ml，叶酸 9.9nmol/L，血清维生素 B_{12} 1476pmol/L，铁 13.1μmol/L，转铁蛋白 2.56g/L，不饱和铁结合力 47.2μmol/L，总铁结合力 60.3μmol/L。

相关辅助检查

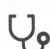

血管超声：左上肢动静脉未见明显异常。标记处桡动脉内径约 2.3mm，相应水平尺动脉内径约 1.8mm，管腔未见明显局限性扩张或狭窄，内未见异常回声。所查动静脉血流信号均良好。

初步诊断

1. 慢性肾功能不全尿毒症期 CKD5 期。
2. 肾性贫血。
3. 高血压 3 级（极高危）。

病例讨论问题

病例问题识别

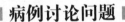

1.a. 列出患者的药物治疗相关问题。

1.b. 患者的哪些临床症状、体征、实验室检查结果支持终末期肾脏疾病的诊断？

预期结果

2. 终末期肾脏疾病的药物治疗目标是什么？

治疗方案选择

3.a. 有哪些可选择的方案来治疗该患者的贫血？阐述各个方案的优缺点。

3.b. 有哪些方案可用来控制该患者的血压？阐述各个方案的优缺点。

最佳药物治疗方案

4. 在问题 3 中，你推荐哪个治疗方案？阐述每一个方案的理由。包括所推荐药物的名称、剂型、剂量、给药方案、疗程。

临床结果评价

5. 你推荐观察哪些临床参数和实验室指标来评估预期和非预期结果？

患者教育

6. 为提高治疗依从性、确保治疗效果并使不良反应最小化，你将给予患者何种治疗建议？

自主学习任务

7.a. 比较用于终末期肾脏疾病患者的各种水溶性维生素的成分和价格。选择一种产品推荐给你的患者。

7.b. 假设该患者感染了革兰氏阳性菌，制订抗菌药物治疗方案。

临床注意点

血磷升高是导致甲状腺功能亢进和骨骼疾病的重要因素之一。应对患者进行宣教，告知合适的饮食和保证含磷食物的摄入很重要。

参 考 文 献

[1] National Institute for Health and Clinical Excellence. Chronic kidney disease: early identification and management of chronic kidney disease in adults in primary and secondary care. London: Royal College of Physicians (UK), 2008.

[2] 中国医师协会肾内科医师分会肾性贫血诊断和治疗共识专家组. 肾性贫血诊断与治疗中国专家共识(2014 修订版). 中华肾脏杂志, 2014, 30(9): 712-715.

[3] JOSEPH S, JEFFREy L W, ANAND P, et al. Guidelines on the use of therapeutic apheresis in clinical practice-evidence-based approach from the Writing Committee of the American Society for Apheresis: The Sixth Special Issue. J Clin Apher, 2013, 28(3): 145-284.

[4] 第八届中华肾脏病学会慢性肾脏病高血压治疗专家协作组. α/β 受体阻滞剂慢性肾脏病高血压治疗中的实践指南. 中华医学杂志, 2013, 93(48): 3812-3816.

[5] 徐丽霞, 梁馨苓, 史伟. 维持性血液透析患者贫血: KIDGO 指南解读. 中国血液净化, 2014, 13(1): 27-30.

第五节　抗利尿激素分泌失调综合征

学 习 目 的

完成该病例学习后，学生应该获得下列能力：

- 确定低钠血症的病因及抗利尿激素分泌失调综合征(syndrome of inappropriate secretion of antidiuretic hormone, SIADH)的症状。
- 评估导致 SIADH 的危险因素。
- 评估低钠血症患者的体液和渗透压状况。
- 推荐适合的方案及药物治疗 SIADH，并对药物治疗进行监测。
- 讨论 SIADH 的治疗方案、合适的监测方法和潜在副作用。

患者临床表现

患者，女，82 岁，2009 年 7 月 22 日收入院。

主诉

腹胀 2 天，加重伴恶心、呕吐 1 天。

现病史

患者 2 天前无明显诱因出现腹胀，无明显伴随症状，未予重视。今日腹胀加重，伴有恶心、呕吐，呕吐 3 次，为胃内容物，含有褐色物质(疑为未消化药物，具体不详)，伴有排尿困难，无头晕、头痛，无腹痛、腹泻，无畏寒、发热，无咳嗽、咳痰，无胸闷、心慌、呼吸困难。家人诉患者近日偶有语言含混，词不达意，无意识丧失，无肢体麻木，无大小便失禁。在我院门诊测血压 218/125mmHg，予以硝酸甘油降压，心电图示心房纤颤，测血糖 13mmol/L，以"腹胀待查、糖尿病、高血压病"收入我科。起病以来，患者精神、食欲差，睡眠尚可，大便正常，小便少。

既往史

有糖尿病病史十余年，血糖控制不佳；有心房纤颤病史、类风湿病史多年；1 个月前因脑梗死于我院治疗；10 年前因股骨颈骨折行股骨牵引术。否认高血压、冠心病病史，否认肝炎、结核病史。

过敏史

无药物过敏史及其他过敏史。

体格检查

体温 36.5℃，脉搏 86 次 /min，呼吸 20 次 /min，血压 124/80mmHg。嗜睡状，查体不合作，皮肤巩膜无黄染，浅表淋巴结未及肿大，双侧瞳孔等圆等大，直径 2~3mm，对光反射存在。听力欠佳。颈软，无抵抗。咽无充血，扁桃体无肿大，双肺呼吸音粗糙，双下肺可闻及湿啰音，未闻及哮鸣音及胸膜摩擦音。心率 94 次 /min，律不齐，各瓣膜听诊区未闻及明显杂音。腹膨隆，无压痛和反跳痛，肝脾触诊不满意，肝脾双肾区无叩痛，移动性浊音阳性可疑，肠鸣音正常。耻骨上区饱满，叩诊浊音。肝门和外生殖器未查。臀部可见 4cm×1cm 破溃，无渗液。左无名指部分缺如，右下肢股骨颈骨折牵引术后，不能移动。双侧髌骨内上缘 3cm 处可见约 3cm×4cm 瘢痕，质硬、无渗液。双下肢无凹陷性水肿，无杵状指(趾)。肱二头肌腱反射、膝腱反射存在，布鲁辛斯基阴性，巴宾斯基征右侧阳性可疑。

实验室检查

肝肾功能、电解质、血糖、血脂：GPT 33U/L，GOT 29U/L，Albumin 34.8g/L；BUN 6.44mmol/L，Scr 64μmol/L，UA 122μmol/L，CO_2 20.52mmol/L；K 3.86mmol/L，Na 107.4mmol/L，Ca 2.03mmol/L，P 0.99mmol/L；Glu 11.15mmol/L。

尿生化：尿尿素 74.7mmol/24h，尿肌酐 2 431μmol/24h，尿尿酸 1 513μmol/24h，尿钾 43.0mmol/24h，尿钠 77.3mmol/24h。

血常规：WBC 6.7×10^9/L，Neutros 89.9%，RBC 4.03×10^{12}/L，Hb 121g/L，HCT 32.4%，PLT 201×10^9/L。

尿常规：尿隐血 +，尿蛋白弱阳性，尿亚硝酸盐 +，尿白细胞 +++，尿葡萄糖 +++，白细胞镜检 >50/HP，可见较多细菌。

皮质醇(00：00)：354.9nmol/L。

皮质醇(08：00)：569.9nmol/L。

相关辅助检查

心电图：心房纤颤。

腹部超声：轻度脂肪肝；腹部肠腔大量积气，左侧腹肠间隙少量积液；双肾实质回声异常，不除外肾功受损声像图改变可能；右肾囊肿。

胸片：双肺纹理稍多，无实变。

初步诊断

1. 低钠血症(抗利尿激素分泌失调综合征?)。
2. 尿潴留。
3. 肺部感染?
4. 心房纤颤。
5. 糖尿病。
6. 脑梗死后遗症。

病例讨论问题

病例问题识别

1.a. 列出患者的药物治疗相关问题。

1.b. 患者哪些临床症状、体征、实验室检查结果支持抗利尿激素分泌失调综合征导致低钠血症的诊断？

1.c. 该患者有无药物引起的问题？

预期结果

2. 抗利尿激素分泌失调综合征的药物治疗目标是什么？

治疗方案选择

3.a. 对该患者有效的非药物治疗有哪些？

3.b. 抗利尿激素分泌失调综合征可能的药物治疗选择有哪些？

最佳药物治疗方案

4. 为减轻患者抗利尿激素分泌失调综合征症状，什么药物治疗方案最佳？请列出具体药物、剂量、给药途径、给药频次和疗程。

临床结果评价

5. 为达到预期治疗效果，并防止或发现不良反应，应该观察哪些临床参数和实验室指标？

患者教育

6. 为提高治疗的依从性、确保治疗效果并使不良反应最小化，你将给予患者何种治疗建议？

自主学习任务

7.a. 计算该患者的血清渗透压。

7.b. 选择性 5- 羟色胺再摄取抑制剂导致低钠血症的危险因素是什么？

7.c. 写一篇有关加压素受体拮抗剂的综述。

临床注意点

脑性盐耗综合征（CSW）是另一个导致低钠血症的潜在因素，尤其是蛛网膜下腔出血或者脑卒中引起的脑损伤患者。CSW 和 SIADH 的临床症状有重叠部分，常常导致两者难以分辨，CSW 和 SIADH 都会出现异常的高尿渗透压和高尿钠（常常 >40mEq/L），不同的是 CSW 伴随细胞外液减少，而 SIADH 细胞外液正常或轻度增加。CSW 在有明确的液体体积消耗（低血压、皮肤膨胀度降低、血细胞比容增加）的证据下才能被确诊。SIADH 常通过限制体液而得以纠正，CSW 却常通过等量正常盐浓度的体液补充得以纠正。

参考文献

[1] SPASOVSKI G, VANHOLDER R, ALLOLIO B, et al. Clinical practice guideline on diagnosis and treatment of hyponatraemia. European Journal of

Endocrinology, 2014, 170: G1- G47.

[2] 张孙富，杨晓滨，李德康，等. 脑外伤后 SIADH 和 CSWS 的鉴别诊断和治疗。四川医学，2011，32(9): 1396-1397.

[3] 郭晓蕙，董爱梅. 提高抗利尿激素分泌异常综合征的诊治水平. 中华内分泌代谢杂志，2011，27(11): 873-875.

[4] 张军霞，向光大. 抗利尿激素分泌异常综合征的诊断与处理. 内科急危重症杂志，2013，19(1): 1-3.

[5] 单鹏飞，盛志峰，廖二元. 内分泌代谢病学. 3版. 北京：人民卫生出版社，2012: 317.

[6] GROSS P. Clinical management of SIADH. Ther Adr Endocrinol Metab, 2013, 3(2): 61-73.

[7] FENSKE W, ALLOLIO B. The syndrome of inappropriate secretion of anti-diuretic hormone: diagnostic and therapeutic advances. Horm Metab Res, 2010, 42(10): 691-702.

（何艳　鄢欢　程虹）

第六章 神经系统疾病

第一节　多发性硬化

学 习 目 的

完成该病例学习后，学生应获得下列能力：

- 描述多发性硬化（MS）与其他神经系统疾病相似的体征与症状。
- 针对急性恶化的多发性硬化，制订药物治疗方案。
- 明确适宜接受疾病调节疗法的患者，并推荐最合适的个体化替代疗法。
- 为病情进展的多发性硬化患者制订药物治疗计划。
- 关于干扰素 β-1b、醋酸格列默、芬戈莫德、那他珠单抗及米托蒽醌的最适剂量、用药方法、不良反应及贮藏方法方面的知识，对患者进行宣教。

患者临床表现

患者，女，42 岁，2012 年 1 月 22 日入院。

主诉

右侧肢体麻木 3 个月，进行性加重伴无力半个月。

现病史

3 个月前患者经常性出现右侧上肢麻木症状，颈部僵硬，时有疼痛不适，在外院输液、针灸等治疗后有改善，但是短时间内又会出现，反复多次。半个月前麻木症状加重，并出现右侧肢体无力，症状持续，且进行性加重。在社区医院就诊，诊断为颈椎病，予以改善循环、物理康复治疗，症状无好转，今为求进一步诊治，以“右肢无力原因待查”收入我科。起病以来，患者神志清，精神状态一般，饮食，睡眠不佳，大小便可控，体力、体重下降。

既往史

既往有颈椎病病史，2 个月前曾有右眼视神经萎缩史，后经治疗仍有视物模糊和视野缺损。否认高血压、糖尿病病史，否认肝炎、结核、手术、外伤、输血史，否认消化性溃疡及出血史。

过敏史

无药物过敏史及其他过敏史。

体格检查

血压 100/70mmHg，脉搏 70 次 /min，双肺呼吸音清晰，心律齐，腹软，无压痛及反跳痛，双下肢不肿。神清，语利，双瞳等大等圆，光反应灵敏，右眼视力减退，部分视野缺损，双侧鼻唇沟对称，伸舌居中，右上肢近端肌力 3 级以下，远端 4- 级，右下肢 4- 级，左下肢肌力 5- 级，右上肢腱反射活跃，右下肢腱反射亢进，右侧病理征（+）。右偏身深感觉减退，左侧痛觉、温度觉减退，双侧触觉保留。颈部检查欠配合，脑膜刺激征（－）。

实验室检查

血电解质：Na 141.0mmol/L，K 3.3mmol/L，Cl 107.2mmol/L，Ca 2.14mmol/L，血 CO_2 27.3mmol/L。

肾功能：BUN 10.6mmol/L，Scr 65μmol/L。

血糖：Glu 7.7mmol/L。

血常规：Hb 120g/L，HCT 40%，PLT 150×10^9/L，WBC 9.8 $\times10^9$/L，Neutros76.0%，Lymphs 20.2%，Monos 3.6%。

肝功能：GOT 14U/L，GPT 113U/L，Alk phos 113U/L，T.bili 37.1μmol/L，D.bili 11.6μmol/L，Albumin 33.0g/L。

血脂：TG 2.08mmol/L，LDL 3.21mmol/L。

心肌酶谱、凝血全套、大便检查、尿液分析、糖化血红蛋白正常。

相关辅助检查

脑 + 颈髓磁共振（自阅片）：自延髓向下颈段脊髓可见明显异常信号，脊髓肿胀，炎症性或肿瘤性病变可能性大。

颅脑 MRI+MRA+ 颈椎 MRI：①延髓至 T1 高度脊髓形态及信号异常；②颈椎退行性改变；③ C3/4、C4/5、C5/6 及 C6/7 椎间盘突出；④所示鼻咽顶后壁稍显增厚；⑤右侧颈内动脉颅内段小结节状突起，可疑动脉瘤；⑥颈髓磁共振增强示延髓至 T1 高度脊髓不均质强化，考虑感染性病变，肿瘤不排除。

初步诊断

多发性硬化。

病例讨论问题

病例问题识别

1.a. 哪些临床信息（患者的基本信息、体征、临床症状、实验室检查结果）支持多发性硬化的诊断？

1.b. 哪些实验室检查或诊断性检查可用于评估该患者病情？

预期结果

2. 该患者的治疗目标是什么？

治疗方案选择

3.a. 对该患者急性期的治疗目标是什么？哪些药物治疗有效？推荐首选哪种？

3.b. 哪些对症治疗适用于该患者？

3.c. 一线治疗和辅助治疗中可能出现哪些不良反应？

最佳药物治疗方案

4.a. 患者8个月后复诊，诉右侧肢体麻木加重，伴四肢僵硬、行走不稳1周，为缓解患者病情，哪些治疗方法有效？

4.b. 设计一套最佳的药物治疗方案以降低患者多发性硬化恶化的频率。

临床结果评价

5. 为达到预期治疗效果，并防止或发现不良反应，应该观察哪些临床参数和实验室指标？

患者教育

6. 针对该患者多发性硬化的长期治疗，你将给患者提供哪些信息？

自主学习任务

7.a. 了解血浆置换在多发性硬化治疗中的作用。

7.b. 查阅近年关于多发性硬化治疗的临床试验，了解新药对多发性硬化的疗效及不良反应。

7.c. 关于干扰素β-1a、干扰素β-1b及醋酸格列默的剂量、给药方法、不良反应及贮藏方面的知识，为患者提供一套宣教方案。

临床注意点

很多多发性硬化患者使用干扰素未感觉到病情改善并有副作用，需强调的是尽管干扰素治疗不能减轻症状，但有助于延缓病情进展。与患者充分沟通治疗的益处和副作用有助于保证治疗依从性。

参考文献

[1] 中华医学会神经病学分会神经免疫学组，中国免疫学会神经免疫分会. 多发性硬化诊断和治疗中国专家共识(2011版). 中华神经科杂志，2012，45(4)：274-278.

[2] MONTALBAN X, TINTORÉM, SWANTON J, et al. MRI criteria for MS inpatients with clinically isolated syndromes.Neurology, 2010, 74(5): 427-434.

[3] GOODIN D, FROHMAN E, GARMANY G, et al. Disease modifying therapies in multiple sclerosis: report of the Therapeutics and Technology Assessment Subcommittee of the American Academy of Neurology and the MS Council for Clinical Practice Guidelines. Neurology, 2002, 58(2): 169-178.

[4] YADAV V, BEVER C JR, BOWEN J, et al. Summary of evidence-based guideline: complementary and alternative medicine in multiple sclerosis: report of the guideline development subcommittee of the American Academy of Neurology. Neurology, 2014, 82(12): 1083-1092.

[5] SCOLDING N, BARNES D, CADER S, et al. Association of British Neurologists: revised (2015) guidelines for prescribing disease-modifying treatments in multiple sclerosis. Pract Neurol, 2015, 15(4): 273-279.

第二节　癫痫
（全面强直阵挛发作）

学习目的

完成该病例学习后，学生应获得下列

能力：

- 描述癫痫症状。
- 根据临床表现区分癫痫类型。
- 为不同类型的癫痫推荐不同的用药选择和治疗方案。
- 了解抗惊厥药的最适剂量、最常见不良反应以及监测参数。
- 为癫痫患者制订一套合理的药物治疗方案。

患者临床表现

患者，男，58岁，2014年2月6日收入院。

主诉

反复发作抽搐16年，再发2天。

现病史

患者于1998年起无明显诱因间断发作9次四肢强直阵挛抽搐、倒地、面色苍白、意识丧失、双眼上翻，多在打麻将过程中或打麻将后数分钟出现，每次发作数分钟不等，不伴大小便失禁，偶有咬伤舌头。前日打完麻将后站立10分钟左右，突起倒地、神志不清、四肢阵挛抽搐、双眼先紧闭后上翻，持续15分钟左右肢体抽搐症状自行停止，而后意识逐渐恢复，发作时仍无大小便失禁，发作前无任何征兆，发作后遗留左侧偏身肢体无力，但仍能行走及持物，精神稍差，左侧偏身麻木加重（自诉左侧肢体发作性麻木多年）。无声音嘶哑、饮水呛咳，无明显头晕、头痛，今为求进一步检查，门诊以"癫痫"收入院。发病以来，神志清楚，精神一般，睡眠可，饮食及大小便正常，体力、体重未有明显下降。

既往史

有颈椎病史多年，未治疗。3年前出现左侧偏身肢体麻木，呈发作性，时轻时重，每次持续数分钟至数小时不等，近1个月来自诉左侧偏身麻木发作频繁，程度较前加重，以左上肢麻木明显，无明显肢体无力症状。否认高血压病、冠心病、糖尿病、脑梗死病史。否认慢性肾脏病、其他代谢性疾病及其他慢性疾病史。否认手术外伤史。否认输血史。有防疫接种史。否认肝炎、结核及其他传染病史。

过敏史

无药物过敏史及其他过敏史。

体格检查

体温36.5℃，脉搏72次/min，血压130/80mmHg。神清，语利。双侧瞳孔等大等圆，光反射灵敏，双侧眼球活动自如，双侧鼻唇沟对称，伸舌正常，感觉功能：浅感觉减退，深感觉正常，皮质感觉正常；四肢肌力5级，肌张力可，腱反射对称，双侧病理征（-），双肺呼吸音清，未闻及明显干湿啰音，心律尚齐，未闻及明显杂音，腹软，无压痛及反跳痛，双侧下肢无水肿。

实验室检查

血电解质：Na 138.0mmol/L，K 4.0mmol/L，Cl 105.3mmol/L，Ca 2.5mmol/L，血 CO_2 25.6mmol/L。

肾功能：BUN 3.8mmol/L，Scr 64μmol/L。

血糖：Glu 5.3mmol/L。

血常规：Hb 150g/L，HCT45%，PLT 213×10^9/L，WBC 5.57×10^9/L，Neutros 65.3%，Lymphs 29.6%，Monos 4.6%。

肝功能：GOT 48U/L，GPT 37U/L，Alk phos 58U/L，T.bili 8.5μmol/L，D.bili 6.5μmol/L，Albumin 42.6g/L。

血脂：TC 6.06mmol/L，TG 2.36mmol/L，LDL 4.45mmol/L。

C 反应蛋白：CRP 17.5mg/L。

心肌酶谱：CK 1 387U/L。

同型半胱氨酸：Hcy 11μmol/L。

大便常规、凝血功能、电解质及甲状腺功能全套均正常。

相关辅助检查

胸片：双下肺支气管炎样表现。右上肺纤维增殖、硬结灶。

心电图：窦性心律，低血钾可疑。

颅脑 MRI+MRA+ 颈腰椎 MRI：①颅脑 MRI 平扫检查颅内未见明显病变征，建议随诊复查。②双侧筛窦、蝶窦及右侧上颌窦炎表现。③右侧大脑前动脉 A1 段上述表现，多考虑先天变异所致。④头部 DWI 未见明显异常。⑤颈椎退行性改变。⑥ C3/4、C4/5、C5/6 椎间盘突出。

颈部血管彩超检查（颈动脉 + 椎动脉）：双侧颈总动脉内中膜增厚。

心脏及左心功能测定：主动脉瓣反流（轻度），左室舒张功能减退。

脑电图：轻度异常脑电图。

初步诊断

原发性癫痫；全面强直阵挛发作。

病例讨论问题

病例问题识别

1.a. 患者哪些临床症状、体征、实验室检查结果支持全面强直阵挛发作的诊断？

1.b. 为全面评估该患者病情及药物治疗相关问题，还需要了解哪些信息？

预期结果

2. 该病例药物治疗目标是什么？

治疗方案选择

3.a. 哪些非药物治疗可能对该患者有帮助？

3.b. 哪些药物可有效治疗该患者的癫痫？

最佳药物治疗方案

4. 该患者的最佳治疗方案是什么？

临床结果评价

5. 为评估治疗方案以尽可能保证最佳疗效，哪些临床和实验室参数是必需的？

患者教育

6. 为确保治疗效果并使不良反应最小化，患者及看护者须了解哪些知识？

自主学习任务

7.a. 查阅文献，了解吸烟影响血药浓度原因及对抗癫痫药物的影响。

7.b. 检索支持在癫痫发作间隙可以停止用药观点的相关文献。

7.c. 撰写一篇论文，简要概括用于癫痫患者的辅助疗法。

7.d. 假设一位患者服用丙戊酸钠后病情没有得到很好的控制，加用了拉莫三嗪，应该注意哪些事项？该如何采用拉莫三嗪进行治疗？

7.e. 交感神经刺激装置（VNS）对该患者是否起作用？为考虑采用该治疗方案的患者和医护人员应提供哪些信息？

临床注意点

脑电图正常并不能保证患者不会癫痫发作；很多癫痫患者在发作间隙脑电图都很正常。

参 考 文 献

[1] KANNER A M, ASHMAN E, GLOSS D, et al. Practice guideline update summary: efficacy and tolerability of the new antiepileptic drugs I: treatment of new-onset epilepsy. Epilepsy Currents, 2018, 18(4): 260-268.

[2] KANNER A M, ASHMAN E, GLOSS D, et al. Practice guideline update summary: efficacy and tolerability of the new antiepileptic drugs II: treatment-resistant epilepsy. Epilepsy Currents, 2018, 18(4): 269-278.

[3] HARDEN C, TOMSON T, GLOSS D, et al. Practice Guideline Summary: sudden unexpected death in epilepsy incidence rates and risk factors: report of the guideline development, dissemination, and implementation subcommittee of the American Academy of Neurology and the American Epilepsy Society. Epilepsy Currents, 2017, 17(3): 180-187.

[4] GLAUSER T, SHINNAR S, GLOSS D, et al. Evidence-based guideline: treatment of convulsive status epilepticus in children and adults: report of the guideline committee of the American Epilepsy Society. Epilepsy Currents, 2016, 16(1): 48-61.

[5] KRUMHOLZ A, WIEBE S, GRONSETH G S, et al. Evidence-based guideline: management of an unprovoked first seizure in adults: report of the guideline development subcommittee of the American Academy of Neurology and the American Epilepsy Society. Neurology, 2015, 84(16)3: 1705-1713.

第三节　癫痫持续状态

学 习 目 的

完成该病例学习后，学生应获得下列能力：

- 描述癫痫持续状态及诱因。
- 了解对癫痫持续状态患者应采取的急救措施。
- 推荐治疗癫痫持续状态的药物。
- 为癫痫持续状态患者制订合适的药学服务计划。

患者临床表现

患者，女，26岁，2013年7月30日入院。

主诉

抽搐 9 小时。

现病史

9 小时前患者无明显诱因出现全身抽搐，伴意识丧失、昏迷不醒，口吐白涎，牙关紧闭，双眼上翻，小便失禁，呼之不应，持续 2~3 分钟，约 5 分钟后又发作一次，在家自服药物后（苯妥英钠片，200mg，口服，每日 2 次）症状有所好转，但仍有间断抽搐，今晨症状持续，遂来我院进一步治疗，门诊以“癫痫持续状态”收入我院。起病以来患者神志不清，小便失禁，大便未解。

既往史

癫痫病史 15 年。否认高血压冠心病病史，否认糖尿病、肝炎、结核病史，否认外伤手术史。

过敏史

无药物过敏史及其他过敏史。

体格检查

体温 38.4℃，脉搏 96 次 /min，呼吸 16 次 /min，血压 113/73mmHg。神志浅昏迷，急性病容，浅表淋巴结无肿大。心率 96 次 /min，心律齐，心音有力，各瓣膜区未闻及杂音。呼吸运动正常。双肺呼吸音清，未闻及干湿啰音及胸膜摩擦音，语音传导正常。腹部外形正常，腹软，无压痛及反跳痛。肝脏肋下未触及。脾脏肋下未触及。双下肢无水肿。生理反射存在，病理反射未引出。

实验室检查

血电解质：Na 141.0mmol/L，K 4.5mmol/L，Cl 109mmol/L，Ca 2.1mmol/L，血 CO_2 13.0 mmol/L。

肾功能：BUN 5.6mmol/L，Scr 69μmol/L。

血糖：Glu 5.9mmol/L。

血常规：Hb 136g/L，HCT 45%，PLT 269×10^9/L，WBC 18.57×10^9/L，Neutros 75.9%，Lymphs 15.6%，Monos 8.4%。

肝功能：GOT 41U/L，GPT 36U/L，Alk phos 60U/L，T.bili 33.0μmol/L，D.bili 10.8μmol/L，Albumin 44.0g/L。

血脂：HDL 0.86mmol/L，LDL 3.32 mmol/L。

高敏 C 反应蛋白：hs-CRP 13.9mg/L。

肌红蛋白：Mb 524.5μg/L。

心肌酶谱：CK 1 057U/L，CK-MB 33U/L。

脑脊液生化、脑脊液培养 + 药敏、脑脊液检查、降钙素原、B 型钠尿肽前体、凝血功能均未见异常。

相关辅助检查

颅脑轴位 CT 平扫：未见明显异常改变。

床边全导心电图检查：窦性心律，心电图正常范围。

初步诊断

癫痫持续状态。

病例讨论问题

病例问题识别

1.a. 该患者药物治疗存在哪些问题？

1.b. 患者急诊时应采取哪些措施？

预期结果

2. 该病例药物治疗目标是什么？

治疗方案选择

3. 哪些药物对癫痫持续状态治疗有效？

最佳药物治疗方案

4.a 治疗该患者癫痫持续状态的最佳药物治疗方案是什么？

4.b. 该患者的最佳门诊药物治疗方案是什么（出院后）？

临床结果评价

5. 为评估治疗方法以尽可能保证最佳疗效，哪些临床和实验室参数是必需的？

患者教育

6. 为确保治疗成功并尽可能减少不良反应，你将给予患者何种治疗建议？

自主学习任务

7.a. 苯妥英钠与其他抗癫痫药物之间存在多种相互作用，请描述这些药物的相互作用及药物调整方案。

7.b. 癫痫患者不宜参与哪些运动？为什么不能参与？

7.c. 概述抗癫痫药物血液系统的不良反应。

7.d. 女性癫痫患者在妊娠期或准备妊娠时可能会考虑自行停药。描述抗癫痫药物和未控制的癫痫发作对母亲和孩子的潜在危险，为了将危险最小化，可以采取哪些措施？

临床注意点

对于非惊厥性癫痫持续状态，在没有脑电图的情况下通常无法判定癫痫发作是否停止。

参考文献

[1] BETJEMANN J P, LOWENSTEIN D H. Status epilepticus in adults. Lancet Neurol, 2015, 14(6): 615-624.

[2] BETJEMANN J P. Current trends in treatment of status epilepticus and refractory status epilepticus. Semin Neurol, 2015, 35(6): 621-628.

[3] POULTON A, RAI D K, VENTER K. Treatments for pediatric status epilepticus. JAMA, 2014, 312(9): 962.

[4] LOWENSTEIN D H, ALLDREDGE B K.Status epilepticus. N Engl J Med, 1998, 338(14): 970-976.

第四节 急性脑损伤

学习目的

完成该病例学习后，学生应该获得下列能力：

- 熟悉评估脑损伤严重程度的参数。
- 掌握颅内压升高的治疗方法。
- 为预防脑损伤后的并发症，推荐适当的疗法。

患者临床表现

患者，男，41岁，2013年3月20日入院。

主诉

头部外伤后不能言语2小时。

现病史

2小时前患者不慎从高处坠落，当时不能言语，无昏迷史，无恶心、呕吐，急来我院就诊，急诊头部CT提示颅内出血，以该症收入院，起病以来，患者精神、食欲、睡眠差，大小便正常，体力下降。

既往史

既往体健，无其他疾病。

过敏史

无药物过敏史及其他过敏史。

体格检查

体温36℃，脉搏80次/min，呼吸18次/min，血压140/92mmHg。神志模糊，呼吸平顺。双侧眼裂对称，双侧瞳孔等大等圆，对光反射灵敏。颈软，脑膜刺激征阴性。左侧肌力Ⅴ级，肌张力正常，生理反射存在，病理反射阴性；右侧肌力Ⅴ级，肌张力正常，生理反射存在，病理反射阴性。GCS评分：13分。心音正常，心律整齐，无杂音，双肺呼吸音清，未闻及干湿啰音及胸膜摩擦音。腹部外形正常，腹软，无压痛及反跳痛，未触及腹部包块。肝脏肋下未触及。脾脏肋下未触及。肾脏未触及。

实验室检查

入院检查

血电解质：Na 135.3mmol/L，K 3.2mmol/L，Cl 105.6mmol/L，Ca 2.08mmol/L，血 CO_2 22mmol/L。

肾功能：BUN 4.5mmol/L，Scr 70μmol/L。

血糖：Glu 6.0mmol/L。

血常规：Hb 130g/L，HCT 40%，PLT 256×10^9/L，WBC 17.48×10^9/L，Neutros 90.1%，Lymphs 6.6%，Monos 3.1%。

肝功能：GOT 30U/L，GPT 36U/L，Alk phos 89U/L，T.bili 18.5μmol/L，D.bili 5.3μmol/L，Albumin 44g/L。

FDP 64.4mg/L，D-Dimer 37.04mg/L。

2013年3月21日复查

FDP 5.4mg/L，D-Dimer 1.55mg/L。

2013年3月30日复查

血电解质：Na 133.0mmol/L，K 3.9mmol/L，Cl 97.6mmol/L，Ca 2.14mmol/L。

血常规：Hb 133g/L，HCT 42%，PLT 260×10^9/L，WBC 12.51×10^9/L，Neutros 85.3%，Lymphs 10.5%，Monos 3.9%。

心梗标志物、心肌酶谱均正常。

相关辅助检查

入院检查

头部CT：右侧顶部硬脑膜下血肿，蛛

网膜下腔出血，右侧顶部头皮下血肿，双侧顶骨骨折。

单次多层 CT 平扫颅脑：①右侧顶部硬膜下血肿。左侧顶部硬膜外血肿，蛛网膜下腔出血，建议短期内复查。②右侧顶部头皮下血肿，双侧顶部骨折。

B 超常规检查：肝胆脾胰双肾及双侧输尿管未见明显异常。

DR 腰椎正侧位：①腰椎未见明显移位性骨折征，请结合临床，必要时短期复查或进一步检查排除隐匿性骨折；②腰椎轻度骨质增生；③ L5/S1 椎间盘病变可能。

2013 年 3 月 23 日复查

单次多层 CT 平扫颅脑：①右侧顶部硬膜下及左侧顶部硬膜外血肿较前缩小；蛛网膜下腔出血较前减少，建议随诊复查。②左侧颞叶脑挫裂伤，请结合临床。③右侧顶部头皮下血肿较前减轻，双侧顶骨骨折同前。

2013 年 4 月 2 日复查

单次多层 CT 平扫颅脑：①右侧顶部硬膜下及左侧顶部硬膜外血肿较前基本吸收；蛛网膜下腔出血较前基本吸收。②左侧颞叶可见斑片状低密度影较前范围缩小、密度减低，请结合临床。

2013 年 4 月 12 日复查

单次多层 CT 平扫颅脑：①左侧颞叶斑片状低密度影边界较前模糊，请结合临床。②右顶骨骨折；右顶部头皮下软组织稍肿胀。

初步诊断

1. 重性颅脑外伤。
2. 右侧顶部头皮血肿。
3. 双侧顶骨骨折。
4. 右侧顶部硬膜下血肿。
5. 蛛网膜下腔出血。

病例讨论问题

病例问题识别

1.a. 患者的哪些临床症状、体征、实验室检查结果可以表明该患者的脑损伤严重程度？

1.b. 该患者的格拉斯哥昏迷评分是多少？

1.c. 该患者是否存在一些影响神经检查结果评估的因素？

1.d. 该患者存在哪些不良预后指标？

预期结果

2.a. 急性支气管炎的药物治疗目标是什么？

2.b. 对于该患者液体复苏和血流动力学监测的目标是什么？

治疗方案选择

3.a. 哪些治疗方案对液体复苏有效，哪种方法对该患者来说是最合适的？

3.b. 哪些非药物疗法对预防或治疗颅内压升高有效？

3.c. 哪些药物疗法对治疗颅内压升高有效？

最佳药物治疗方案

4.a. 为该患者制订一套最佳的药物治疗方案用于治疗颅内压升高。

4.b. 为该患者制订一套药物治疗方案用于预防可能出现的内科并发症。

临床结果评价

5. 为确保治疗颅内压升高方法的疗效及预防其毒性，应制订哪些监护参数？

患者教育

6. 如果停止服用苯妥英，患者应知道哪些信息？

自主学习任务

7.a. 综述各种有效的神经监护仪及药物治疗是如何影响这些监护参数的。

7.b. 综述正常大脑和受伤大脑的脑血流自主调节功能，并讨论高血压脑灌注压对治疗颅内压升高的潜在作用。

7.c. 综述重症脑损伤患者镇痛镇静药物的选择。

临床注意点

重度脑损伤患者有 3 条适用的监护标准：①不推荐将皮质激素类药物用于改善或降低颅内压升高症状；②在没有颅内压（ICP）增高的情况下，应避免长时程过度通气（$PaCO_2$<25mmHg）；③不推荐预防性使用抗癫痫药防止脑损伤后迟发性癫痫的发生。

参 考 文 献

[1] 中国医师协会神经外科医师分会，中国神经创伤专家委员会．中国颅脑创伤人脑保护药物治疗指南．中华神经科外科杂志，2008，24（10）：723-724.

[2] BARBOSA R R，JAWA R，WATTERS J M，et al. Evaluation and management of mild traumatic brain injury：an eastern association for the surgery of trauma practice management guideline. J Trauma Acute Care Surg，2012，73（5 Suppl 4）：S307-S314.

第五节　帕金森病

学 习 目 的

完成该病例学习后，学生应该获得下列能力：

- 熟悉帕金森病（PD）的运动性及非运动性症状。
- 为 PD 患者制订最佳的药物治疗方案。
- 为出现药物不良反应的患者提供治疗方案调整。
- 对 PD 患者进行疾病与药物治疗相关知识宣教。

患者临床表现

患者，女，65 岁，2014 年 3 月 20 日入院。

主诉

左上肢抖动六余年，左下肢抖动两余年。

现病史

患者近 6 年来无明显诱因间断发作左

上肢抖动，持物时明显，不影响日常生活，左侧面部麻木感。近2年间断左下肢抖动，行走正常，无四肢乏力及肌肉抽搐。偶有心慌胸闷、头后枕部疼痛，可自行缓解，双侧大腿外侧偶有局限性冰冷感，曾在门诊肌电图检查，结果示“双侧股外侧皮神经损伤”，无恶心、呕吐，无眩晕、耳鸣及听力下降，无复视，无吞咽困难、饮水呛咳、共济失调，无意识障碍及大小便失禁，无明显胸痛，无腹痛、腹泻。于去年3月份在神经内科住院治疗，脑部CT显示：“双侧额叶点状缺血灶；深部脑白质缺血表现；MRA示右侧椎动脉表现，可能为动脉硬化所致”。给予美多巴（多巴丝肼片）口服，每次半片，一日3次，肢体抖动略好转。现患者出现胸闷、心慌，伴口干，觉肢体抖动加重，但行走困难无明显加重，今为求进一步治疗，遂收入住院。起病以来，神清，精神可，食欲可，睡眠欠佳，大小便正常，起病以来未见体力、体重下降。

既往史

高血压病史4年，血压最高180/100mmHg，现应用硝苯地平缓释片控制血压。有腰椎病史。否认冠心病、糖尿病、脑梗死病史。否认慢性肾脏病、其他代谢性疾病及其他慢性疾病史。否认外伤史。1989年行疝气手术。1984年有产后输血史。防疫接种史不详。否认肝炎、结核及其他传染病史。

过敏史

无药物过敏史及其他过敏史。

体格检查

体温36.5℃，脉搏75次/min，血压140/75mmHg；神清，双侧瞳孔等大等圆，光反射灵敏，双侧眼球活动自如，双侧鼻唇沟对称，伸舌正常，感觉正常；四肢肌力5级，肌张力可，腱反射对称，双侧病理征(-)。双肺呼吸音清，未闻及明显干湿啰音，心律尚齐，未闻及明显杂音，腹软，无压痛及反跳痛，双侧下肢无水肿。

实验室检查

血电解质：Na 138.6mmol/L，K 4.2mmol/L，Cl 111.0mmol/L，Ca 2.10mmol/L，血 CO_2 25.7mmol/L。

肾功能：BUN 5.6mmol/L，Scr 41μmol/L。

血糖：Glu 5.8mmol/L。

血常规：Hb 126g/L，HCT 39%，PLT 184×10^9/L，WBC 7.6×10^9/L，Neutros 65.0%，Lymphs 29.2%，Monos 5.3%。

肝功能：GOT 22U/L，GPT 25U/L，Alk phos 96U/L，T.bili 19.3μmol/L，D.bili 5.4μmol/L，Albumin 46.0g/L。

LDL 3.33mmol/L。

相关辅助检查

磁共振血管成像：①左侧额叶少许小缺血灶。②右侧大脑后动脉部分起源于右颈内动脉，多考虑先天变异所致；右侧椎动脉较对侧稍细，请结合临床。

颈部血管彩超检查（颈动脉+椎动脉）：目前双侧颈总动脉、颈内动脉起始段及双侧椎动脉内未见异常。

心脏及左心功能测定：左房稍大主动脉瓣反流（轻度）；二尖瓣、三尖瓣反流（轻度）；左室舒张功能减退。

十二通道常规心电图检查：窦性心律，心肌复极异常。

初步诊断

1. 帕金森病。
2. 高血压 3 级（极高危）。
3. 冠心病。

病例讨论问题

病例问题识别

1.a. 该患者目前存在哪些帕金森病的体征和症状？

1.b. 该患者按 Hoehn-Yahr 评分，帕金森病处于哪一期？

预期结果

2. 帕金森病的治疗目标是什么？

治疗方案选择

3.a. 针对该患者帕金森病的治疗可选择哪些有效的非药物治疗？

3.b. 根据患者体征和症状，目前可选择哪些可行的药物治疗？

最佳药物治疗方案

4. 对于该患者，采用何种药物、剂型、剂量、给药时间及疗程是最佳的？

临床结果评价

5. 哪些监护参数对于评估患者药物疗效和不良反应是必需的？

患者教育

6. 为提高治疗的依从性、确保治疗效果并使不良反应最小化，你将对患者提供哪些宣教？

自主学习任务

7.a. 评估吗啡用于帕金森病的治疗。

7.b. 评估息宁（卡左双多巴控释片）用于帕金森病的治疗。

7.c. 调查用于帕金森病治疗的非处方药。

临床注意点

治疗帕金森病的用药原则以有效改善症状、提高生活质量为目标，坚持“剂量滴定”“以最小剂量达到满意效果”。治疗应遵循一般原则也应强调个体化特点，不同患者的用药选择不仅要考虑病情特点，还要考虑患者的年龄、就业状况、经济承受能力等因素。尽量避免或减少药物的副作用和并发症，药物治疗时特别是使用左旋多巴不能突然停药，以免发生左旋多巴撤药恶性综合征。

参 考 文 献

[1] 中华医学会神经病学分会帕金森病及运动障碍学组. 中国帕金森病治疗指南. 2 版. 中华神经科杂志，2009，42（5）：352-355.

[2] HAUSER R A，LEW M F，HURTIG H I，et al. Long-term outcome of early versus delayed rasagiline treatment in early Parkinson's disease. Mov Disord，2008，24：562-571.

[3] 中华医学会神经病学分会神经心理学与行为神

经病学组，中华医学会神经病学分会帕金森病及运动障碍学组．帕金森病抑郁、焦虑及精神病性障碍的诊断标准及治疗指南．中华神经科杂志，2013，46(1)：56-59.

[4] DISSANAYAKA N N, SELLBACH A, NATHESON S, et al. Anxiety disorders in Parkinson's disease: prevalence and risk factors.Mov Disord, 2010, 25(7): 838-845.

[5] STARKSTEIN S, DRAGOVIC M, JORGE R, et al. Diagnostic criteria for depression in Parkinson's disease: a study of symptom patterns using latent class analysis. Mov Disord, 2011, 26(12): 2239-2245.

第六节 急性疼痛

学习目的

完成该病例学习后，学生应该获得下列能力：

- 区别急性疼痛和慢性疼痛。
- 描述与急性疼痛相关的典型临床症状。
- 描述主观和客观的疼痛评价。
- 确定哪些急性疼痛患者可以使用非阿片类和阿片类镇痛药。
- 针对常见阿片类药物副作用，选择合适的药物和非药物治疗。
- 为急性疼痛患者制订合适的治疗方案（包括监测参数）。

患者临床表现

患者，男，43岁，2014年2月11日收入院。

主诉

左侧足踇趾红肿热痛十余天。

现病史

患者于十余天前无明显诱因出现左侧足踇趾肿痛，局部皮温升高，呈针刺样疼痛，夜间发作明显，不能入睡，自行在家里休息，并自服秋水仙碱片，症状无明显改善，无恶寒、发热，无肢体抽搐，无心慌胸闷，无恶心、呕吐等不适，今为求进一步诊治，遂来我科门诊，以痛风性关节炎收治入院。起病以来，患者精神、饮食及睡眠可，大小便正常，体重、体力较前无明显变化。

既往史

有高血压病史十余年，最高血压达180/136mmHg，现口服安内真片（苯磺酸氨氯地平片），每日1次，每次1片口服控制血压；否认糖尿病、心脏病等慢性疾病史，否认肝炎、结核等传染病史，否认家族遗传病史，曾行阑尾炎手术及扁桃体摘除术（具体年份不详），否认外伤史及输血史。

过敏史

有青霉素过敏史（表现皮疹）。

体格检查

体温36.3℃，脉搏78次/min，呼吸18次/min，血压135/96mmHg。患者神志清楚，精神欠佳，营养中等，表情自如，扶入病房，查体合作，双侧瞳孔等大等圆，对光反射灵敏，眼球活动自如，双侧鼻唇沟对称，伸舌居中，颈软，颈静脉无怒张，双肺呼吸音清，双肺未闻及干湿啰音及胸膜摩擦音。心率 78 次 / min，心律整齐，腹软，无压痛及反跳痛，肝脾肋下未及，双下肢不肿，生理反射存在，病理反射未引出。

实验室检查

血电解质：Na 145.6mmol/L，K 4.5mmol/L，Cl 106.5mmol/L，Ca 2.05mmol/L，血 CO_2 29.6mmol/L。

肾功能：BUN 8.9mmol/L，Scr 54μmol/L，UA 544μmol/L。

血糖：Glu 6.0mmol/L。

血常规：Hb 123g/L，HCT 42%，PLT 260×10^9/L，WBC 8.6×10^9/L，Neutros 68.6%，Lymphs 22.0%，Monos 9.2%。

肝功能：GOT 21U/L，GPT 65U/L，Alk phos 125U/L，T.bili 16.3μmol/L，D.bili 5.4μmol/L，Albumin 42.3g/L。

血脂：TC 5.2mmol/L，TG 2.60mmol/L，HDL 0.85mmol/L，LDL 3.60mmol/L。

大便常规、尿常规、心肌酶谱、类风湿因子、抗链球菌溶血素均正常。

相关辅助检查

心电图：窦性心律，心电图正常范围。

DR 左足正斜位片：左足轻度肥大性改变。

彩超常规检查：左肾囊肿。

初步诊断

1. 痛风性关节炎。
2. 高血压 3 级（高危组）。
3. 高脂血症。

病例讨论问题

病例问题识别

1.a. 列出患者的药物治疗相关问题。

1.b. 患者的哪些临床症状、体征、实验室检查结果支持痛风性关节炎的诊断？

预期结果

2. 该病例的治疗目标是什么？

治疗方案选择

3.a. 对该患者有效的非药物治疗有哪些？

3.b. 痛风急性发作期的治疗药物有哪些？

3.c. 比较对该患者疼痛治疗有效的相关药物。

最佳药物治疗方案

4. 为减轻患者的疼痛症状，什么药物治疗方案最佳？请列出具体药物、剂量、给药途径、给药频次和疗程。

临床结果评价

5. 为达到预期治疗效果，并防止或发现不良反应，应该观察哪些临床参数和实验室指标？

患者教育

6. 为提高治疗的依从性、确保治疗效

果并使不良反应最小化，你将给予患者何种治疗建议？

自主学习任务

7.a. 描述痛风急性发作的预防和急性期的治疗方法。

7.b. 给予痛风患者的饮食建议。

7.c. 论述降尿酸药物的选择和药学监护点。

7.d. 综述无症状高尿酸血症的处理原则。

临床注意点

20 世纪 80 年代以来，随着我国人民生活水平的不断提高，高尿酸血症的患病率呈逐年上升趋势，特别是在经济发达的城市和沿海地区，高尿酸血症患病率达 5%～23.5%。这可能与该地区居民摄入过多高嘌呤的海产品、动物内脏、肉类食品以及大量饮用啤酒等因素有关。高尿酸血症与痛风之间密不可分，并且是代谢性疾病（糖尿病、代谢综合征、高脂血症等）、慢性肾病、心血管疾病、脑卒中的独立危险因素。

参 考 文 献

[1] 中华医学会．痛风及高尿酸血症基层管理指南．中华全科医师杂志，2020，19（4）：293-303.

[2] FITZGERALD J D, DALBETH N, MIKULS T, et al. 2020 American College of Rheumatology Guideline for the Management of Gout. Arthritis Rheumatol, 2020, 72（6）: 879-895.

[3] 中华医学会风湿病学分会．2016 中国痛风诊疗指南．中华内科杂志，2016，55（11）：892-899.

第七节　慢性疼痛

学 习 目 的

完成该病例学习后，学生应该获得下列能力：

- 明确慢性癌性疼痛患者的疼痛治疗目标。
- 明确癌痛的机制与分类。
- 明确癌痛评估遵循的原则。
- 理解非甾体抗炎药、非阿片类药物和阿片类镇痛药在癌性疼痛患者中的应用。
- 建立管理镇痛治疗的安全性和有效性的监测参数。

患者临床表现

患者，男，60 岁，2014 年 3 月 18 日收住院。

主诉

吞咽困难 3 个月，胸背部及左上肢胀痛 2 个月。

现病史

患者近 3 个月来，常于进食时自觉吞咽困难，仅能进流质饮食，无呕吐，无呛咳，无发热，近2个月来自觉胸背部及左上肢胀痛不适。于2014年1月24日到我胸外科查胃镜：食管中段新生物？病理示鳞状细胞癌。CT：部分胸椎骨结构紊乱，考虑为转移。MRI：Th4-7水平胸椎左前方占位性病变，考虑肿瘤可能，多来源于食管。胸椎、腰椎未见明显异常强化灶。于2月8日行全身化疗DP方案（因体质较差拟减量）：多西他赛65mg/m^2（第1天），顺铂20mg/m^2（第1~3天）。于3月1日行全身化疗DP方案第2周期：多西他赛75mg/m^2（第1天），顺铂20mg/m^2（第1~3天）。为求进一步诊治遂来我科，门诊以“食管癌”收入院。起病以来，患者精神、食欲睡眠可，大小便失调，体力、体重下降。

既往史

既往2012年9月因上消化道出血曾来我消化科住院治疗，否认高血压、糖尿病、心脏病史。否认上消化道溃疡、出血病史，否认肝炎、结核病史，否认手术、输血史，曾因癫痫发作多次有肢体外伤病史。

过敏史

否认药物、食物过敏史。

体格检查

体温36.5℃，脉搏72次/min，呼吸18次/min，血压127/90mmHg。神志清楚，正常，浅表淋巴结无肿大。心率72次/min，心律齐，心音有力，各瓣膜区未闻及杂音。呼吸运动正常。双肺呼吸音清，未闻及干湿啰音及胸膜摩擦音，语音传导正常。腹部外形正常，腹软，无压痛及反跳痛，未触及腹部包块。肝脏肋下未触及。脾脏肋下未触及。双下肢无水肿。生理反射存在，病理反射未引出。

实验室检查

入院检查

血电解质：Na 140.6mmol/L，K 3.6mmol/L，Cl 110.3mmol/L，Ca 2.1mmol/L，血 CO_2 27.3 mmol/L。

肾功能：BUN 6.6mmol/L，Scr 68μmol/L。

血糖：Glu 5.6mmol/L。

血常规：Hb 108 g/L，HCT 31.7%，PLT 582 × 10^9/L，WBC 16.70 × 10^9/L，Neutros 82.8%，Lymphs 9.2%，Monos 7.8%。

肝功能：GOT 36U/L，GPT 40U/L，Alk phos 120U/L，T.bili 12.6μmol/L，D.bili 6.8μmol/L，Albumin 37.2g/L。

粪便转铁蛋白（+）。

2014年3月24日复查

血常规：Hb 106g/L，HCT 31.2%，PLT 575 × 10^9/L，WBC 19.86 × 10^9/L，Neutros 74.7%，Lymphs 13.3%，Monos 11.8%。

2014年3月28日复查

血常规：Hb 100g/L，HCT 29.9%，PLT 465 × 10^9/L，WBC 21.91 × 10^9/L，Neutros 86.2%，Lymphs 11.0%，Monos 1.1%。

肾功能：BUN 6.3mmol/L，Scr 52μmol/L。

血糖：Glu 3.4mmol/L。

肝功能：GOT 33U/L，GPT39U/L，Alk phos 116U/L，T.bili 16.0μmol/L，D.bili 6.5μmol/L，Albumin 32.7g/L。

高敏C反应蛋白：hs-CRP 14.0mg/L。

相关辅助检查

入院检查

十二通道常规心电图检查：窦性心律，

不完全性右束支传导阻滞。

DR 胸部正位片：①双肺小结节，大致同前。②右第 7 肋弓部骨皮质不规则，大致同前。③主动脉硬化、心影呈主动脉型。

2014 年 3 月 24 日复查

DR 胸部正位片：①双肺小结节灶，建议结合临床随诊复查。②右第 7 肋弓部骨皮质不规则，大致同前。

初步诊断

食管癌纵隔转移。

病例讨论问题

病例问题识别

1.a. 如何对患者的疼痛进行评估？需要哪些附加信息？

1.b. 针对该患者的疼痛，治疗方法有哪些？

1.c. 药物镇痛治疗的原则是什么？

预期结果

2. 癌痛的药物治疗目标是什么？

治疗方案选择

3.a. 对该患者有效的非药物治疗有哪些？

3.b. 可选择的镇痛药物和辅助药物有哪些？

最佳药物治疗方案

4. 为减轻患者疼痛症状，什么药物治疗方案最佳？请列出具体药物、剂量、给药途径、给药频次和疗程。

临床结果评价

5. 为达到预期治疗效果，并防止或发现不良反应，应该观察哪些临床参数和实验室指标？

患者教育

6. 为提高治疗的依从性、确保治疗效果并使不良反应最小化，你将给予患者何种治疗建议？

自主学习任务

7.a. 列举阿片类药物及与之对应的等效剂量。

7.b. 对于慢性癌痛治疗，如何确定初始剂量和维持剂量？

7.c. 论述阿片类药物不良反应的防治。

7.d. 论述中医治疗癌性疼痛需关注的问题。

临床注意点

在使用阿片类药物的同时，合用非甾体抗炎药物，可以增强阿片类药物的镇痛效果，并可减少阿片类药物用量。如果能达到良好的镇痛效果，且无严重的不良反应，轻度和中度疼痛也可考虑使用强阿片类药物。如果患者诊断为神经病理性疼痛，应首选三环类抗抑郁药物或抗惊厥药物等。

参考文献

[1] SWARM RA, PAICE J A, ANGHELESCU D L, et al. Adult Cancer Pain, Version 3.2019, NCCN Clinical Practice Guidelines in Oncology. J Natl Compr Canc Netw, 2019, 17(8): 977-1007.

[2] 中国抗癌协会癌症康复与姑息治疗专业委员会. 癌性爆发痛专家共识(2019 年版). 中国肿瘤临床, 2019, 46(6): 267-271.

[3] CARACENI A, HANKS G, KAASA S, et al. Use of opioid analgesics in the treatment of cancer pain: evidence-based recommendations from the EAPC. Lancet Oncol, 2012, 13(2): e58-68.

[4] 中国中医药研究促进会肿瘤专业委员会. 癌性疼痛中医外治诊疗规范专家共识意见. 北京中医药, 2014, 33(4): 305-307.

第八节　头痛

学习目的

完成该病例学习后，学生应该获得下列能力：

- 掌握偏头痛的急性期治疗和预防。
- 根据个体患者的相关信息（头痛类型及其严重度、病史、既往药物治疗、并发症、相关实验室检查结果），提供药物治疗方案的相关建议。
- 有关偏头痛药物的对症及预防性治疗方面的知识，对患者进行宣教。

患者临床表现

患者，女，52 岁，2014 年 5 月 17 日收住院。

主诉

间断头痛半个月。

现病史

半个月前患者无明显诱因出现头痛，为左侧牵扯样疼痛，有眼胀，流泪。偶耳鸣，无明显听力下降。每次持续十余小时。无头晕，无发热，无恶心、呕吐，无视力下降、复视，无言行异常、四肢强直、走路不稳、意识障碍。以上症状反复发作，未行特殊治疗，后头痛缓解。10 天前患者无明显诱因右侧腹股沟疼痛，有腰部酸胀感，有右侧大腿后侧牵扯样疼痛，近 2 天左下肢也出现牵扯样疼痛，无肢体麻木，无大小便障碍。现以上症状稍好转，为求诊治来我院。发病以来，神志清楚，进食良好，大小便正常，睡眠一般，体力、体重无明显改变。

既往史

高血压病史 5 年，血压最高 190/130mmHg，现服用硝苯地平缓释片 20mg，每天 1 片。否认冠心病史，否认糖尿病史。否认慢性肾脏病、其他代谢性疾病及其他慢性疾病史。1980 年有阑尾炎手术史，否认外伤史。否认输血史。有防疫接种史。否认肝炎、结核及其他传染病史。

过敏史

无药物过敏史及其他过敏史。

体格检查

体温 36.5℃，脉搏 77 次 /min，血压 140/80mmHg。神志清楚，双侧瞳孔等大等圆，光反射灵敏，双侧眼球活动自如，双侧鼻唇沟对称，伸舌正常，感觉功能正常；四肢肌力 5 级，肌张力可，腱反射对称，双侧病理征(–)，双肺呼吸音清，未闻及明显干湿啰音，心律尚齐，未闻及明显杂音，腹软，无压痛及反跳痛，双侧下肢无水肿，NIHSS 评分 0 分。腰椎压痛阴性。双侧 Lasegue 征阴性。

实验室检查

血电解质：Na 140.2mmol/L，K 4.1mmol/L，Cl 102.3mmol/L，Ca 2.3mmol/L，血 CO_2 28.6mmol/L。

肾功能：BUN 6.5mmol/L，Scr 68μmol/L。

血糖：Glu 3.3mmol/L。

血常规：Hb 120g/L，HCT 39.6%，PLT 229×10^9/L，WBC6.5×10^9/L，Neutros 66.5%，Lymphs 24.6%，Monos 8.7%。

肝功能：GOT 28U/L，GPT 38U/L，Alk phos 122U/L，T.bili 18.6μmol/L，D.bili 539μmol/L，Albumin 42.8g/L。

血脂：TC 7.77mmol/L，TG 3.92mmol/L。

甲状腺功能、血同型半胱氨酸、凝血功能、心肌酶谱均正常。

相关辅助检查

DR 胸部正位片：左下肺纹理增强、紊乱，建议结合临床，必要时复查或进一步检查。

颈部血管彩超检查(颈动脉 + 椎动脉)：双侧颈动脉粥样斑块形成。

心脏及左心功能测定：主动脉瓣钙化，左室舒张功能减退。

磁共振平扫 [1.5T] 颅脑：①双侧额叶及侧脑室旁少许腔隙性脑梗死。②颅脑 MRA 检查未见明显异常征，请结合临床。③右侧上颌窦复杂囊肿可能，考虑右侧乳突炎。④颈腰椎退行性改变。⑤ C3/4、C4/5、C5/6 及 C6/7 椎间盘突出。⑥ L2/3(向后)、L3/4(向后)、L4/5(向后)、L5/S1(向左后)椎间盘突出，以 L2/3 椎间盘突出明显。

肌电图：四肢受检神经传导速度正常。

初步诊断

1. 偏头痛。
2. 腰椎病。
3. 高脂血症。

病例讨论问题

病例问题识别

1.a. 为评估患者病情，需要采集哪些病史资料？

1.b. 患者的哪些临床症状、体征、实验室检查结果支持偏头痛的诊断？

1.c. 评估患者头痛程度。

预期结果

2. 该患者治疗目标是什么？

治疗方案选择

3.a. 哪些药物对该患者头痛发作的治疗有效？

3.b. 哪些药物对该患者头痛发作的预防有效？

最佳药物治疗方案

4.a. 为该患者的头痛治疗设计一套最佳的药物治疗方案。

4.b. 为预防该患者头痛的发作，设计一套最佳的药物治疗方案。

临床结果评价

5. 为评估预期疗效和预防、检测不良反应，应定期监测哪些临床和/或实验室参数?

患者教育

6. 为提高治疗的依从性、确保治疗效果并使不良反应最小化，应向该患者提供哪些信息?

自主学习任务

7.a. 综述用于偏头痛的静脉注射药物的相关文献。

7.b. 熟悉偏头痛治疗的各种策略(分层及逐级护理)。

7.c. 综述儿童偏头痛和妊娠期、哺乳期偏头痛的用药指导。

临床注意点

女性偏头痛患病率是男性的 3 倍，并与其体内的雌激素水平有关。报道约有 60% 的女性偏头痛和月经周期有关，7%~14% 女性的偏头痛完全与月经无关。

参考文献

[1] 中华医学会疼痛学分会头面痛学组．中国偏头痛防治指南．中国疼痛医学杂志，2016，22(10)：721-727.

[2] LEWIS D, ASHWAL S, HERSHEY A, et al. Practice Parameter: pharmacological treatment of migraine headache in children and adolescents: report of the American Academy of Neurology Quality Standards Subcommittee and the Practice Committee of the Child Neurology Society. Neurology, 2004, 63: 2215-2224.

[3] HOLLAND S, SILBERSTEIN SD, FREITAG F, et al. Evidence-based guideline update: NSAIDs and other complementary treatments for episodic migraine prevention in adults: report of the Quality Standards Subcommittee of the American Academy of Neurology and the American Headache Society. Neurology, 2012, 78(17): 1346-1353.

[4] SILBERSTEIN S D, HOLLAND S, FREITAG F, et al. Evidence-based guideline update: pharmacologic treatment for episodic migraine prevention in adults: report of the Quality Standards Subcommittee of the American Academy of Neurology and the American Headache Society. Neurology, 2012, 78(17): 1337-1345.

[5] SCHER A I, LIPTON R B, STEWART W F, et al. Patterns of medication use by chronic and episodic headache sufferers in the general population: results from the frequent headache epidemiology study. Cephalalgia, 2010, 30(3): 321-328.

第九节 阿尔茨海默病

学习目的

完成该病例学习后，学生应该获得下

列能力：

- 熟悉阿尔茨海默病（AD）的认知缺陷及非认知/行为症状。
- 推荐合适的药物治疗方案治疗 AD 的认知及行为症状。
- 为患者和看护者提供有关 AD 的宣教和咨询，以及药物治疗的可能疗效和不良反应，强调坚持治疗的重要性。
- 至少列举 3 种关于 AD 病因学的理论以及基于这些理论的研究。

患者临床表现

患者，女，76 岁，2013 年 6 月 5 日收住院。

主诉

记忆力下降伴精神行为异常 2 年。

现病史

患者 2 年前无明显诱因出现记忆力下降，表现为近期事件记忆力差，反应迟钝，间有幻觉，睡眠倒置，时有烦躁，行为怪异，上述症状进行性加重，无头痛、头晕，无恶心、呕吐，无四肢抽搐，无心悸、胸闷、胸痛，2012 年 6 月来我院住院治疗，诊断为“阿尔茨海默病”，出院后精神行为异常明显，至某三甲医院精神科就诊，予以奥氮平等对症处理，近一周来患者睡眠较多，走路时身体重心偏左，为进一步诊治收入我科住院治疗。发病以来，患者精神差，进食一般，睡眠倒置，大小便正常，体力下降。

既往史

有高血压病史 6~7 年，最高血压 160/110mmHg，现服氨氯地平治疗；有冠心病史，曾行冠脉造影检查，无支架治疗指征；曾有腔隙性脑梗死病史，无肢瘫等后遗症；有右眼白内障手术史；否认肝炎、结核史，否认糖尿病史，否认输血史。

过敏史

无药物过敏史及其他过敏史。

体格检查

体温 36.3℃，脉搏 78 次/min，血压 130/70mmHg。神志清楚，双侧瞳孔等大等圆，光反射灵敏，双侧眼球活动自如，双侧鼻唇沟对称，伸舌居中，感觉功能粗查正常；四肢可见自主活动，肌力检查不合作，四肢肌张力偏高，腱反射对称，双侧病理征（-），共济失调检查不合作，颈软，脑膜刺激征（-）。双肺呼吸音清，未闻及明显干湿啰音，心律尚齐，未闻及明显杂音，腹软，无压痛及反跳痛，双侧下肢无水肿。舌淡红，苔薄白，脉沉细弱。

实验室检查

血电解质：Na 137.8mmol/L，K 4.0mmol/L，Cl 106.3mmol/L，Ca 2.08mmol/L，血 CO_2 27.6mmol/L。

肾功能：BUN 7.6mmol/L，Scr 43μmol/L，UA 205μmol/L。

血糖：Glu 5.8mmol/L。

血常规：Hb 115g/L，HCT 34.2%，PLT 215×10^9/L，WBC 4.98×10^9/L，Neutros

56.9%, Lymphs 30.3%, Monos 12.5%。

肝功能：GOT 26U/L, GPT 36U/L, Alk phos 69U/L, T.bili 19.6μmol/L, D.bili 5.8μmol/L, Albumin 45.3g/L。

同型半胱氨酸：Hcy 16μmol/L。

糖化血红蛋白：HbAlc 7.1%。

心肌酶谱：CK 285U/L, LDH 265U/L, α-HBDH 210U/L。

高敏C反应蛋白：hs-CRP 9.8mg/L。

甲状腺功能、凝血功能正常。

相关辅助检查

颅脑 MRI+MRA：①双侧基底节、半卵圆中心区腔隙性脑梗死。②深部脑白质缺血表现。③脑萎缩。④符合颅内动脉硬化表现。⑤颅内多发斑点状低信号，建议SWAN检查。

颈部血管彩超检查(颈动脉+椎动脉)：右侧颈总动脉可见数个高回声斑，其中分叉处后壁一个长3.7mm，厚1.7mm，左侧颈总动脉可见多个高回声斑，其中分叉处前壁一个长6.1mm，厚2.3mm。诊断意见：双侧颈总动脉内中膜增厚，右侧颈总动脉多发粥样斑块形成，右侧椎动脉细窄。

心脏及左心功能测定：主动脉瓣反流(轻度)，三尖瓣反流(轻度)，左室舒张功能减退。

胸部正位片：①右下肺野小钙化灶。②心影呈轻度主动脉型，主动脉硬化。③右下胸膜稍增厚表现。

心电图：①频发房性期前收缩，部分伴室内差异性传导，部分未下传；②心肌复极异常。

颅脑 SWAN：①双侧大脑半球、小脑半球多发微出血灶，考虑血管淀粉样变性可能。②深部脑白质缺血表现。③脑萎缩。

初步诊断

1. 阿尔茨海默病。
2. 冠心病。
3. 高血压3级(极高危)。

病例讨论问题

病例问题识别

1.a. 患者的哪些临床症状、体征、实验室检查结果表明该阿尔茨海默病患者已经出现认知和非认知障碍？

1.b. 评估该患者的病情严重程度。

预期结果

2. 该患者的药物治疗目标是什么？

治疗方案选择

3.a. 对该患者有效的非药物治疗有哪些？

3.b. 哪些药物对阿尔茨海默病患者认知障碍治疗有效？

3.c. 哪些药物对该患者非认知障碍治疗有效？

3.d. 对该患者的治疗需考虑哪些经济和心理因素？

最佳药物治疗方案

4.a. 对该患者认知障碍和非认知障碍的治疗，采用何种药物、剂型、剂量、给药时间以及疗程是最佳的？

4.b. 如果初始治疗失败或无效，最佳替代方案是什么？

临床结果评价

5. 哪些临床和实验参数对于评估预期疗效和预防、监测不良反应是必需的实验室指标？

患者教育

6. 为加强患者依从性，确保治疗成功以及尽量减少不良反应，需向患者提供哪些知识？

自主学习任务

7.a. 试述神经元纤维缠结和神经炎性斑，及其在阿尔茨海默病病情发展过程中所起的作用。

7.b. 至少列举 3 种关于阿尔茨海默病病因学的理论，及基于这些理论的相关治疗研究。

7.c. 依据蒙特判尔认知评估判断哪一阶段确定为认知能力下降？在哪一阶段确证为阿尔茨海默病？

7.d. 区分认知障碍与非认知 / 精神障碍的相关症状及异常行为。

7.e. 给予患者预防阿尔茨海默病的膳食指导。

临床注意点

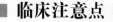

年龄和性别是阿尔茨海默病公认的危险因素。文献报道的阿尔茨海默病患病率差别较大，但均显示随年龄增长而升高，65 岁以上女性一生患阿尔茨海默病的概率为 12%~19%，同龄男性的发生概率为 6% ~ 10%。补充某些维生素矿物质，尤其是含有抗氧化作用的多种维生素矿物质补充剂，可能降低阿尔茨海默病的发生危险或延缓其进程。

参 考 文 献

[1] 中国痴呆与认知障碍指南写作组 / 中国医师协会神经内科医师分会. 2018 中国痴呆与认知障碍诊治指南. 中华医学杂志，2018，98(13)：965-977.

[2] HORT J，O'BRIEN J T，GAINOTTI G，et al. 2010 EFNS guidelines for the diagnosis and management of Alzheimer's disease. European Journal of Neurology，2010，17(10)：1236-1248.

[3] MCKHANN G M，KNOPMAN D S，CHERTKOW H，et al. The diagnosis of dementia due to Alzheimer's disease：recommendations from the National Institute on Aging and the Alzheimer's Association workgroup. Alzheimers Dement，2011，7(3)：263-269.

[4] QASEEM A，SNOW V，CROSS J T JR，et al. Current pharmacologic treatment of dementia：a clinical practice guideline from the American College of Physicians and the American Academy of Family Physicians. Ann Intern Med，2008，148(5)：370-378.

[5] 张敏敏，陈思路，周建烈. 2013 年美国预防阿尔茨海默病膳食指南简介. 中华临床营养杂志，2014，22(1)：9-12.

[6] 中华医学会. 维生素矿物质补充剂在防治阿尔茨海默病中的临床应用：专家共识. 中华临床营养杂志，2013，21(2)：124-127.

第十节 失眠

学习目的

完成该病例学习后，学生应该获得下列能力：

- 识别由精神、疾病关联、药物诱导引起的失眠。
- 向患者提供关于非药物治疗失眠的宣教。
- 为失眠设计一套治疗方案。

患者临床表现

患者，女，59岁，2013年12月30日收住院。

主诉

失眠一余年。

现病史

患者于1年多以前起，无明显诱因，出现失眠，表现为入睡困难、睡眠时间短，最长3~4小时，伴多梦、易醒，偶有头闷不适。无头痛、呕吐，无眩晕、耳鸣、听力下降，无肢体无力、麻木，无心慌、胸闷，无复视、言语含糊、吞咽困难、饮水呛咳等。一直未在意，未给予特殊处理，但症状持续无好转。今为求诊治，遂来我院就诊，门诊医生便以"失眠"收入我科。起病以来，神清，精神可，饮食、大小便正常，睡眠差，体力、体重无明显下降。

既往史

有腔隙性脑梗死病史，未服药，无明显后遗症。有颈椎病史。否认高血压、糖尿病、心脏病、肝炎、结核、血吸虫病史。无外伤史。有畸胎瘤手术史。无输血史。

过敏史

无药物过敏史及其他过敏史。

体格检查

体温36.5℃，脉搏77次/min，血压110/70mmHg；神清语利，双侧瞳孔等大等圆，光反射灵敏，双侧眼球活动自如，双侧鼻唇沟对称，伸舌正常，感觉功能：浅感觉正常，深感觉正常，皮质感觉正常；四肢肌力5级，肌张力可，腱反射对称，双侧病理征(-)，双肺呼吸音清，未闻及明显干湿啰音，心律尚齐，未闻及明显杂音，腹软，无压痛及反跳痛，双侧下肢无水肿，颈软，脑膜刺激征(-)，共济失调运动(-)。

实验室检查

血电解质：Na 139.6mmol/L，K 3.3mmol/L，Cl 105.3mmol/L，Ca 2.09mmol/L，血 CO_2 26.3mmol/L。

肾功能：BUN 6.9mmol/L，Scr 70μmol/L。

血糖：Glu 6.0mmol/L。

血常规：Hb 125g/L，HCT 41%，PLT $286 \times 10^9/L$，WBC $8.6 \times 10^9/L$，Neutros 69.6%，Lymphs 21.9%，Monos 8.3%。

肝功能：GOT 25U/L，GPT 33U/L，Alk phos 126U/L，T.bili 22.3μmol/L，D.bili 6.3μmol/L，Albumin 42.6g/L。

血脂、尿常规、大便常规、凝血功能、心肌酶谱、血同型半胱氨酸、甲状腺功能均正常。

相关辅助检查

心脏彩超：二、三尖瓣轻度反流。

颈部血管彩超：左侧颈总动脉粥样斑块形成。

颅脑 MRI+MRA+ 颈椎 MRI：①双侧基底节区、半卵圆中心区及额顶叶多发腔隙性脑梗死；②轻度深部脑白质缺血表现；③左侧大脑中动脉部分节段走行粗细不均，信号减弱，分支减少，请结合临床；④颈椎退行性改变；⑤ C3/4、C4/5、C5/6 及 C6/7 椎间盘突出。

胸片、心电图：正常。

初步诊断

1. 失眠。
2. 颈椎病。

病例讨论问题

病例问题识别

1.a. 患者的哪些临床症状、体征、实验室检查结果支持失眠的诊断？

1.b. 为评估患者的睡眠状况，需要收集哪些病史资料？

1.c. 评价患者失眠的严重程度。

预期结果

2. 该病例药物治疗目标是什么？

治疗方案选择

3.a. 对该患者有效的非药物治疗有哪些？

3.b. 哪些药物对失眠治疗有效？

最佳药物治疗方案

4.a. 对于该患者，采用何种药物、剂型、剂量、给药时间及疗程是最佳的？

4.b. 如果初始治疗失败或无效，有哪些合适的替代方案？

临床结果评价

5. 为达到预期治疗效果，并防止或发现不良反应，应该观察哪些临床参数和实验室指标？

患者教育

6. 为提高治疗的依从性、确保治疗效果并尽量减少不良反应，需向患者提供哪些知识？

自主学习任务

7.a. 试述年龄是如何影响正常睡眠结构的。

7.b. 试述特殊类型失眠患者的药物治疗：老年患者、妊娠期及哺乳期患者、围绝经期和绝经期患者、伴有呼吸系统疾病的患者、精神疾病患者。

临床注意点

药物干预失眠的短期疗效已经被临床试验所证实，但是长期应用仍需承担药物不良反应、成瘾性等潜在风险。需要注意，在国内三唑仑属于一类精神药品管理，不推荐用于失眠的治疗，其他如艾司唑仑、氟西泮、地西泮、劳拉西泮、咪达唑仑等均纳入二类精神药品管理。

参考文献

[1] 中国睡眠研究会. 中国失眠症诊断和治疗指南. 中华医学杂志，2017，97(24)：1844-1856.

[2] American Society of Anesthesiologists Task Force on Perioperative Management of Patients with Obstructive Sleep Apnea. Practice guidelines for the perioperative management of patients with obstructive sleep apnea. Anesthesiology，2014，120(2)：268-286.

[3] 麻小莉，何金彩. 慢性原发性失眠患者的前瞻性记忆研究. 中华神经科杂志，2012，45(1)：36-39.

[4] SARRIS J，BYRNE G J. A systematic review of insomnia and complementary medicine. Sleep Med Rev，2011，15(2)：99-106.

[5] 尹贞云，赵忠新. 镇静催眠作用药物对失眠患者睡眠结构的影响. 中华神经科杂志，2010，43(1)：69-71.

[6] 李雁鹏，张鹏，储静，等. 药物\认知-行为疗法及其联合应用治疗慢性失眠的对照研究. 解放军医学杂志，2010，35(1)：83-87.

（刘　亭　张　耕　程　虹　喻明霞）

第七章
内分泌系统疾病

第一节　2 型糖尿病：新发患者

学 习 目 的

完成该病例学习后，学生应该获得下列能力：

- 识别 2 型糖尿病的症状、体征和相关危险因素。
- 识别 2 型糖尿病的并发症。
- 比较 2 型糖尿病治疗药物的作用机制、禁忌证和副作用。
- 描述自我监测血糖的作用以及能提高患者依从性的因素。
- 为一特定 2 型糖尿病患者制订药物治疗和监测计划。

患者临床表现

患者，男，44 岁。

主诉

体检发现血糖升高 1 天。

现病史

患者 1 天前体检发现血糖升高（具体数值不详），糖化血红蛋白 7.5%，高密度脂蛋白 0.84mmol/L，低密度脂蛋白 3.24mmol/L。腹部 B 超：脂肪肝，肾结石。患者自诉稍有全身乏力症状，无口干多饮、视物模糊，无心慌、胸闷、四肢麻木、头痛、头晕，无腹痛、腹泻等症状。院外未行特殊治疗。现为求进一步诊治遂来我院，门诊以“2 型糖尿病”收入我科。起病以来，患者精神、饮食、睡眠可，大小便正常，体力下降，体重无明显改变。

既往史

患者有椎间盘突出病史二十余年。高血压病史四余年，最高 170/90mmHg，口服硝苯地平缓释片 5mg b.i.d.，血压控制尚可。否认冠心病史，否认乙肝、结核等传染病史，否认输血史，无手术外伤史。

过敏史

无药物过敏史及其他过敏史。

体格检查

体温36.4℃，脉搏73次/min，呼吸18次/min，血压136/82mmHg，神志清楚，全身皮肤黏膜及巩膜无黄染，浅表淋巴结未触及肿大，颈软，甲状腺未触及肿大，双肺呼吸音清晰，未闻及明显干湿啰音，心率73次/min，律齐，未闻及明显病理性杂音。腹软，无压痛及反跳痛，肝脾肋下未触及，双肾区无叩击痛，双下肢不水肿，双侧足背动脉搏动尚可，生理反射存在，病理征未引出。

实验室检查

血电解质：Na 143mmol/L，K 3.81mmol/L，Cl 108.8mmol/L，Ca 2.09mmol/L，P 0.89mmol/L，CO_2 19.8mmol/L。

肾功能：BUN 4.85mmol/L，Scr 61.6μmol/L。

血糖：Glu 7.15mmol/L。

肝功能：GOT 20U/L，GPT 34U/L，Alk phos 75U/L，T.bili 13.3μmol/L。

血脂：TC 5.62mmol/L，TG 1.24mmol/L，HDL 0.84mmol/L，LDL 3.24mmol/L。

随机血糖：Glu 7.15mmol/L。

尿液：酮体(－)，尿蛋白(－)，微量白蛋白尿(－)。

葡萄糖耐量试验：糖化血清蛋白(GSP)174.3μmol/L，血糖(空腹)3.52mmol/L，血糖(30分钟)7.11mmol/L，血糖(60分钟)11.55mmol/L，血糖(120分钟)12.13mmol/L，血糖(180分钟)8.33mmol/L。

相关辅助检查

超声提示：双肾小结石，脂肪肝。

初步诊断

1. 2型糖尿病。
2. 高血压2级(极高危)。
3. 高脂血症。
4. 肾结石。
5. 脂肪肝。

病例讨论问题

病例问题识别

1.a. 该患者存在哪些2型糖尿病的危险因素？

1.b. 哪些信息(症状、体征、实验室检查)支持2型糖尿病的诊断？

1.c. 列出该患者的所有药物治疗问题。

预期结果

2. 该患者的药物治疗目标是什么？

治疗方案选择

3.a. 哪些非药物治疗措施可能对该患者有益？

3.b. 该患者的糖尿病治疗有哪些可行的药物选择？哪些因素会影响到你的选择？

最佳药物治疗方案

4.a. 确定适合该患者的药物治疗方案，请列出具体药物、剂量、给药途径、给药频次和疗程。

4.b. 如果没有达到最初的血糖控制目标，你建议治疗作何调整？

临床结果评价

5. 为评估血糖控制效果并防止或监测不良反应，你将监测哪些临床和实验室指标？

患者教育

6. 为提高治疗的依从性、使不良反应最小化，并防止并发症，你将给患者提供哪些关于糖尿病及其治疗的建议？

自主学习任务

7.a. 描述你将如何评估和监测该患者的生活质量。

7.b. 胰岛素抵抗和血管粥样硬化疾病的风险有哪些相关性？

7.c. 列出可能引起血糖升高的药品，并提供相关文献证据。

临床注意点

我国糖尿病患者以 2 型糖尿病为主，1 型糖尿病及其他类型糖尿病少见。2013 年全国调查中，2 型糖尿病患病率为 10.4%，男性高于女性（11.1% 比 9.6%），未诊断的糖尿病患者占总数的 63%。经济发达地区的糖尿病患病率明显高于不发达地区，城市高于农村（12.0% 比 8.9%），肥胖人群糖尿病患病率升高了 2 倍。

参考文献

[1] American Diabetes Association. The 2020 standards of medical care in diabetes. Diabetes Care, 2020, 43(Suppl 1): S1-S212.

[2] Society of Obstetricians and Gynaecologists of Canada. Guideline No. 393-Diabetes in Pregnancy. J Obstet Gynaecol Can, 2019, 41(12): 1814-1825, e1.

[3] 中华医学会糖尿病学分会. 国家基层糖尿病防治管理指南(2018). 中华内科杂志, 2018, 57(12): 885-893.

[4] 中华医学会糖尿病学分会. 中国 2 型糖尿病防治指南(2017 年版). 中华糖尿病杂志, 2018, 10(1): 4-67.

第二节 甲状腺功能亢进：Graves' 病

学习目的

完成该病例学习后，学生应该获得下列能力：

- 描述与甲状腺功能亢进相关的症状、体征和实验室指标。
- 为甲状腺功能亢进患者制订初始与后续的药物治疗方案。
- 为甲状腺功能亢进患者制订药物治疗监测计划。
- 为接受甲状腺功能亢进药物治疗的患者提供适当的教育。

患者临床表现

患者，女，39 岁。

主诉

心慌、怕热、多汗伴腹泻 1 周。

现病史

患者 1 周前无明显诱因出现心慌、怕热、多汗伴腹泻，腹泻一天可达 4~5 次，伴有口干、多饮，一次可达 400ml，伴有头晕、头痛，最近 3 天出现四肢乏力，诉活动时明显，食欲差，渐出现消瘦，无胸闷、胸痛，无咳嗽、咳痰，无腹痛、黑便。曾在某三甲医院就诊，查甲状腺功能示：FT_3 14.1pmol/L，FT_4 40.2pmol/L，TSH 0.0031μIU/ml；心电图示：窦性心动过速，大致正常心电图。考虑为“甲状腺功能亢进”，建议住院治疗，今为求进一步治疗，来我院门诊以“甲状腺功能亢进”收入院。起病来，患者精神可，近 1 周食欲差，睡眠一般，大小便正常，体力下降，体重下降约 4kg。

既往史

乙肝病史 5 年，2013 年 10 月左肾结石史，否认高血压、糖尿病等病史；否认甲肝、结核等传染病史；曾于 1997 年剖宫产手术。否认外伤、输血史。

过敏史

无药物过敏史及其他过敏史。

体格检查

体温 36.4℃，脉搏 112 次 /min，呼吸 19 次 /min，血压 116/62mmHg，身高 160cm，体重 50kg，神志清楚，突眼征（-），Mobius 征（-），指颤（-），皮肤巩膜无黄染，浅表淋巴结无肿大。颈软，甲状腺 I 度弥漫性肿大，质软，无压痛，未闻及明显血管杂音，双肺呼吸音清晰，未闻及干湿啰音，心率 112 次 /min，律齐，未闻及明显病理性杂音。腹平软，无压痛及反跳痛，肝脾肋下未触及，双肾区无叩击痛，双下肢无水肿。

实验室检查

血电解质：Na 133.9mmol/L，K 4.36mmol/L，Cl 103.3mmol/L，Ca 2.1mmol/L。

肝功能：GOT 46U/L，GPT 53U/L，Alk phos 54U/L，T.bili 9.2μmol/L，CO_2 21.5mmol/L。

肾功能：BUN 5.18mmol/L，Scr 40.1μmol/L，UA 466.2μmol/L。

血糖：Glu 4.18mmol/L。

血常规：Hb 115.6g/L，HCT 35.4%，PLT 149 × 10^9/L，MCV 81.7 fl，MCH 26.6 pg，MCHC 326.1g/L，RDW 14.3%，WBC 5.43 × 10^9/L，Neutros 44.1%，Lymphs 36.9%，Monos 15.8%，EOS 2.4%，BASO 0.8%。

甲状腺功能：FT_3 14.1pmol/L，FT_4 40.2pmol/L，TSH 0.0031μIU/ml。

相关辅助检查

心电图：窦性心动过速。

初步诊断

甲状腺功能亢进：Graves' 病。

病例讨论问题

病例问题识别

1.a. 列出患者的药物治疗相关问题。

1.b. 患者的哪些临床症状、体征、实验室检查结果提示甲状腺功能亢进及其严重性?

预期结果

2. 该患者的药物治疗目标是什么?

治疗方案选择

3.a. 哪些非药物治疗措施可能对该患者有益?

3.b. 甲状腺功能亢进有哪些可行的药物治疗选择?

最佳药物治疗方案

4. 确定适合该患者的初始药物治疗方案,请列出具体药物、剂量、给药途径、给药频次和疗程。

临床结果评价

5. 为确认预期药物治疗效果,并防止或发现不良反应,应该监测哪些临床表现和实验室指标?

患者教育

6. 为提高治疗的依从性、确保治疗效果并使不良反应最小化,你将给予患者何种治疗建议?

自主学习任务

7.a. 为该患者制订甲状腺功能亢进药物治疗的监测计划。

7.b. 检索关于对妊娠期妇女如何进行甲状腺功能亢进的药物治疗的相关知识。

临床注意点

甲状腺功能亢进类型中以 Graves' 病最为常见,其发病特点是女性患病率高于男性,高发年龄为 30~60 岁,但也可以发生在任何年龄段。2010 年我国 10 个城市甲状腺疾病患病率调查,共抽样 15 008 名居民(年龄≥ 15 岁),以 TSH<0.27mIU/L 为诊断切点,甲状腺功能亢进、亚临床甲状腺功能亢进和 Graves' 病患病率分别为 0.89%、0.72% 和 0.61%。

参 考 文 献

[1] 中华医学会. 甲状腺功能亢进症基层诊疗指南(2019 年). 中华全科医师杂志. 2019, 18(12): 1118-1128.

[2] ROSS D S, BURCH H B, COOPER D S, et al. 2016 american thyroid association guidelines for diagnosis and management of hyperthyroidism and other causes of thyrotoxicosis. Thyroid, 2016, 26(10): 1343-1421.

[3] ALEXANDER E K, PEARCE E N, BRENT G A, et al. 2017 guidelines of the american thyroid association for the diagnosis and management of thyroid disease during pregnancy and the postpartum. Thyroid, 2017, 27(3): 315-389.

[4] BRENT G A. Graves' disease. N Engl J Med, 2008, 358(24): 2594-2605.

第三节　甲状腺功能减退

学习目的

完成该病例学习后，学生应该获得下列能力：

- 识别轻度和显著的甲状腺功能减退相关的症状、体征和并发症。
- 确定甲状腺功能减退患者的治疗目标。
- 为甲状腺功能减退患者制订个体化甲状腺素替代治疗和监测计划。
- 选择合适的药品进行甲状腺素替代治疗。

患者临床表现

患者，女，39岁。

主诉

怕冷、腹胀伴四肢乏力3个多月。

现病史

患者于3个多月前无明显诱因出现怕冷症状，伴有腹胀，走路时间稍长即感四肢明显乏力，无恶心、呕吐，无发热、寒战，无咳嗽、咳痰，无头晕、头痛，无心慌、手抖，无胸闷、胸痛及腹痛、腹泻，肛门可排气，无明显便秘，不伴有全身明显水肿，无明显增重。

既往史

患者否认有高血压病及冠心病等心脏病史，否认乙肝、结核等传染病史，曾行剖宫产术1次，否认其他手术及外伤史，否认输血史。

过敏史

无药物过敏史及其他过敏史。

体格检查

体温36.2℃，脉搏78次/min，呼吸19次/min，血压100/65mmHg，身高158cm，体重57.5kg，BMI=23.03kg/cm^2，神志清楚，呼吸平稳无异味，全身皮肤黏膜及巩膜无黄染，浅表淋巴结未及肿大，颈软，甲状腺未触及结节及肿大，双肺呼吸音清晰，未闻及明显干湿啰音。心率78次/min，律齐，未闻及明显病理性杂音。腹软，无压痛及反跳痛，肝脾肋下未及，双肾区无叩击痛，双下肢无水肿，生理反射存在，病理征未引出。

实验室检查

血电解质：Na 142.3mmol/L，K 4.04mmol/L，Cl 101.4mmol/L，Ca 2.09mmol/L，Mg 0.91mmol/L，P 1.13mmol/L。

肝功能：GOT 25U/L，GPT 22U/L，Alk phos 69U/L，T.bili 12.4μmol/L，CO_2 23.8 mmol/L。

肾功能：BUN 4.04mmol/L，Scr 57.6

μmol/L。

血糖：Glu 5.88mmol/L。

血常规：Hb 145.1g/L，HCT 42.2%，PLT 304×10^9/L，MCV 93.9fl，WBC 5.40×10^9/L，Neutros 56.9%，Lymphs 31.5%，Monos 4.5%，EOS 6.1%，BASO 0.9%。

甲状腺功能：FT_3 4.4pmol/L，FT_4 20.1pmol/L，TSH 4.5μIU/ml。

血脂：TC 5.92mmol/L，LDL 3.84mmol/L，HDL 41mmol/L，TG 1.35mmol/L。

相关辅助检查

心电图：窦性心律。

初步诊断

甲状腺功能减退。

病例讨论问题

病例问题识别

1.a. 列出患者的药物治疗相关问题。

1.b. 患者的哪些临床症状、体征、实验室检查结果提示甲状腺功能减退？

预期结果

2. 该患者的药物治疗目标是什么？

治疗方案选择

3.a. 哪些非药物治疗措施可能对该患者有益？

3.b. 甲状腺功能减退有哪些可行的药物治疗选择？

最佳药物治疗方案

4. 确定适合该患者的药物治疗方案，请列出具体药物、剂量、给药途径、给药频次和疗程。

临床结果评价

5. 为达到预期药物治疗效果，并防止或发现不良反应，应该监测哪些临床表现和实验室指标？

患者教育

6. 为提高治疗的依从性、确保治疗效果并使不良反应最小化，你将给予患者何种治疗建议？

跟踪问题

7.a. 该患者的LDL胆固醇升高应如何治疗？如果患者甲状腺功能正常后胆固醇继续升高应如何治疗？

7.b. 如果患者怀孕，她的甲状腺素替代治疗需要作何调整？

自主学习任务

8.a. 查阅相关文献，了解未治疗的甲状腺功能减退对妊娠期妇女和胎儿有何影响？

8.b. 查阅相关文献，有哪些因素影响左甲状腺素的剂量调整？

临床注意点

不管是成人还是儿童、青少年的原发性甲状腺功能减退，左甲状腺素都作为其一线治疗用药。不推荐采用天然甲状腺提取物治疗原发性甲状腺功能减退症，没有充足的证据证明它比左甲状腺素对患者有更大的益处，且其长期不良反应尚不确定。65 岁以下无心血管疾病史的原发性甲状腺功能减退的成人，按照 1.6μg/(kg·d)起始给予左甲状腺素，精确到 25μg 的剂量。对于≥ 65 岁和伴有心血管病史的成年人考虑以 25~50μg/d 的剂量起始应用左甲状腺素，然后再进行剂量调整。

参考文献

[1] 中华医学会. 甲状腺功能减退症基层诊疗指南(2019 年). 中华全科医师杂志，2019，18(11): 1022-1028.

[2] 中华医学会内分泌学分会. 成人甲状腺功能减退症诊治指南. 中华内分泌代谢杂志，2017，33(2): 167-180.

[3] JONKLAAS J, BIANCO A C, BAUER A J, et al. Guidelines for the treatment of hypothyroidism: prepared by the american thyroid association task force on thyroid hormone replacement. Thyroid, 2014，24(12): 1670-1751.

[4] 中华医学会内分泌学分会. 妊娠和产后甲状腺疾病诊治指南(第 2 版). 中华内分泌代谢杂志，2019，35(8): 636-665.

[5] DE GROOT L, ABALOVICH M, ALEXANDER E K, et al. Management of thyroid dysfunction during pregnancy and postpartum: an Endocrine Society clinical practice guideline. J Clin Endocrinol Metab, 2012，97(8): 2543-2565.

第四节 系统性红斑狼疮

学习目的

完成该病例学习后，学生应该获得下列能力：

- 讨论系统性红斑狼疮(SLE)的临床表现，包括其并发症。
- 为系统性红斑狼疮患者制订适当的治疗方案。
- 为系统性红斑狼疮患者制订监测计划，监测疾病活动性、药物疗效和不良反应。

患者临床表现

患者，女，34 岁。

主诉

双下肢水肿伴全身乏力 1 个月。

现病史

患者 1 个月前无明显诱因出现双下肢凹陷性水肿，伴有全身乏力，渐出现颜面水肿并有散在红色皮疹，偶感头晕，双上肢麻木，双下肢肌肉抽搐，易脱发、口腔溃疡，咳嗽，咳少许黄色黏痰，严重时略感气喘心慌，无发热，无关节疼痛，无腹痛、腹泻，曾于 1 周前到当地县人民医院住院治疗，住院期间血压最高 150/100mmHg，诊断为“①系统性红斑狼疮，狼疮肾炎？②肺部感染；③高血压 2 级（极高危）”，予以扩血管治疗病情无明显好转，为进一步诊治，今来我院，门诊以系统性红斑狼疮收住我科。起病来，患者精神、食欲、睡眠可，大小便无异常，体力、体重下降。

既往史

8 岁时有急性黄疸肝炎，12 岁时出现坏死性肠炎。否认乙肝及结核病史。否认手术及外伤史，否认输血史。

过敏史

有花粉过敏史，无药物过敏史。

体格检查

体温 36.6℃，脉搏 74 次 /min，呼吸 18 次 /min，血压 140/70mmHg，神志清楚，颜面部散在红色皮疹，瘙痒，颜面部及双下肢轻度水肿，浅表淋巴结未触及肿大，颈软，甲状腺未触及肿大，双肺呼吸音清晰，未闻及明显干湿啰音，心率 74 次 /min，律齐，未闻及明显病理性杂音。腹软，无压痛及反跳痛，肝脾肋下未触及，双肾区无叩击痛，双下肢不水肿，生理反射存在，病理征未引出。

实验室检查

血电解质：Na 143.5mmol/L，K 3.98mmol/L，Cl 105.1mmol/L，Ca 1.78mmol/L，Mg 0.79mmol/L，CO_2 22.8mmol/L。

肝功能：GOT 36U/L，GPT 37U/L，T.bili 18μmol/L。

肾功能：BUN 6.79mmol/L，Scr 75.7μmol/L。

血糖：Glu 4.73mmol/L。

血常规：Hb 114.2g/L，HCT 33.1%，PLT 82×10^9/L，WBC 3.6×10^9/L。

血脂：TC 5.24mmol/L，LDL 3.64mmol/L，HDL 0.86mmol/L，TG 2.07mmol/L。

风湿相关检查：ESR 28mm/h，RF<10.7，Anti-CCP antibody（－），ANA titer 1∶320，C3 0.26g/L，C4 <0.0532g/L，dsDNA Ab（＋）。

尿液分析检测 [2014-4-29 11∶57∶43]：颜色淡黄色，清晰度为清晰，隐血 +++，尿蛋白 +++，红细胞 39.20 个 /μl，白细胞 45.90 个 /μl，上皮细胞 64.70 个 /μl，管型 4.75 个 /μl，病理管型 0.92 个 /μl，小圆细胞 1.9 个 /μl，类酵母菌 0 个 /μl，结晶 63.7，黏液丝 0.13/HP。

相关辅助检查

心电图：窦性心律，部分导联 T 波改变。

胸片示心脏增大。

腹部彩超示脾大，胆囊壁增厚。

心脏彩超：①左右心房及左室轻度扩大，各瓣膜轻微关闭不全，左室射血分数 EF40%；②心包腔少量积液。

初步诊断

1. 系统性红斑狼疮。
2. 狼疮肾炎。
3. 高血压 2 级（极高危）。
4. 心功能 2 级。

病例讨论问题

病例问题识别

1.a. 列出患者的药物治疗相关问题。

1.b. 患者的哪些临床症状、体征、实验室检查结果提示系统性红斑狼疮的进展？

预期结果

2. 该患者的药物治疗目标是什么？

治疗方案选择

3.a. 哪些非药物治疗措施可能对该患者有益？

3.b. 针对该患者系统性红斑狼疮的治疗，有哪些可行的药物治疗选择？

最佳药物治疗方案

4. 确定适合该患者的药物治疗方案，请列出具体药物、剂量、给药途径、给药频次和疗程。

临床结果评价

5. 为达到预期药物治疗效果，并防止或发现不良反应，应该监测哪些临床表现和实验室指标？

患者教育

6. 为提高治疗的依从性、确保治疗效果并使不良反应最小化，你将给予患者何种治疗建议？

跟踪问题

7.a. 为增加成功受孕概率，该患者如何调整治疗？

7.b. 如果最初的治疗方案无效，下一步你将如何调整治疗？

自主学习任务

8. 查阅相关文献，了解系统性红斑狼疮对女性生育有何影响？

临床注意点

紫外线照射加重系统性红斑狼疮，因此，应避免使用诱导光敏反应的药物。

参 考 文 献

[1] 中华医学会风湿病学分会. 2020中国系统性红斑狼疮诊疗指南. 中华内科杂志，2020，59(3)：172-185.

[2] LATEEF A，PETRI M. Managing lupus patients during pregnancy. Best Pract Res Clin Rheumatol，2013，27(3)：435-447.

[3] American College of Rheumatology. American College of Rheumatology guidelines for screening，treatment，and management of lupus nephritis. Arthritis Care Res (Hoboken)，2012，64(6)：797-808.

（程 虹 鄢 欢）

第八章
骨关节疾病

第一节　骨质疏松症

学 习 目 的

完成该病例学习后，学生应该获得下列能力：

- 熟悉引起骨质疏松症加重的危险因素。
- 为患骨质疏松症的绝经后妇女推荐合理的非药物疗法。
- 推荐正确的钙剂及剂量防治骨质疏松症。
- 教育患者正确认识骨质疏松症及其治疗药物。

患者临床表现

患者，女，75岁，2014年4月26日收入院。

主诉

腰痛20多年，加重3天。

现病史

患者反复腰痛20多年，近3天无明显诱因出现腰痛症状逐渐加重。弯腰起身困难，活动受限。不伴下肢疼痛、麻木等症状。曾于我院就诊，行腰椎MRI示：骨质疏松症，腰椎压缩性骨折。为求进一步治疗，故来我科就诊，以“骨质疏松症、腰椎压缩性骨折”收入院。患者精神、食欲、睡眠良好，大小便如常，体重无明显变化。

既往史

慢性支气管炎20年，高血压4年，10多年前弯腰提物时腰椎压缩性骨折，右侧多根肋骨骨折。否认糖尿病、肝炎、结核病史。

过敏史

无药物过敏史及其他过敏史。

体格检查

体温36.9℃，脉搏86次/min，呼吸19次/min，血压130/78mmHg。神志清楚。心音正常，心律整齐，无杂音，双肺呼吸音粗，右肺闻及散在湿啰音。腹部外形正常，腹软，无压痛及反跳痛，未触及腹部包块。肝脏肋下未触及。脾脏肋下未触及。肾脏未触及。双下肢无水肿，病理征阴性。

外科专科检查：VAS 评分为腰部 9，下肢 0。

腰椎活动度：因患者侧身站立困难，未行相关检查。

直腿抬高试验(－)，约 70°，加强试验(－)。

股神经牵拉试验(－)，拾物试验(－)。

感觉减退部位：无；鞍区麻木：无。

痛觉过敏部位：无。

压痛部位：腰部。

肌张力：不高。

运动肌力情况：左肩胛提肌Ⅴ级；右肩胛提肌Ⅴ级。

左三角肌Ⅴ级；右三角肌Ⅴ级。

左肱二头肌Ⅴ级；右肱二头肌Ⅴ级。

左伸腕肌Ⅴ级；右伸腕肌Ⅴ级。

左肱三头肌Ⅴ级；右肱三头肌Ⅴ级。

左指屈肌Ⅴ级；右指屈肌Ⅴ级。

左手握力Ⅴ级；右手握力Ⅴ级。

左髂腰肌Ⅴ级；右髂腰肌Ⅴ级。

左股四头肌Ⅴ级；右股四头肌Ⅴ级。

左胫前肌Ⅴ级；右胫前肌Ⅴ级。

左踇背伸肌Ⅴ级；右踇背伸肌Ⅴ级。

左腓肠肌Ⅴ级；右腓肠肌Ⅴ级。

浅反射：左上腹正常；右上腹正常。

左中腹正常；右中腹正常。

左下腹正常；右下腹正常。

提睾反射未查；肛门反射未查。

深反射：左肱二头肌反射正常；右肱二头肌反射正常。

左肱三头肌反射正常；右肱三头肌反射正常。

左桡骨骨膜反射正常；右桡骨骨膜反射正常。

左股四头肌反射正常；右股四头肌反射正常。

左跟腱反射正常；右跟腱反射正常。

病理征：左 Hoffmann(－)；右 Hoffmann(－)。

左 Rossolimo(－)；右 Rossolimo(－)。

左 Babinski(－)；右 Babinski(－)。

左 Chaddock(－)；右 Chaddock(－)。

左 Oppenheim(－)；右 Oppenheim(－)。

左 Gondon(－)；右 Gondon(－)。

左踝阵挛(－)；右踝阵挛(－)。

实验室检查

血电解质：Na 138.5mmol/L，K 4.5mmol/L，Cl 101.0mmol/L，Ca 2.02mmol/L，CO_2 18.1 mmol/L。

肾功能：BUN 7.2mmol/L，Scr 40μmol/L。

血糖：Glu 6.12mmol/L。

血常规：Hb 126g/L，HCT 27.7%，PLT 121×10^9/L，WBC 8.45×10^9/L，Neutros 71.8%，Lymphs 18.5%，Monos 4.2%。

肝功能：GOT 33U/L，GPT 26U/L，Alk phos 113U/L，T.bili 8.9μmol/L，D.bili 2.9 μmol/L，Albumin 31.0g/L。

血沉：ESR 23mm/h。

免疫固定电泳：未发现异常 M 带。

相关辅助检查

磁共振平扫 [1.5T] [2014-04-26]：胸腰椎退行性改变，L5 及以上椎体向前滑脱(Ⅱ度)，Th7、Th10、Th11 及 L1-5 椎体压缩性骨折，所示双肾异常信号影，可能为囊肿。

心脏及左心功能测定 [2014-05-02]：左房增大主动脉瓣反流(轻度)，二尖瓣、三尖瓣反流(轻度)，左室舒张功能减退。

DR 胸部正位片 [2014-05-04]：主动脉硬化，心影呈主动脉型。

单次多层 CT 平扫颅脑 [2014-05-04]：双侧半卵圆中心区见不典型小斑片状稍低

密度影，脑萎缩表现，考虑 L5/S1 椎间盘病变，L5 椎体滑脱Ⅰ°。

DR 腰椎正侧位 [2014-05-06]：腰椎骨水泥成形术后表现，部分胸腰椎椎体楔形改变，腰椎生理曲度增大，椎体骨质密度降低，建议结合临床。

骨密度测量法，双能 X 线吸收测定法 $T \leqslant -2.5$。

初步诊断

1. 骨质疏松症。
2. 腰椎压缩性骨折。

病例讨论问题

病例问题识别

1.a. 列出该患者的药物治疗问题。

1.b. 哪些信息（症状、体征或实验室检查结果）提示该患者患有骨质疏松症及其严重程度？

1.c. 还需要获悉哪些信息，以确定该患者骨质疏松症病情严重程度，并进一步为该患者制订有效的治疗方案？

预期结果

2. 该患者的药物治疗目标是什么？

治疗方案选择

3.a. 治疗骨质疏松症有哪些可行的非药物疗法？

3.b. 治疗骨质疏松症有哪些可行的药物治疗方法？

最佳药物治疗方案

4.a. 对于该患者，选用何种药物、剂量、用法以及疗程最佳？

4.b. 如果最初的治疗方案失败，可采用何种其他的治疗方法？

临床结果评价

5. 哪些临床和实验参数对于评估疗效、预防或发现不良反应是必需的？

患者教育

6. 为加强患者的依从性、确保治疗成功、将不良反应减到最小，我们应该如何对患者进行宣教？

自主学习任务

7.a. 对治疗骨质疏松症药物的侧重点进行比较。

7.b. 对治疗骨质疏松症药物的治疗方案进行成本分析，并指出最优的性价比方案。

7.c. 制订一套锻炼计划帮助该患者预防骨质疏松症。

临床注意点

对于老年患者，由于胃酸 pH 的原因，造成碳酸钙难以被吸收，因此宜采用葡萄糖酸钙、枸橼酸钙、乳酸钙这些钙盐形式进行钙质的补充。

参考文献

[1] CAMACHO P M, PETAK S M, BINKLEY N, et al. American association of clinical endocrinologists and american college of endocrinology clinical practice guidelines for the diagnosis and treatment of postmenopausal osteoporosis. Endocr Pract, 2016 , 22(Suppl 4): 1-42.

[2] SHOBACK D, ROSEN C J, BLACK D M, et al. Pharmacological management of osteoporosis in postmenopausal women: An endocrine society guideline update. J Clin Endocrinol Metab, 2020, 105(3): 587-594.

[3]《原发性骨质疏松症诊疗社区指导原则》编写组 . 原发性骨质疏松症社区诊疗指导原则 . 中华骨质疏松和骨矿盐疾病杂志, 2019, 12(1): 1-10.

[4] YANG Y X, LEWIS J D, EPSTEIN S, et al. Long-term proton pump inhibitor therapy and risk of hip fracture. JAMA, 2006, 296(24): 2947-2953.

[5] COSMAN F, DE BEUR S J, LEBOFF M S, et al. Clinician's guide to prevention and treatment of osteoporosis. Osteoporos Int, 2014, 25(10): 2359-2581.

第二节　类风湿性关节炎

学习目的

完成该病例学习后，学生应该获得下列能力：

- 认识类风湿性关节炎（RA）的症状。
- 能为类风湿性关节炎患者提供合理的药物治疗方案。
- 能为类风湿性关节炎患者推荐合理的非药物疗法。
- 对于类风湿性关节炎患者发炎肿痛的处理，掌握多种治疗方法。
- 对类风湿性关节炎患者进行用药教育。

患者临床表现

患者，女，42 岁，2014 年 5 月 7 日收入院。

主诉

双膝肿痛一余年。

现病史

患者 1 年前无明显诱因出现双膝关节肿胀疼痛，伴活动受限，休息后疼痛可有少许好转，肿胀未明显消退，近 2 个月逐渐出现晨起关节僵硬，持续约 1 小时，活动一段时间后症状缓解；今为求诊治来我院。发病以来精神可，进食可，大小便正常，睡眠好。

既往史

否认高血压、冠心病史，否认糖尿病、肝炎、结核病史，否认外伤手术史。

过敏史

无药物过敏史及其他过敏史。

体格检查

体温 36.5℃，脉搏 80 次 /min，呼吸 20 次 /min，血压 126/80mmHg。神志清楚。心音正常，心律整齐，无杂音，双肺呼吸音清，未闻及干湿啰音及胸膜摩擦音。腹部外形正常，腹软，无压痛及反跳痛，未触及腹部包块。肝脏肋下未触及。脾脏肋下未触及。肾脏未触及。

外科专科情况：双膝关节至小腿肿胀明显，双膝关节局部皮温高，浮髌试验(-)，关节活动度 0°~100°，患肢末梢血液循环及感觉运动可。

实验室检查

血电解质：Na 139.1mmol/L，K 3.7mmol/L，Cl 104.8mmol/L，Ca 2.36mmol/L。

肾功能：BUN 7.4mmol/L，Scr 40μmol/L。

血常规：Hb 98g/L，HCT 29.5%，PLT 120×10^9/L，WBC 6.83×10^9/L，Neutros 71.7%，Lymphs 31.7%，Monos 6.4%。

肝功能：GOT 8U/L，GPT 17U/L，Alk phos 110U/L，T.bili 8.3μmol/L，D.bili 2.4μmol/L，Albumin 40.0g/L。

C 反应蛋白：CRP 21.7mg/L。

血沉：ESR 31mm/h。

类风湿因子：RF 140.00 kIU/L。

相关辅助检查

心电图 [2014-5-7]：正常。

DR 左、右膝关节正侧位 [2014-5-7]：双侧膝关节进行性退变，右膝关节关节面下见囊状低密度影。

磁共振平扫 [1.5T] 双膝 [2014-5-7]：双侧膝关节进行性退变；双膝关节腔积液，关节滑膜增厚，血管翳形成可能；双膝半月板变薄，前交叉韧带肿胀；双侧腘窝软组织水肿，双侧腘窝囊肿形成。

DR 双腕关节正侧位片 [2014-05-22]：双腕关节各骨骨质疏松，部分腕骨形态失常，呈融合状态，并见小囊状骨质破坏区，部分掌骨基底段见斑片状低密度影，左腕关节软组织肿胀，各关节间隙模糊变窄。

初步诊断

双膝类风湿性关节炎。

病例讨论问题

病例问题识别

1.a. 列出该患者的药物治疗问题。

1.b. 哪些信息(症状、体征或实验室检查结果)提示该患者患有类风湿性关节炎及其严重程度？

1.c. 还需要获悉哪些信息以评价该患者的病情？

预期结果

2. 该患者的药物治疗目标是什么？

治疗方案选择

3.a. 哪些非药物疗法对该患者的治疗可起到有效作用？

3.b. 对类风湿性关节炎有哪些可供选择的药物治疗方法？

3.c. 对该患者的治疗，在经济或心理方面有无需要考虑的因素？

最佳药物治疗方案

4. 对于该患者，采用何种药物、剂量、用法以及疗程最佳？

临床结果评价

5. 哪些临床和实验参数对于评估疗效是必需的？

患者教育

6. 为加强患者的依从性、确保治疗成功、将不良反应减到最小，我们应该如何对患者进行用药教育？

自主学习任务

7.a. 查阅文献，了解当前的选择性COX-2抑制剂的疗效及其毒副作用。

7.b. 分析非甾体抗炎药与包括甲氨蝶呤在内的治疗类风湿性关节炎的药物之间的相互作用。

7.c. 治疗类风湿性关节炎的生物制剂有哪些？从药物种类、给药途径、疗效以及不良反应发生率方面对这些制剂进行比较。

临床注意点

应用大剂量糖皮质激素以在短期内获得疗效、缓解类风湿性关节炎的发作，同时，或其后，采用非甾体抗炎药及缓解病情的抗风湿的药物来取得长期的疗效，并防止类风湿性关节炎的进展。

参考文献

[1] 中华医学会风湿病学分会 . 2018 中国类风湿关节炎诊疗指南 . 中华内科杂志，2018，57(4)：242-251.

[2] SINGH J A, SAAG K G, BRIDGES S L JR, et al. 2015 American College of Rheumatology Guideline for the treatment of rheumatoid arthritis. Arthritis Care Res (Hoboken), 2016, 68(1): 1-25.

[3] SMOLEN J S, LMNDEWE R, BREEDVELD F C, et al. EULAR recommendations for the management of rheumatoid arthritis with synthetic and biological disease—modifying antirheumatic drugs: 2013 update. Ann Rheum Dis, 2014, 73(3): 492-509.

[4] GAUJOUX-VIALA C, NAM J, RAMIRO S, et al. Efficacy of conventional synthetic disease-modifying antirheumatic drugs, glucocorticoids and tofacitinib: A systematic literature review informing the 2013 update of the EULAR recommendations for management of rheumatoid arthritis. Ann Rheum Dis, 2014, 73(3): 510-515.

[5] BONAFEDE M M, FOX K M, JOHNSON B H, et al. Factors associated with the initiation of disease-modifying antirheumatic drugs in newly diagnosed rheumatoid arthritis: a retrospective claims database study. Clin Ther, 2012, 34(2): 457-467.

[6] ALETAHA D, MARTINEZ-AVILA J, KVIEN T K, et al. Definition of treatment response in rheumatoid arthritis based on the simplified and the clinical disease activity index. Ann Rheum Dis, 2012, 71(7): 1190-1196.

[7] FELSON D T, SMOLEN J S, WELLS G, et al. American College of Rheumatology/ European League Against Rheumatism provisional definition of remission in rheumatoid arthritis for clinical trials. Ann Rheum Dis, 2011, 70(3): 404-413.

[8] KAVANAUGH A, FLEISCHMANN R M, EMERY P, et al. Clinical, functional and radiographic consequences of achieving stable low disease activity and remission with adalimumab plus methotrexate or methotrexate alone in early rheumatoid arthritis: 26-week results from the randomised, controlled OPTIMA study. Ann Rheum Dis, 2013, 72(1): 64-71.

[9] HEIMANS L, WEVERS-DE BOER K V, VISSER K, et al. A two-step treatment strategy trial in patients with early arthritis aimed at achieving remission: the IMPROVED study. Ann Rheum Dis, 2014, 73(7): 1356-1361.

第三节　骨性关节炎

学习目的

完成该病例学习后，学生应该获得下列能力：

- 认识骨性关节炎的一般体征和症状。
- 针对骨性关节炎，设计合理的药物治疗方案，同时考虑患者的其他疾病以及服用的药物。
- 对骨性关节炎患者治疗方案的疗效进行评估，若疗效不佳或患者难以耐受其副作用，另外设计替代的治疗方案。
- 在对骨性关节炎患者的治疗方案中，加入其他可行的辅助治疗（包括药物的、非药物的和其他可选择的治疗）。

患者临床表现

患者，女，79岁，2014年5月30日收入院。

主诉

右膝疼痛4天。

现病史

患者4天前无明显诱因出现右膝疼痛伴活动受限，影响行走及睡眠，休息后无明显缓解，今为求诊治来我院就诊，门诊查DR右膝关节正侧位提示右膝关节肥大退行性改变，建议结合临床，必要时复查或进一步检查。脏器灰阶立体成像提示：右侧膝关节腔积液。遂收入院。发病以来精神欠佳，进食尚可，大小便正常，睡眠差。

既往史

否认高血压、冠心病史，否认糖尿病、肝炎、结核病史，40年前曾患甲状腺功能亢进，治疗不详。阑尾切除手术多年，胆囊切除手术多年，颅内肿瘤手术史6年。

过敏史

无药物过敏史及其他过敏史。

体格检查

体温36.5℃，脉搏80次/min，呼吸20次/min，血压153/82mmHg。神志清楚。心音正常，心律整齐，无杂音，双肺呼吸音清，未闻及干湿啰音及胸膜摩擦音。腹部外形正常，腹软，无压痛及反跳痛，未触及腹部包块。肝脏肋下未触及。脾脏肋下未触及。肾脏未触及。

外科专科情况：右膝关节肿胀，髌股关节可及骨擦感，关节活动度10°~100°，局部皮温稍高，患肢末梢血液循环、感觉及运动可。

实验室检查

血电解质：Na 142.5mmol/L，K 3.5mmol/L，Cl 106.1mmol/L，Ca 2.03mmol/L，CO_2 25.4mmol/L。

肾功能：BUN 9.0mmol/L，Scr 106μmol/L。

血糖：Glu 7.12mmol/L。

血常规：Hb 89g/L，HCT 24.2%，PLT 135×10^9/L，WBC 5.44×10^9/L，Neutros 60.5%，Lymphs 28.5%，Monos 4.3%。

肝功能：GOT 14U/L，GPT 10U/L，Alk phos 75U/L，T.bili 12.1μmol/L，D.bili 3.6μmol/L，Albumin 42.7g/L。

血沉：ESR 57mm/h。

血脂：TC 6.70mmol/L，TG 4.86mmol/L，HDL 0.69mmol/L，LDL 3.93mmol/L。

相关辅助检查

DR 右膝关节正侧位：右膝软组织肿胀，关节肥大退行性改变。

脏器灰阶立体成像：右侧膝关节腔积液。

初步诊断

1. 右膝骨性关节炎。
2. 高脂血症。

病例讨论问题

病例问题识别

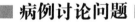

1.a. 列出该患者的药物治疗问题。

1.b. 哪些信息（症状、体征或实验室检查结果）提示可诊断为骨性关节炎及其严重程度？

1.c. 还需要获悉哪些信息以评价该患者治疗方面存在的问题？

预期结果

2. 该患者的药物治疗目标是什么？

治疗方案选择

3.a. 哪些非药物疗法对该患者的治疗可起到有效作用？

3.b. 对该患者骨性关节炎的治疗有哪些可供选择的药物治疗方案？

最佳药物治疗方案

4.a. 对于该患者，采用何种药物、剂量、用法以及疗程最佳？

4.b. 如果最初的治疗方案失败或不行，可采用何种其他的治疗方法？

临床结果评价

5. 哪些临床和实验参数对于评估疗效、预防或发现不良反应是必需的？

患者教育

6. 为加强患者的依从性，确保治疗成功，将不良反应减到最小，我们应该如何对患者进行宣教？

自主学习任务

7.a. 无法控制症状或控制不够的骨性关节炎患者通常转向替代疗法、顺势疗法或草药疗法。列出所有出现过的非传统疗法。

7.b. 鉴别为骨性关节炎患者提供正确信息的网站以及误导患者或提供有潜在危害信息的网站。

临床注意点

缓解患者病痛是骨性关节炎治疗的重中之重。采用系统方法评估并治疗患者的病痛，达到完全（或接近完全）缓解病痛，同时避免其他不必要的浪费以及药物误用或滥用的情况发生。谨记：“病痛是患者最关心的问题。”

参考文献

[1] 中华医学会骨科学分会. 骨关节炎诊疗指南（2018 版）. 中华骨科杂志，2018，38（12）：705-715.

[2] RAJA K，DEWAN N. Efficacy of knee braces and foot orthoses in conservative management of knee osteoarthritis：a systematic review. Am J Phys Med Rehabil，2011，90（3）：247-262.

[3] ACKERMAN I N，BUCHBINDER R，OSBORNE R H. Challenges in evaluating an Arthritis Self-Management Program for people with hip and knee osteoarthritis in real-world clinical settings. J Rheumatol，2012，39（5）：1047-1055.

[4] BARTELS E M，BLIDDAL H，SCHONDORFF P K，et al. Symptomatic efficacy and safety of diacerein in the treatment of osteoarthritis：a meta-analysis of randomized placebo-controlled trials. Osteoarthritis Cartilage，2010，18（3）：289-296.

[5] BANNURU R R，NATOV N S，DASI U R，et al. Therapeutic trajectory following intra-articular hyaluronic acid injection in knee osteoarthritise——meta-analysis.Osteoarthritis Cartilage，2011，19（6）：611-619.

[6] LOYOLA-SANCHEZ A，RICHARDSON J，MACINTYRE N J. Efficacy of ultrasound therapy for the management of knee osteoarthritis：a systematic review with meta-analysis. Osteoarthritis Cartilage，2010，18（9）：1117-1126.

[7] MCALINDON T E，BANNURU R R，SULLIVAN M C，et al. OARSI guidelines for the non-surgical management of knee osteoarthritis. Osteoarthritis Cartilage，2014，22（3）：363-388.

第四节 痛风和高尿酸血症

学 习 目 的

完成该病例学习后，学生应该获得下列能力：

- 了解罹患高尿酸血症的危险因素。
- 能为痛风性关节炎急性发作的患者制订合理的治疗方案。
- 能够区分尿酸过多的成因（是尿酸生成过多还是排泄不足）。

患者临床表现

患者，男，43 岁，2014 年 4 月 23 日收入院。

主诉

右内踝关节肿痛 1 天。

现病史

患者于 1 天前在无明显诱因下出现右内踝关节肿痛，未予以特殊治疗，自行在家休息后未见明显缓解，今右内踝关节疼痛加重，呈撕裂状、刀割样，难以忍受，为求进一步诊治遂就来我院就诊，门诊医师查看患者后收入院。患者自起病来一般情况可，食欲、睡眠可，大小便正常，体重无明显减轻。

既往史

否认高血压、冠心病史，否认糖尿病、肝炎、结核病史，否认外伤手术史。

过敏史

无药物过敏史及其他过敏史。

体格检查

体温 36.6℃，脉搏 74 次 /min，呼吸 18 次 /min，血压 120/80mmHg。神志清楚。心音正常，心律整齐，无杂音，双肺呼吸音清，未闻及干湿啰音及胸膜摩擦音。腹部外形正常，腹软，无压痛及反跳痛，未触及腹部包块。肝脏肋下未触及。脾脏肋下未触及。肾脏未触及。

专科情况：右内踝关节肿胀明显，压痛(+)，局部皮温较高，右踝关节活动稍受限，患肢末梢血运、感觉及运动可。

实验室检查

血电解质：Na 144.1mmol/L，K 3.2mmol/L，Cl 108.0mmol/L，Ca 1.96mmol/L，CO_2 20.3mmol/L。

肾功能：BUN 4.7mmol/L，Scr 61.9μmol/L，UA 558μmol/L。

血糖：Glu 3.8mmol/L。

血常规：Hb139g/L，HCT 25.7%，PLT 124×10^9/L，WBC 9.17×10^9/L，Neutros 65.6%，Lymphs 5.1%，Monos 4.2%。

肝功能：GOT 36U/L，GPT 31U/L，Alk phos 113U/L，T.bili 37.1μmol/L，D.bili 5.4μmol/L，Albumin 37.7g/L。

凝血功能：INR 2.0。

血沉：ESR 36mm/h。

C 反应蛋白：CRP 117.00mg/L。

相关辅助检查

DR 右踝关节正侧位 [2014-4-23]：右踝关节肥大退行性改变。

初步诊断

右踝痛风。

病例讨论问题

病例问题识别

1.a. 列出该患者的药物治疗问题。

1.b. 哪些信息（症状、体征或实验室检查结果）提示该患者患痛风急性发作及其严重程度？

预期结果

2. 该患者的药物治疗目标是什么？

治疗方案选择

3.a. 对痛风的急性发作有哪些可供选择的药物治疗方案？

3.b. 应怎样对该患者进行饮食教育？

最佳药物治疗方案

4. 对于该患者，采用何种药物、剂量、用法以及疗程最佳？

临床结果评价

5. 哪些临床和实验参数对于评估疗效、预防或发现不良反应是必需的？

患者教育

6. 为加强患者的依从性，确保治疗成功，将不良反应减到最小，我们应该如何对患者进行宣教？

自主学习任务

7.a. 对于患高尿酸血症的患者，采用何种方法能最有效降低其尿酸值？请阐述您所选择的治疗方案的理由。

7.b. 列出可用于治疗痛风发作的药物类型、作用机制、用法用量。

临床注意点

口服秋水仙碱可能引起腹泻，导致脱水及电解质紊乱。

参考文献

[1] 中华医学会内分泌学分会. 中国高尿酸血症与痛风诊疗指南(2019). 中华内分泌代谢杂志，2020，36(1)：1-13.

[2] FITZGERALD J D，DALBETH N，MIKULS T，et al. 2020 American College of Rheumatology Guideline for the Management of Gout. Arthritis Rheumatol，2020，72(6)：879-895.

[3] SIVERA F. Multinational evidence-based recommendations for the diagnosis and management of gout：integrating systematic literature review and expert opinion of a broad panel of rheumatologists in the 3e initiative. Ann Rheum Dis，2014，73(2)：328-335.

[4] SMITH E U，DIAZ-TORNE C，PEREZ-RUIZ F，et al. Epidemiology of gout：an update. Best Pract Res Clin Rheumatol，2010，24(6)：811-827.

（郭　珩　程　虹　喻明霞）

第九章
皮 肤 疾 病

第一节 药物诱发的皮肤反应

学 习 目 的

完成该病例学习后，学生应该获得下列能力：

- 了解疑似药物所致皮肤反应的诊断或排除。
- 掌握药物所致各种类型皮疹的症状和体征。
- 列出大部分最常见导致皮疹的药物名称。
- 当遇到药物所致皮肤反应时，确定一个适当的诊断过程。
- 教导疑似药物所致皮肤反应患者关于该反应的性质以及必要的防范措施，包括将来使用哪些药物可以避免。
- 判断哪些有潜在的严重皮肤反应的患者应该做进一步医学评估和治疗。

患者临床表现

患者，女，63岁，2014年3月19日收入院。

主诉

全身起红疹伴瘙痒5天。

现病史

患者3周前因慢性肾衰、高血压于当地医院治疗，予以参芎葡萄糖针、血塞通针、羟苯磺酸钙胶囊、百令胶囊、肾炎康复片、泮托拉唑针、硝苯地平片等治疗。2周前因出现发热，最高达39℃，伴有畏寒、寒战、咳嗽、咳白痰等症状，微生物检查示金黄色葡萄球菌感染，加用哌拉西林他唑巴坦针治疗1周及氨溴索针治疗。6天前尿培养阳性，提示左氧氟沙星针敏感，改用左氧氟沙星针，5天前患者体温降至正常，左上肢处出现红疹，约粟粒大小，突出皮面，伴瘙痒，当天皮疹迅速发展至面部、躯干、四肢处，口腔、双眼、外阴处出现破溃，伴有咳嗽、咳白色黏痰，无明显发热、畏寒、寒战、咽痛、关节痛、肌痛等症状。遂加用甲泼尼龙60mg治疗4天，皮疹颜色变暗，面积无明显扩大。为求进一步诊治，今来我科，门诊以“重症药疹”收入。起病以来患者精神、食欲、睡眠欠佳，大便3天未解，小便正常，体力、体重无明显变化。

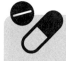

既往史

慢性肾衰竭病史2年，服用黄葵胶囊5粒t.i.d.，药用炭片10片t.i.d.，肌酐无明显上升；高血压病史十余年，最高180/100mmHg，服用贝那普利片1片q.d.，3周前换为硝苯地平片1片q.d.。否认冠心病、糖尿病等内科疾病史。否认肝炎、结核等传染病史。2007年行胆囊切除术，1997年行输卵管结扎术，否认外伤及输血史。

家族史

父亲有高血压病史。

个人史

否认疫水接触史，否认冶游史。

过敏史

否认食物药物过敏史。

体格检查

体温36.9℃，脉搏110次/min，呼吸25次/min血压145/87mmHg。患者神清，精神尚可，营养中等，表情自如，步入病房，查体合作，双侧瞳孔等大等圆，对光反射灵敏，颈静脉无怒张，双肺呼吸音粗，未闻及明显干湿啰音，心率110次/min，律齐，腹软，无压痛及反跳痛，肝脾肋下未及，双下肢不肿，生理反射存在，病理反射未引出。

皮肤科情况：面部、躯干、四肢可见密集针帽至黄豆大小暗紫红斑，部分融合呈大片状，以面部为重，压之不全褪色，尼氏征(+)，鼻腔、口唇、双眼睑、外阴处可见糜烂面，舌面可见白色膜状物，剥离后易出血。

实验室检查

血常规：WBC 4.97×10^9/L，RBC 3.78×10^{12}/L，Hb 110g/L，HCT 33.1%，Lymphs 19.3%，Monos 16.7%，EOS 0.0%。

肝功能：GPT 35U/L，GOT 44U/L，T.bili 13.40μmol/L，D.bili 0.00μmol/L，Alk phos 111U/L，Albumin 30.0g/L。

肾功能：BUN 25.0mmol/L，Scr 298μmol/L，UA 529μmol/L。

血糖：Glu 5.4mg/dl。

血电解质：Na 139.4mmol/L，K 3.9mmol/L，Cl 105mmol/L，Ca 2.18mmol/L，CO_2 25.2mmol/L。

心肌酶谱：CK 27U/L，CK-MB 69U/L。

尿液分析：电导率0.4ms/cm。

C反应蛋白：CRP 89.70mg/L。

血沉：ESR 68mm/h。

降钙素原：PCT 0.29μg/L。

D-dimer 2.70mg/L。

口腔真菌检查：阴性。

24小时尿蛋白：尿总蛋白2 182mg/L。

尿生化检查：尿蛋白+++，尿红细胞4~6/hpf，异常红细胞形态大，面包圈，尿白细胞2~3/hpf。分泌物培养均正常。

相关辅助检查

十二通道常规心电图检查：窦性心动过速。

单次多层CT平扫胸部（包括心脏）：①右中叶少许条片影，考虑为慢性炎症，建议随诊。②心影不大，局部心包膜稍厚，主动脉壁少许斑片状钙化。③双侧腋下见小淋巴结影。④胆囊显示不清，胆囊窝区见条片状高密度影，考虑为术后改变，请结合临床。

初步诊断

1. 大疱性表皮松解坏死型药疹。
2. 慢性肾功能不全。
3. 高血压3级(极高危)。

病例讨论问题

病例问题识别

1.a. 列出该患者的药物治疗相关问题。

1.b. 患者的哪些症状、体征符合中毒性表皮坏死松解型药疹(TEN)的诊断?

1.c. 该患者的症状和体征是由一种药物导致的吗?

预期结果

2. 该患者的药物治疗目标是什么?

治疗方案选择

3.a. 哪些可行的非药物治疗选择可用来控制该患者的TEN及其相关症状?

3.b. 哪些可行的药物治疗选择可用来控制该患者的TEN相关症状?

最佳药物治疗方案

4. 为该患者选择一种最佳药物治疗方案。

临床结果评价

5. 如何监测你所推荐的治疗方案的疗效和不良反应?

患者教育

6. 对于该患者的药物治疗方案我们应该怎样告知患者?

自主学习任务

7.a. 区分各种各样的药物所致皮肤反应，包括固定性药疹、光敏反应、光毒性皮炎、大疱反应、麻疹样和荨麻疹反应、色素沉着、苔藓样药疹、超敏反应综合征、史-约(Stevens-Johnson)综合征、中毒性表皮坏死松解症、血管炎。

7.b. 如果这个患者有史-约综合征，其临床表现、疾病过程和处置与TEN有什么区别?

7.c. 查阅文献，寻找在非甾体抗炎药和抗惊厥药中最可能导致TEN的药物。

临床注意点

值得注意的是，非药物支持疗法对于中毒性表皮坏死松解症的有效管理是很重要的。

参考文献

[1] 中国医师协会皮肤科医师分会变态反应性疾病专业委员会. 药物超敏反应综合征诊治专家共识. 中华皮肤科杂志，2018，51(11)：787-790.

[2] LIEBERMAN P, NICKLAS R A, RANDOLPH C, et al. Anaphylaxis—a practice parameter update 2015. Ann Allergy Asthma Immunol, 2015, 115(5): 341-384.

[3] National Institute for Health and Care Excellence. Drug allergy: diagnosis and management of drug allergy in adults, children and young people. [2020-08-10]. https://www.nice.org.uk/guidance/cg183.

[4] DEMOLY P, ADKINSON N F, BROCKOW K, et al. International Consensus on drug allergy. Allergy, 2014, 69(4): 420-437.

[5] 汪小柳, 李锐, 董丹, 等. 别嘌呤醇致重症药疹13例临床分析. 中国现代药物应用, 2010, 4(5): 158-159.

[6] TAKEHARA A, AOYAMA Y, KUROSAWA M, et al. Longitudinal analysis of antibody profiles against plakins in severe drug eruptions: emphasis on correlation with tissue damage in drug-induced hypersensitivity syndrome and drug reaction with eosinophilia and systemic symptoms. Br J Dermatol, 2016, 175(5): 944-952.

[7] 杨忠慧, 周永其, 陈国梅. 别嘌醇致重症药疹和迟发型过敏性休克. 药物不良反应杂志, 2012, 14(1): 52-54.

[8] 丁英杰. 免疫球蛋白联合糖皮质激素治疗10例中毒性表皮坏死松解型药疹. 中国临床研究, 2012, 25(3): 272-273.

第二节 寻常痤疮

学习目的

完成该病例学习后，学生应该获得下列能力：

- 了解寻常痤疮发病机制中的危险因素及恶化因素。
- 了解寻常痤疮的治疗原则，包括非处方药和处方药及局部和全身治疗药物的适应证。
- 了解痤疮的分级治疗。
- 了解各种药物和非药物治疗的分类及适应证。

患者临床表现

患者，女，29岁，2014年1月13日收入院。

主诉

面部丘疹2年。

现病史

患者自2年前不明诱因面部逐渐长出多个圆锥形丘疹，后丘疹数目增多，有的形成红色结节，有的形成脓疱，红肿明显处伴疼痛。自行外涂抗生素（红霉素眼药膏）效果不明显。为求进一步诊治，遂来我院就诊，考虑“寻常痤疮”，曾在门诊行脉冲激光治疗，皮损可消退，但后皮疹又复发，遂门诊再次以“寻常痤疮”收入院。起病以来患者精神、食欲、睡眠尚可，大小便正常，体力、体重无明显变化。

既往史

2年前行剖宫产。否认高血压、冠心病、糖尿病等内科疾病史。否认肝炎、结核等传染病史。否认手术、外伤及输血史。

家族史

否认家族遗传病史。

个人史

长期定居于武汉，否认疫水接触史，否认冶游史。

过敏史

无食物、药物过敏史。

体格检查

患者神清，精神尚可，营养中等，表情自如，步入病房，查体合作，双侧瞳孔等大等圆，对光反射灵敏，颈静脉无怒张，双肺呼吸音清，未闻及明显干湿啰音，体温 36.8℃，脉搏 78 次 /min，呼吸频率 19 次 /min，血压 120/80mmHg。心律齐。腹软，无压痛及反跳痛，肝脾肋下未及，双下肢不肿，生理反射存在，病理反射未引出。

皮肤科情况：面部多发圆锥形丘疹，或红色结节，或脓疱，有的皮损周围红肿明显，大小为 0.1cm × 0.1cm~0.4cm × 0.5cm，突出皮面，总病灶数约 40 个。无破溃。

实验室检查

血常规：WBC 6.14×10^9/L，Neutros 65.0%，Lymphs 29.6%，Monos 3.0%，Hb 140g/L，HCT 40.8%，PLT 244×10^9/L。

肾功能：BUN 15.8mmol/L，Scr 90 μmol/L。

血糖：Glu 4.5mmol/L

肝功能：GOT 40U/L，GPT 41U/L，Alk phos 115U/L，T.bili 14.2μmol/L，D.bili 5.3 μmol/L，Albumin 35.0g/L。

血电解质：Na 137.7mmol/L，K 4.5mmol/L，Cl 108mmol/L，Ca 2.05mmol/L，CO_2 25 mmol/L。

性激素测定：睾酮 1.22nmol/L，促卵泡生成激素 7.64IU/L，促黄体生成激素 4.43IU/L，泌乳素 356.52mIU/L，雌二醇 183.44pmol/L，孕酮 3.02nmol/L，硫酸脱氢表雄酮 7.330μmol/L。

相关辅助检查

腔内彩超（妇科）：右侧附件区囊肿，宫颈囊肿。

初步诊断

寻常痤疮。

病例讨论问题

病例问题识别

1.a. 列出该患者药物治疗的问题。

1.b. 该患者哪些症状、体征符合痤疮的诊断？

1.c. 决定该患者是否需要抗菌药物治疗及口服避孕药治疗。

预期结果

2. 该患者的药物治疗目标是什么？

治疗方案选择

3.a. 对于该患者可以采取哪些药物治疗控制痤疮?

3.b. 对于该患者可以采取的有效的非药物治疗有哪些?

最佳药物治疗方案

4. 何种治疗方案最适合该患者?

临床结果评价

5. 如何监测你所推荐的治疗方案的疗效和不良反应?

患者教育

6. 为加强患者依从性,确保治疗成功,我们应该如何对该患者进行宣教?

自主学习任务

7. 学习痤疮的非药物治疗方法,包括中医治疗及饮食疗法。

临床注意点

对于痤疮患者而言,在急性期痤疮症状改善的情况下,应尽可能考虑维持治疗以防复发。因为目前所有针对痤疮的治疗方法仅仅是抑制其发病过程,而不是治愈痤疮。因此,有必要在治疗后进行维持治疗。局部外用维A酸是维持治疗的主要选择。

参考文献

[1] 中国医师协会皮肤科医师分会《中国痤疮治疗指南》专家组. 中国痤疮治疗指南. 临床皮肤科杂志,2019,48(9):593-588.

[2] 马琼,孙素姣,王燕,等. 强脉冲光联合医学护肤品治疗面部寻常痤疮临床观察. 中国美容医学,2011,20(1):100-102.

[3] 陆雯丽,陈向东. 痤疮的发病机制及其治疗. 国际皮肤性病学杂志,2011,37(1):20-23.

[4] 尹锐,郝飞,邓军,等. 不同浓度氨基酮戊酸光动力治疗中重度痤疮疗效观察. 中华皮肤科杂志,2010,43(4):245-248.

[5] 施军. 美他环素联合新癀片治疗寻常痤疮临床观察. 中国皮肤性病学杂志,2010,24(4):335-336.

[6] 任晓红,亓春花,郭辉. 联合疗法治疗痤疮的疗效及对患者三种细胞因子水平的影响. 中国麻风皮肤病杂志,2010,26(12):844-845.

[7] 刘伦飞,严建良,方红,等. 异维A酸红霉素凝胶治疗寻常痤疮的多中心随机对照临床研究. 中华皮肤科杂志,2010,43(12):867-870.

第三节 银屑病

学习目的

完成该病例学习后,学生应该获得下列能力:

- 了解银屑病的病理生理机制,包括临床症状和皮肤损害。
- 了解银屑病治疗过程中,局部用药、光化学以及系统治疗的顺序和药物的应用形式。
- 比较系统治疗用药的疗效和不良反应,包括常规药物(如甲氨蝶呤、环孢素、维A酸、硫唑嘌呤、柳氮磺吡啶)、生物制剂(依那西普、英夫利西单抗、阿达木单抗、白介素12/23拮抗剂)、中药[复方青黛胶囊(丸)、郁金银屑片、银屑灵、银屑冲剂、克银丸、消银颗粒、消银片等]。

- 为银屑病患者选择合适的治疗方案。
- 对银屑病患者进行合理用药、不良反应及相关注意事项的宣教。

患者临床表现

患者,男,61岁,2014年3月28日收入院。

主诉

四肢起红斑、鳞屑伴轻度瘙痒2个月余,泛发周身1个月余。

现病史

患者诉于2个多月前无明显诱因双膝关节、双肘关节处皮肤起约黄豆大小暗红色皮损,稍高起皮面,表面覆着白色鳞屑,伴轻度瘙痒不适。自用硫磺软膏外搽及口服润燥止痒胶囊治疗,瘙痒好转,但皮损不能消退。皮损逐渐增多、范围扩大,肘膝关节处皮损融合成小片状。1个月前皮损范围扩大,向四肢、躯干、头皮发展,皮损以四肢为主,周身可见广泛分布米粒至核桃大小丘疹、红斑、斑块,表面覆着白色鳞屑,1个月前于我科门诊就诊,诊断为银屑病,具体治疗不详,皮损仍不能控制。为进一步诊治,今日来我科门诊就诊,以"寻常型银屑病"收入院。发病来,无关节痛,无发热、咽痛,无胸闷、心慌等不适。起病以来患者精神、食欲、睡眠尚可,大小便正常,体力、体重无明显变化。

既往史

20年前左膝关节骨折史。否认高血压、冠心病、糖尿病等内科疾病史。否认肝炎、结核等传染病史,否认手术、外伤及输血史。

家族史

否认家族遗传病史。

个人史

长期定居于武汉,否认疫水接触史,否认冶游史。

过敏史

否认食物、药物过敏史。

体格检查

体温36.2℃,脉搏78次/min,呼吸19次/min,血压125/80mmHg。神清,精神尚可,营养中等,表情自如,步入病房,查体合作。头皮、双耳、躯干、四肢见广泛分布米粒至核桃大小丘疹、红斑、斑块,表面覆着白色鳞屑,其中四肢及关节处皮损密集分布。钝刮试验(+)。PASI评分18.6分。全身皮肤黏膜未见明显黄染及出血点。双侧瞳孔等大等圆,对光反射灵敏。右下颌可扪及豌豆大小淋巴结。甲状腺正常。双肺呼吸音清,双肺未闻及干湿啰音及胸膜摩擦音。心尖冲动在左侧第五肋间锁骨中线左侧 0.5cm。心率与节律规律，无心包摩擦音及奔马律。

腹软，无压痛及反跳痛，肝脾肋下未及。生殖器官正常。生理反射存在，病理反射未引出。

实验室检查

血常规：WBC 9.52×10^9/L，Neutros 44.3%，Lymphs 40.3%，Monos 7.2%，Hb 142g/L，HCT 42.9%，PLT 170×10^9/L。

血电解质：Na 142.2mmol/L，K 4.1mmol/L，Cl 107.6mmol/L，Ca 2.28mmol/L，CO_2 17.8 mmol/L。

血糖：Glu 4.1mmol/L。

肾功能：BUN 7.1mmol/L，Scr 78μmol/L。

肝功能：GOT 20U/L，GPT 17U/L，Alk phos 117U/L，T.bili 9.6μmol/L，D.bili 2.9μmol/L，Albumin 39.5g/L。

心肌酶谱：CK 117U/L，CK-MB 6.3U/L，LDH 162U/L。

尿液分析：结晶 99.90 个 /μl。

相关辅助检查

心电图：窦性心律心电图正常范围。

肺部 CT：①双下叶胸膜下异常密度影，多考虑间质性病变，请结合临床。②右上叶见纤维、钙化灶，建议随诊复查。③纵隔及双侧腋窝淋巴结增多、稍大。④心影不大，冠脉及主动脉见钙化灶。

初步诊断

寻常型银屑病。

病例讨论问题

病例问题识别

1.a. 列出该患者的药物治疗相关问题。

1.b. 患者的哪些症状、体征符合银屑病的诊断？

1.c. 决定患者是否需要抗菌药物和糖皮质激素治疗，应考虑哪些临床表现？

预期结果

2. 该患者的药物治疗目标是什么？

治疗方案选择

3.a. 哪些可行的非药物治疗选择可用来控制该患者的银屑病及相关症状？

3.b. 哪些可行的药物治疗选择可用来控制该患者的银屑病及相关症状？

最佳药物治疗方案

4. 何种治疗方案最适于控制该患者的银屑病发作及相关症状？

临床结果评价

5. 如何监测你所推荐的治疗方案的疗效和不良反应？

患者教育

6. 为加强患者依从性，确保治疗成功，我们应该如何对患者进行宣教？

自主学习任务

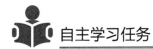

7.a. 检索文献，总结未来可能用于银屑病局部疗法的药物，如非甾体抗炎药、蛋白激酶C抑制剂、甲氨蝶呤凝胶或植入用5-氟尿嘧啶等。

7.b. 检索文献，总结将来可用于系统治疗银屑病的药物，包括氨基葡萄糖和免疫调节剂如单克隆抗体和细胞因子。

7.c. 检索文献，总结可用于治疗银屑病的中药制剂，包括方剂及中成药。

临床注意点

银屑病患者系统治疗的“3R”原则：有规律的循环疗法。

参考文献

[1] 中华医学会皮肤性病分会银屑病学组. 中国银屑病治疗专家共识(2014版). 中华皮肤科杂志，2014，47(3)：213-215.

[2] 中华医学会皮肤性病学分会银屑病专业委员会. 中国银屑病诊疗指南(2018完整版). 中华皮肤科杂志，2019，52(10)：667-710.

[3] 尚淑贤. 阿达木单抗治疗中重度活动性银屑病关节炎随机双盲安慰剂对照临床试验. 中华皮肤科杂志，2006，39(4)：189.

[4] 冯小燕，徐丽敏. 阿维A联合中药治疗银屑病随机对照试验的Meta分析. 天津医科大学学报，2008，14(4)：487-91.

[5] 陈声利，闫军，刘毅. 依法利珠治疗银屑病随机对照试验的系统评价. 中国循证医学杂志，2006，6(4)：267-272.

[6] 肖碧环，吴严，高兴华. 阿维A治疗重症银屑病的系统评价. 皮肤病与性病，2011，33(6)：311-317.

[7] 任发亮，常宝珠，陈旭，等. 0.005%卡泊三醇软膏治疗寻常型银屑病文献回顾. 中国中西医结合皮肤性病学杂志，2012，11(6)：341-344.

第四节 特应性皮炎

学习目的

完成该病例学习后，学生应该获得下列能力：

- 了解特应性皮炎发病机制中的危险因素和恶化因素。
- 了解特应性皮炎的治疗策略，包括非药物治疗方法。
- 教育患者和/或其家属关于特应性皮炎治疗的相关知识。
- 监控所选择的药物治疗的安全性和有效性。

患者临床表现

患者，男，28岁，2014年2月18日收入院。

主诉

周身反复起疹伴瘙痒26年余，加重1个月。

现病史

患者于26年前双小腿、双前臂开始起小片状红斑及米粒大小红疹，伴瘙痒不适。皮损逐渐加重，范围扩大，向四肢近端及躯干发展。不久周身可见大小不等片状红斑，红斑及周边可见粟米至米粒大小丘疹，周身皮肤干燥明显，皮损冬季明显、夏季减轻。加重时周身皮损可见渗液，皮损反复发展，近十余年皮损加重，发至面部，颈部、四肢部分皮损呈苔藓化改变，瘙痒剧烈。其间曾多次于我科门诊就诊及住院治疗，给予对症处理，皮损好转出院，但皮损不能完全消退。1个月前皮损加重，周身可见大片状红斑，皮肤干燥明显，面部局部出现糜烂、渗液，为进一步诊治，来我科就诊，以"特应性皮炎"收入院。皮损加重以来，无发热、咳嗽，无胸闷、喘气等不适。起病以来患者精神、食欲、睡眠尚可，大小便正常，体力、体重无明显变化。

既往史

有哮喘史3年，否认冠心病、糖尿病等内科疾病史。9年前行阑尾炎手术史。否认肝炎、结核等传染病史，否认外伤及输血史。

家族史

否认家族遗传病史。

个人史

否认疫水接触史，否认冶游史。

过敏史

否认食物、药物过敏史。

体格检查

体温36.5℃，脉搏84次/min，呼吸21次/min，血压160/109mmHg。患者神清，精神尚可，营养中等，表情自如，步入病房，查体合作，双侧瞳孔等大等圆，对光反射灵敏，颈静脉无怒张，双肺呼吸音清，未闻及明显干湿啰音，心率84次/min，律齐，腹软，无压痛及反跳痛，肝脾肋下未及，双下肢不肿，生理反射存在，病理反射未引出。

皮肤科情况：额部、颊、口周见片状红斑，红斑上可见甲盖至硬币大小糜烂面，双下颌处见苔藓化改变。躯干、四肢近端见广泛分布弥漫性淡红或暗红色斑片，红斑上可见粟米大小丘疹及糠状脱屑。四肢伸侧、肘窝、腘窝、颈部见苔藓化改变，上面可见抓痕、结痂。

实验室检查

血常规：WBC 6.87×10^9/L，RBC 4.29×10^{12}/L，Hb 134g/L，HCT 39.9%，EOS 12.5%，PLT 342×10^9/L，Neutros 54.6%，Lymphs 26.3%，Monos 6.0%。

肾功能：BUN 4.8mmol/L，Scr 52μmol/L，UA 438μmol/L。

肝功能：GOT 30U/L GPT 31U/L，Alk phos 78U/L，T.bili 11.0μmol/L，D.bili 4.0 μmol/L，Albumin 43.2g/L。

血糖：Glu 5.5mmol/L。

血电解质：Na 138.0mmol/L，K 4.0mmol/L，Cl 105.5mmol/L，Ca 2.08mmol/L，CO_2 17.8 mmol/L。

总IgE测定：免疫球蛋白E > 2 500.0 IU/ml。

初步诊断

特应性皮炎红皮病倾向。

病例讨论问题

病例问题识别

1.a. 列出该患者的药物治疗相关问题。

1.b. 该患者表现出特应性皮炎的哪些症状和体征？

1.c. 什么因素导致或加重了该患者特应性皮炎的症状？

预期结果

2. 该患者的药物治疗目标是什么？

治疗方案选择

3. 有哪些可供选择的药物和非药物治疗措施可处理该患者的皮肤瘙痒和特应性皮炎？

最佳药物治疗方案

4. 对该患者的最适合治疗方案是什么？

临床结果评价

5. 如何监测你所推荐的治疗方案的疗效和不良反应？

患者教育

6. 为加强患者依从性，确保治疗成功，我们应该如何对患者进行宣教？

自主学习任务

7.a. 回顾分析如何使用光疗方法治疗特应性皮炎。

7.b. 讨论一个 8 个月大的婴儿的特应性皮炎和一个成人的特应性皮炎的区别（针对临床症状和治疗策略）。

临床注意点

对于特应性皮炎，最大限度减少可预防的危险因素（如紧张）、消除触发因素、提供适当的皮肤护理和控制瘙痒与药物治疗一样重要。

参考文献

[1] 中华医学会皮肤性病学分会免疫学组，特应性皮炎协作研究中心. 中国特应性皮炎诊疗指南（2020 版）. 中华皮肤科杂志，2020，53（2）：81-88.

[2] AKDIS C A，AKDIS M，BIEBER T，et al. Diagnosis and treatment of atopic dermatitis in children and adults：European Academy of Allergology and Clinical Immunology/American Academy of Allergy，Asthma and Immunology/PRACTALL Consensus Report. J Allergy Clin Immunol，2006，118（1）：152-169.

[3] LIPOZENCIC J，WOLF R. Atopic dermatitis：an update and review of the literature. Dermatol Clin，2007，25（4）：605-612.

[4] 顾恒，尤立平，刘永生，等. 我国 10 城市学龄前儿童特应性皮炎现况调查. 中华皮肤科杂志，2004，37（1）：29-31.

[5] BARON S E，COHEN S N，ARCHER C B. Guidance on the diagnosis and clinical management of atopic eczema. Clin Exp Dermatol，2012，37（suppl 1）：7-12.

[6] 张辛艳，张莘兰，冯丹红. 美能治疗 64 例儿童特异性皮炎的临床观察. 吉林医学，2007，28（4）：452-453.

[7] 叶彩霞，孟雅杰，赵青. 双歧杆菌乳杆菌三联活菌辅助治疗婴儿变应特异性皮炎的临床观察. 海南医学，2011，22（15）：41-42.

[8] 王韵茹，章强强. 马拉色菌与特异性皮炎发病机制的中西医理论结合. 中国中西医结合皮肤性病学杂志，2011，10（3）：200-202.

（邓体瑛　杨　坤　张　耕）

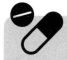

第十章 血液系统疾病

第一节 缺铁性贫血

学习目的

完成该病例学习后，学生应该获得下列能力：

- 认识到胃切除术后患者可能会导致缺铁性贫血的发生。
- 识别与缺铁性贫血相关的症状、体征和实验室检查结果。
- 为缺铁性贫血患者选择合适的铁剂疗法。
- 了解短期和长期缺铁性贫血治疗方案的监护参数。
- 告知患者铁剂疗法可能带来的不良反应。
- 教育患者坚持铁剂疗法的重要性。

患者临床表现

患者，女，61岁，2014年4月1日收入院。

主诉

面色苍白、乏力十余年，加重伴心慌、气促2个月。

现病史

患者十余年前出现面色苍白、乏力，不伴头晕、心慌、气促、水肿，无黑便、腹痛、恶心、反酸不适，至医院检查(具体结果不详)，予口服铁剂后乏力症状有所好转，仍有面色苍白。2个多月前无明显诱因出现心慌、气促，乏力加重，活动后明显，至当地医院查血发现贫血，血红蛋白48g/L，为求进一步诊治前来我院，门诊以“贫血”收治入我科。

既往史

四十余年前因胃溃疡行胃大部切除术。

家族史

否认家族遗传病史。

个人史

平素喜爱饮浓茶，否认疫水接触史，否认冶游史。

过敏史

否认食物、药物过敏史。

体格检查

体温 36.8℃，脉搏 88 次 /min，呼吸 20 次 /min，血压 105/70mmHg。神志清楚，发育正常，贫血面容。色泽苍白，弹性正常，浅表淋巴结无肿大。双侧瞳孔等大等圆，对光反射灵敏。舌苔光滑、色红。呼吸运动正常。双肺呼吸音清，未闻及干湿啰音及胸膜摩擦音，语音传导正常。

心率 95 次 /min，心律齐，心音有力，各瓣膜区未闻及杂音。腹部外形正常，腹软，无压痛及反跳痛。肝脏肋下未触及。脾脏肋下未触及。生理反射存在，病理反射未引出。

实验室检查

血常规：WBC 4.70 × 10^9/L，Neutros 54.1%，Lymphs 36.2%，Monos 8.9%，Hb 38g/L，HCT 15.4%，PLT 220 × 10^9/L。

血电解质：Na 140.7mmol/L，K 3.9mmol/L，Cl 109mmol/L，Ca 2.03mmol/L，CO_2 23.1 mmol/L。

血糖：Glu 3.8mmol/L。

肾功能：BUN 4.0mmol/L，Scr 55μmol/L。

肝功能：GOT 25U/L，GPT 14U/L，Alk phos 110U/L，T.bili 8.3μmol/L，D.bili 3.5 μmol/L，Albumin 41.3g/L。

C 反应蛋白：CRP < 3.17mg/L。

心肌酶谱：CK 94U/L，CK-MB 15U/L。

维生素 B_{12} 367.5pg/L，铁蛋白 1.8ng/ml，叶酸 45.07ng/L，促红细胞生成素 4 611.33mIU/ml。

血沉：ESR 64mm/h。

免疫球蛋白：IgM 2.33g/L，IgG 11.2g/L。

相关辅助检查

十二通道常规心电图检查：窦性心律，心电图正常范围。

心脏及左心功能测定：左房增大，二尖瓣、三尖瓣反流（轻度），左室舒张功能减退。

骨髓细胞学检查：考虑为小细胞低色素性贫血，符合缺铁性贫血。

骨髓免疫分型：骨髓中粒系及红系前体细胞优势增生，粒系细胞分化成熟障碍，未见明显增生的幼稚细胞群。

彩超常规检查腹部（含肝、胆、脾、胰）：目前肝、胆、脾、胰声像图未见明显异常。

胃镜检查（胃镜室）：残胃 - 吻合口炎。

诊断

1. 缺铁性贫血，重度。
2. 贫血性心脏病（心功能 3 级）。
3. 胃大部切除术后。

病例讨论问题

病例问题识别

1.a. 列出该患者的药物治疗相关问题。

1.b. 该患者表现出贫血相关的哪些症状和体征？

1.c. 哪些体征、症状和实验室检查能够证明缺铁性贫血是由铁吸收障碍引起？

预期结果

2. 针对该患者贫血的药物治疗目标是什么？

治疗方案选择

3.a. 哪些非药物疗法可能对该患者治疗贫血有效？

3.b. 哪些可选择的药物疗法对该患者治疗贫血有效？

最佳药物治疗方案

4. 为该患者提供一个最佳的药物治疗方案。

临床结果评价

5. 为评价治疗效果、监测和预防不良反应发生，哪些临床表现和实验室参数是必需的？

患者教育

6. 为加强患者依从性，确保治疗成功，将不良反应减至最少，应该向患者提供哪些信息？

自主学习任务

7.a. 注意用药可能干扰铁剂的吸收，列出给予铁剂时，同时段应该避免使用的口服药物。

7.b. 哪些监测内容应该包括在你的药学监护计划里？

（i）鼓励患者应通过饮食疗法以及添加维生素和矿物质补充剂来预防缺铁性贫血。

（ii）监测胃大部切除术后患者缺铁性贫血复发的体征和症状。

7.c. 假设在患者初次就诊医生想使用右旋糖酐铁注射液的纠正贫血。为该患者计算正确的右旋糖酐铁的总剂量，并写一个全面的给药过程及用药监护。

7.d. 进行文献检索，以确定支持使用各种缓释铁制剂的证据，并确定这类产品的增量成本。

临床注意点

1. 患者在接受治疗 3~10 天后，如果网织红细胞短期升高就可以证实给予的诊断和治疗是正确的。

2. 铁剂的治疗剂量应该保证给药 3~6 个月，以确保体内铁储备充足；血红蛋白和血细胞比容校正后，血清铁蛋白受体与血清铁蛋白的比率是反映机体铁储存的有用指标。

参考文献

[1] 中华医学会血液学分会红细胞疾病学组 . 铁缺乏症和缺铁性贫血诊治和预防多学科专家共识 . 中华医学杂志，2018，98（28）：2233-2237.

[2] GODDARD A F, JAMES M W, MCINTYRE A S, et. British Society of Gastroenterology. Guidelines for the management of iron deficiency anaemia. Gut, 2011, 60(10): 1309-1316.

[3] KAUSHANSKY L B, KIPPS S P. 威廉姆斯血液学. 8 版. 陈竺, 陈赛娟, 译. 北京: 人民卫生出版社, 2011: 524-562.
[4] 陈灏珠, 林果为. 实用内科学. 13 版. 北京: 人民卫生出版社, 2011: 2429-2434.
[5] 陈淑霞. 缺铁性贫血 156 例病因分析及防治措施. 医药论坛杂志, 2010, 31(17): 85-86.

第二节 维生素 B_{12} 缺乏性贫血

学习目的

完成该病例学习后，学生应该获得下列能力：

- 掌握与维生素 B_{12} 缺乏性贫血相关的症状、体征及实验室检查异常。
- 为维生素 B_{12} 缺乏性贫血的治疗选择合适的给药方案。
- 描述用于早期及后期评估维生素 B_{12} 缺乏性贫血患者的监护参数。
- 对接受维生素 B_{12} 治疗的患者进行宣教。

患者临床表现

患者，女，77 岁，2014 年 3 月 14 日收入院。

主诉

乏力伴活动后心悸 1 个月余。

现病史

患者 1 个月来无明显诱因出现乏力不适，伴活动后心悸，偶有胸闷，手足麻木不适，偶有腹胀。无发热，伴左下肢疼痛不适，活动无明显受限，无茶色尿，无黑便，无明显咳嗽、咳痰不适，无恶心、呕吐，无肢体水肿，无一过性意识障碍，到我院门诊查 WBC 6.60×10^9/L, Hb 68g/L, HCT 20.6%。现患者为求进一步诊疗特来我科。起病来，患者精神尚可，平素素食，大小便如常，体重较前无明显变化，体力较前稍有所下降。

既往史

50 年前胆囊炎、胆结石，内科治疗。6 年前因腰椎囊肿行手术治疗。7 年前诊断为 2 型糖尿病，血糖控制可。

家族史

父母已故，自然死亡。否认家族特殊病史。

个人史

否认疫水接触史，否认冶游史。

药物史

长期服用二甲双胍片控制血糖。

过敏史

青霉素(皮试阳性)。

体格检查

体温 36.7℃，脉搏 84 次 /min，呼吸 20 次 /min，血压 140/82mmHg。发育正常，神志清楚，表情自如，无急性面容。色泽苍白，弹性正常。双侧瞳孔等大等圆，对光反射灵敏。舌质红，舌乳头萎缩，表面光滑。颈软，双侧颌下淋巴结肿大，约 1cm × 1cm，无压痛。双肺呼吸音清，双肺未闻及干湿啰音及胸膜摩擦音。心尖冲动在左侧第五肋间锁骨中线左侧 0.5cm。心率与节律规律，无心包摩擦音及奔马律。腹软，无压痛及反跳痛，肝脾肋下未及。四肢肌力五级。生理反射存在，病理反射未引出。

实验室检查

血常规：WBC 5.34×10^9/L，Neutros 45.3%，Lymphs 45.5%，Monos 5.1%，Hb 67 g/L，HCT 19.3%，PLT 134×10^9/L。

血电解质：Na 142.9mmol/L，K 4.7mmol/L，Cl 107.6mmol/L，Ca 2.02mmol/L，CO_2 20.9mmol/L。

血糖：Glu 5.1mmol/L。

肾功能：BUN 11.1mmol/L，Scr 113μmol/L。

肝功能：GOT 14U/L，GPT 30U/L，Alk phos 66U/L，T.bili 17.0μmol/L，D.bili 6.1μmol/L，Albumin 40.5g/L。

C 反应蛋白：CRP 4.85mg/L。

血沉：ESR 51mm/h。

心肌酶谱：CK 49U/L，CK-MB 4.9U/L，LDH 505U/L。

维生素 B_{12} 75.1pmol/L，血清铁蛋白 149.9ng/ml，叶酸 36.86nmol/L，促红细胞生成素 75.3mIU/ml。

IgM 2.33g/L，IgG 11.2g/L，IgA 3.07g/L，C3 0.91g/L，C4 0.239g/L。

甲状腺功能：TSH 10.140mIU/L。

抗自身抗体全阴性。

骨髓穿刺术：此次髓象考虑 MA、MDS 待排。

骨髓免疫分型：骨髓中各群细胞大致正常，细胞分化成熟；免疫分型：骨髓中各群细胞比例大致正常，细胞分化成熟，未见明显增生的幼稚细胞群。

相关辅助检查

十二通道常规心电图检查 [2014-03-24]：窦性心律，ST-T 缺血型改变。

大便检查：颜色黄色，大便性状软，白细胞未见，脓细胞未见，吞噬细胞未见，寄生虫卵未见，寄生原虫未见，隐血 OB 阴性。

单次多层 CT 平扫胸部（包括心脏）[2014-03-24]：①右肺上叶及左肺下叶胸膜下小结节，建议随诊。②肝右叶低密度灶，可能为囊肿，建议进一步检查。③胆囊密度增高，请结合临床。

Holter：窦性心律，最小心率 45 次 /min，最大心率 87 次 /min，频发房性期前收缩 16 650 个 / 全程，成对房性期前收缩 388 次，部分呈二、三联律，短阵房性心动过速 151 阵次，偶发室性期前收缩 1 次 / 全程，ST-T 心肌复极异常改变。

染色体检查：为正常女性核型。

初步诊断

1. 巨幼细胞贫血。
2. 骨髓增生异常综合征待排。
3. 糖尿病。

病例讨论问题

病例问题识别

1.a. 列出该患者的药物治疗相关问题。

1.b. 哪些信息表明了患者患有维生素 B_{12} 缺乏性贫血及其严重程度？

1.c. 药物治疗能否导致维生素 B_{12} 缺乏？

1.d. 为评估该患者的维生素 B_{12} 缺乏性贫血，还需要哪些附加信息？

预期结果

2. 该患者的药物治疗目标是什么？

治疗方案选择

3.a. 哪些非药物治疗可能对该患者有效？

3.b. 哪些可行的药物治疗选择对该患者的维生素 B_{12} 缺乏性贫血有效？

最佳药物治疗方案

4. 对该患者，采用何种药物、剂型、剂量、给药时间以及疗程是最佳的？

临床结果评价

5. 哪些临床和实验室参数对于评估预期疗效、监测和预防不良反应是必需的？

患者教育

6. 为加强患者依从性，确保治疗成功以及将不良反应最小化，我们应该对患者提供哪些知识？

跟进问题

7. 在患者没有症状的时候筛查维生素 B_{12} 缺乏的作用是什么？

自主学习任务

8.a. 叙述维生素 B_{12} 缺乏、心血管疾病、血浆同型半胱氨酸水平之间的关系。

8.b. 恶性贫血患者进行缺铁症筛查的理论依据是什么？

8.c. 有哪些药物可能导致维生素 B_{12} 缺乏症？

临床注意点

具有非显著性维生素 B_{12} 缺乏症状（如血清维生素 B_{12} 水平降低、非特异性症状、血红蛋白正常）的患者应接受治疗数月，症状好转表明维生素 B_{12} 缺乏就是根本的原因。

参考文献

[1] GREEN R, DATTA M A. Megaloblastic Anemias: Nutritional and other causes. Med Clin North Am, 2017, 101(2): 297-317.

[2] GREEN R. Vitamin B12 deficiency from the perspective of a practicing hematologist. Blood, 2017, 129(19): 2603-2611.

[3] 陈灏珠，林果为. 实用内科学. 13版. 北京：人民卫生出版社，2011：2434-2439.
[4] 赵一鸣，翟志敏. 老年叶酸和维生素 B_{12} 缺乏性巨幼细胞贫血. 中国老年学杂志，2011，31：547-549.
[5] 刘薇. 城市老人巨幼细胞贫血41例临床分析. 中国医药导刊，2011，13(9)：1490-1491.
[6] 李六红，丁芳. 骨髓增生异常综合征-难治性贫血与巨幼细胞贫血对比分析及意义. 中国医药指南，2012，10(13)：219-220.
[7] 陈志云，马绍钧. 巨幼细胞贫血病中文医学期刊临床报告资料综述及提示. 临床血液学杂志，2012，25(7)：421-424.
[8] MORADO M, DE PAZ R. Informació n al Paciente. Anemia megaloblástica y gastritis atrófica [Patient information. Megaloblastic anemia and atrophic gastritis]. Rev Esp Enferm Dig, 2011, 103(6): 332.

（邓体瑛　杨　坤　喻明霞）

第十一章 感染性疾病

第一节　细菌性脑膜炎

学 习 目 的

完成该病例学习后，学生应该获得下列能力：

- 识别婴儿和儿童细菌性脑膜炎的危险因素、症状和体征。
- 区分不同年龄儿童脑膜炎的病原微生物。
- 推荐用于细菌性脑膜炎的经验性和针对目标的治疗方案。
- 确定监测细菌性脑膜炎抗菌药物治疗的参数。

患者临床表现

患者，男，33岁，2013年7月9日收入院。

主诉

头晕伴发热7天，头痛3天。

现病史

患者于7天前饮酒后出现头晕，伴随发热，无视物旋转，无意识障碍，无肢体活动障碍、视物不清及黑矇，无耳鸣及听力障碍，当地医院给予抗生素治疗（具体不详），体温持续在39.7℃。3天前患者出现头痛，伴恶心，呕吐胃内容物数次。患者无意识障碍，无肢体抽搐，在外院行头部CT及胸片检查后为求进一步诊治，现来我院，门诊以“发热原因待查”收入我科。起病以来患者精神食欲差，睡眠可，大小便正常，体力较前下降，体重无明显变化。

既往史

体健，否认糖尿病、心脏病等病史，否认肝炎、结核等传染病史，否认外伤及手术史。

过敏史

无药物过敏史及其他过敏史。

体格检查

体温36.5℃，脉搏84次/min，呼吸20次/min，血压112/80mmHg，神志清楚，精神可，言语流利，双肺呼吸音清，左肺可闻及少许干湿啰音，心率 80 次 /min，律齐，未闻及明显病理性杂音，双下肢无水肿；双侧瞳孔等大等圆，D=3mm，对光反射灵敏，眼球活动自如，无眼球震颤，双侧鼻唇沟等称，伸舌居中，颈软，四肢肌力、肌张力正常，双侧腱反射等称，病理征未引出，右侧克氏征（+），粗查深浅感觉未见明显异常，膝胫试验正常。

实验室检查

降钙素原 [2013-7-10]：PCT 1.31ng/ml。

血常规 [2013-7-10]：WBC 21.6 × 10^9/L，Neutros 85.2%，Lymphs 7.8%，EOS 4.8%，Neutros 18.4 × 10^9/L，Monos 1.4 × 10^9/L。

血沉 [2013-7-10]：ESR 43mm/h。

C 反应蛋白 [2013-7-10]：CRP 60.1mg/L。

肝肾功能、血糖、血电解质、血脂、心肌酶检查 [2013-7-10]：GGT 123U/L，CHE 10 869U/L，SOD 109U/ml；Glu 5.72mmol/L；UA 689.3μmol/L，CO_2 13.6mmol/L，β_2-MG 4 035.2μg/L；TG 1.82mmol/L，HDL-C 0.74mmol/L，ApoA1 0.56g/L；hs-CRP 57.88mg/L，NEFA 1 249.4μmol/L，CK 591U/L，α 羟丁酸脱氢酶 297U/L，LDH 499U/L；Na 134.5mmol/L，Mg 1.21mmol/L。

脑脊液生化 [2013-7-10]：GLU 0.67mmol/L，Pr 1.59g/L，Cl 115.2mmol/L，LDH 71U/L。

脑脊液多病原菌基因检测结果提示：肺炎链球菌。

相关辅助检查

脑电图 [2013-7-09]：异常脑电图。

头颅 MRI[2013-7-10]：颅脑 MRI 平扫未见明显异常；头颈部 MRA 未见明显异常；颅脑 CT 平扫未见明显异常。

初步诊断

颅内感染（细菌性脑膜炎）。

病例讨论问题

病例问题识别

1.a. 该患者有哪些药物治疗相关问题？

1.b. 该患者有哪些细菌性脑膜炎的危险因素？

1.c. 哪些临床症状、体征、实验室检查结果支持细菌性脑膜炎的诊断及其严重程度？

预期结果

2. 该患者的药物治疗目标是什么？

治疗方案选择

3.a. 哪些非药物治疗措施可能对该患者有效？

3.b. 描述用于该患者的经验性抗菌药物治疗方案。

3.c. 讨论用于婴儿和儿童脑膜炎的辅助药物治疗措施。

3.d. 为治疗病程过程中出现的低血压及代谢性酸中毒，可给予什么支持治疗措施？

最佳药物治疗方案

4. 在病原菌基因检测结果基础上，你将建议药物治疗需要作何改变？建议药物治疗的疗程是多少？

临床结果评价

5. 为达到预期治疗效果，并防止或发现不良反应，应该观察哪些临床参数和实验室指标？

患者教育

6. 为提高治疗的依从性、确保治疗效果并使不良反应最小化，你将给予患者何种治疗建议？

自主学习任务

7.a. 描述抗菌药物对中枢神经系统的穿透性以及影响其穿透性的因素。

7.b. 讨论治疗耐药肺炎球菌导致的脑膜炎的药物选择［如美洛培南和/或喹诺酮类］。

参考文献

[1] ChAVEZ-BUENO S, MCCRACKEN G H. Bacterial meningitis in children. Pediatr Clin N Am, 2005, 52(5): 795-810.

[2] TUNKEL A R, HARTMAN B J, KAPLAN S L, et al. Practice guidelines for the management of bacterial meningitis. Clin Infect Dis, 2004, 39(9): 1267-1284.

[3] HENGST J M. The role of C-reactive protein in the evaluation and management of infants with suspected sepsis. Adv Neonatal Care, 2003, 3(1): 3-13.

[4] VAN ETTEKOVEN C N, VAN DE BEEK D, BROUWER M C. Update on community-acquired bacterial meningitis: guidance and challenges. Clin Microbiol Infect, 2017, 23(9): 601-606.

[5] YOUNG N, THOMAS M. Meningitis in adults: diagnosis and management. Intern Med J, 2018, 48(11): 1294-1307.

第二节　急性支气管炎

学习目的

完成该病例学习后，学生应该获得下列能力：

- 识别急性支气管炎的症状和体征，及其持续时间和相关实验室检查，能与肺炎相区别。
- 论述对于非复杂性支气管炎的诊断和治疗，痰培养和革兰染色结果并非必要的原因。
- 论述非复杂性支气管炎不需要抗菌药物治疗的原因。
- 对医院内获得性肺炎（HAP）患者制订初始合理抗菌药物治疗方案。
- 列出可选择的抗菌药物，以覆盖HAP最常见的病原体。
- 选择非药物和药物治疗措施。

患者临床表现

患者，女，61岁，2014年3月25日收入院。

主诉

咳嗽十余天。

现病史

患者十余天前受凉后出现咳嗽，咳白痰，无发热、畏寒、胸闷，无心慌、恶心、呕吐，无胸痛，偶感背部疼痛，于社区医院抗感染（头孢菌素，具体不详）治疗 4 天，患者咳嗽无明显好转，为寻求进一步治疗，今来我院就诊，门诊以“①急性支气管肺炎；②肺部感染？”收入我科治疗。患者起病以来，神清，精神可，饮食一般，大小便可，体重、体力无明显变化。

既往史

否认高血压、冠心病史，否认糖尿病、肝炎、结核病史，否认外伤手术史。

过敏史

无药物过敏史及其他过敏史。

体格检查

体温 36.5℃，脉搏 84 次 /min，呼吸 20 次 /min，血压 120/78mmHg。神清，自动体位，皮肤巩膜无黄染，浅表淋巴结未及肿大，咽无充血，扁桃体无肿大，双肺呼吸音稍清，左上肺闻及少量湿啰音，心率 84 次 /min，律齐。腹平软，无压痛，肝脾肋下未及，双肾区无叩痛，双下肢无水肿，病理征阴性。

实验室检查

肝肾功能、电解质、血糖及 CRP[2014-3-26]: GPT 21U/L, GOT 39U/L, Alb 38.3g/L, 白球比值 1.43, BUN 6.15mmol/L, Scr 57μmol/L, K 4.35mmol/L, Cl 105.1mmol/L, Na 143.3mmol/L, Ca 2.22mmol/L, CO_2 25.04mmol/L; Glu 5.09mmol/L。

血常规 [2014-3-26]: WBC 7.1×10^9/L, Neutros 73.5%, RBC 3.85×10^{12}/L, Hb 122g/L, HCT 37.0%, PLT 162×10^9/L。

尿常规 [2014-3-26]: 隐血痕迹，清晰度清晰，黏液丝 0.39/HP，未见类酵母菌，淡黄色，小圆细胞 0.2/μl，结晶 38.1/μl。

肺炎支原体、衣原体抗体测定 [2014-3-26]: 肺炎衣原体 IgG 抗体，阳性 (+)，肺炎支原体 IgG 抗体，阳性 (+)。

相关辅助检查

心电图 [2014-3-25]: 正常。

心脏彩超 [2014-3-25]: 心脏形态、结构及瓣膜活动未见明显异常。

胸部 CT[2014-3-25]: 胸部未见明显异常。

初步诊断

急性支气管炎。

病例讨论问题

病例问题识别

1.a. 列出患者的药物治疗相关问题。

1.b. 患者的哪些临床症状、体征、实验室检查结果支持急性支气管炎的诊断？

1.c. 决定是否需要抗菌药物治疗，应考虑哪些临床表现？

预期结果

2. 急性支气管炎的药物治疗目标是什么？

治疗方案选择

3.a. 对该患者有效的非药物治疗有哪些？

3.b. 非复杂性支气管炎可能的药物治疗选择有哪些？

最佳药物治疗方案

4. 为减轻患者急性支气管炎症状，什么药物治疗方案最佳？请列出具体药物、剂量、给药途径、给药频次和疗程。

临床结果评价

5. 为达到预期治疗效果，并防止或发现不良反应，应该观察哪些临床参数和实验室指标？

患者教育

6. 为提高治疗的依从性、确保治疗效果并使不良反应最小化，你将给予患者何种治疗建议？

自主学习任务

7.a. 为慢性支气管炎急性发作患者列出治疗方案，并比较该方案与新诊断为急性支气管炎患者的治疗方案有何区别。

7.b. 为急性支气管炎患者准备教育手册，需要说明为什么抗生素不是非复杂性支气管炎的首选治疗措施。

7.c. 讨论儿童、成人和老年人非复杂性急性支气管炎患者临床表现和治疗的差异。

临床注意点

许多急性支气管炎患者期望得到抗生素治疗，因此，需要向患者解释为什么不需要使用抗菌药物，以及抗菌药物过度使用的害处。

参考文献

[1] 中华医学会. 急性气管 - 支气管炎基层诊疗指南(2018 年). 中华全科医师杂志，2019，18(4)：314-317.

[2] BRAMAN S S. Chronic cough due to acute bronchitis：ACCP evidence-based clinical practice guidelines. Chest，2006，129(1 Suppl)：95S-103S.

[3] WENZEL R P，FOWLER A A. Clinical practice. Acute bronchitis. N Engl J Med，2006，355(20)：2125-2130.

[4] SMUCNY J，FLYNN C，BECKER L，et al. Beta 2-agonists for acute bronchitis. Cochrane Database Syst Rev，2004(1)：CD001726.

[5] PHILLIPS T G，HICKNER J. Calling acute bronchitis a chest cold may improve patient satisfaction with appropriate antibiotic use. J Am Board Fam Pract，2005，18(6)：459-463.

[6] BRUNTON S，CARMICHAEL B P，COLGAN R，et al. Acute exacerbation of chronic bronchitis：a primary care consensus guideline. Am J Manag Care，2004，10(10)：689-696.

[7] IRWIN R S，BAUMANN M H，BOULET L，et al. Diagnosis and management of cough executive summary：ACCP evidence-based clinical practice guidelines. Chest，2006，129(1 Suppl)：1S-23S.

第三节　社区获得性肺炎

学 习 目 的

完成该病例学习后，学生应该获得下列能力：

- 识别社区获得性肺炎（community-acquired pneumonia，CAP）患者的典型症状、体征、实验室和肺部 X 片检查结果。
- 描述 CAP 最常见的病原体，包括其发生频率和对常用抗菌药物的敏感性。
- 讨论危险分层策略，用于确定 CAP 患者在门诊治疗或住院治疗。
- 以 CAP 患者临床表现、感染严重程度、年龄以及有无并发症和过敏史，初步确定经验性抗菌药物治疗方案。
- 确定 CAP 患者的抗菌药物治疗目标，包括监测用于评价疗效和不良反应的指标。
- 描述将 CAP 患者从静脉治疗转化为口服治疗需考虑的临床指标。

患者临床表现

患者，男，38 岁，2009 年 10 月 16 日收入院。

主诉

咽痛 5 天，发热伴咳嗽、咳痰 4 天。

现病史

患者 5 天前无明显诱因出现咽痛，4 天前出现发热，体温最高达 39.9℃，咳嗽，咳少量黄色脓痰，咳嗽时及深吸气时胸痛，无喘息及胸闷。3 天前在社区门诊就诊，予以头孢孟多静脉滴注 3 天，效果不明显。今来我院门诊就诊。起病来，患者精神、睡眠可，进食减少，大小便正常，体力下降。

既往史

无其他系统疾病。

过敏史

无药物过敏史及其他过敏史。

体格检查

体温 37.9℃，呼吸 21 次 /min，脉搏 82 次 /min，血压 125/65mmHg。神清，咽红，扁桃体不大，心律齐，未闻及杂音。双下肺叩诊呈浊音，双下肺呼吸音粗，以右侧明显，未闻及明显干湿啰音。腹软，无压痛及反跳痛，双肾区无叩痛，双下肢不肿。

实验室检查

血常规：WBC 11.9×10^9/L，Neutros 74.3%，Lymphs 17.6%，RBC 4.03×10^{12}/L，Hb 128g/L，PLT 254×10^9/L。

相关辅助检查

X 线检查：10月16日胸片示双下肺感染。

诊断

双下肺炎。

病例讨论问题

病例问题识别

1.a. 列出患者的药物治疗相关问题。

1.b. 患者的哪些临床症状、体征、实验室和X线检查结果支持CAP诊断？

1.c. CAP常见的病原体是什么？

1.d. 在决定患者门诊或住院治疗时，需考虑哪些临床表现、实验室和体格检查结果？

预期结果

2. CAP的药物治疗目标是什么？

治疗方案选择

3. CAP可能选择的药物治疗方案有哪些？

最佳药物治疗方案

4.a. 确定适合该患者的最佳药物治疗方案，请列出具体药物、剂量、给药途径、给药频次和疗程。

临床过程：患者住院治疗，给予头孢曲松1g静脉注射，阿奇霉素500mg静脉注射。入院48小时之后，患者临床表现改善，体温下降，咳嗽、咳痰减少。痰培养结果显示：肺炎链球菌，对红霉素耐药（MIC ≥ 1）敏感的抗菌药物有青霉素（MIC ≤ 2）、头孢曲松（MIC ≤ 1），左氧氟沙星（MIC ≤ 0.5）和万古霉素（MIC ≤ 1）。

4.b. 上述新的临床信息出现后，你建议抗菌药物治疗作哪些调整？

4.c. 什么时机考虑将静脉注射药物治疗转化为口服药物治疗？你考虑使用哪种口服抗菌药物？

临床结果评价

5. 为确认预期治疗效果，并防止或发现不良反应，应该检测哪些临床表现和实验室指标？

患者教育

6. 患者住院第4天，肺炎临床症状已完全缓解，患者办理出院。患者回家继续口服抗菌药物治疗，以完成7天抗菌药物治疗疗程。为提高治疗的依从性、确保治疗效果并使不良反应最小化，你将对患者回家后的口服抗菌药物治疗给予何种治疗建议？

自主学习任务

7.a. 阅读最新的美国感染疾病协会/美国胸科疾病协会发布的CAP治疗指南，并评价近年来CAP指南的主要变化。

7.b. 检索国际、国内、地区的肺炎链球菌耐药性资料，并和你所在医疗机构或病区的耐药性资料比较。

7.c. 描述在CAP的治疗过程中，短期药物治疗的作用。

临床注意点

社区获得性肺炎的经验性治疗方案需要结合患者的个体情况和当地细菌药敏流行病学进行调整。

参 考 文 献

[1] METLAY J P, WATERER G W, LONG A C, et al. Diagnosis and treatment of adults with community-acquired pneumonia. An official clinical practice guideline of the American Thoracic Society and Infectious Diseases Society of America. Am J Respir Crit Care Med, 2019, 200(7): e45-e67.

[2] 中华医学会. 成人社区获得性肺炎基层诊疗指南(2018年). 中华全科医师杂志, 2019, 18(2): 117-126.

[3] MANDELL L A, WUNDERINK R G, ANZUETO A, et al. Infectious Diseases Society of America/American Thoracic Society consensus guidelines on the management of community-acquired pneumonia in adults. Clin Infect Dis, 2007, 44(Suppl 2): S27-72.

[4] FORBES B A, SAHM D F, WEISSFELD A S, et al. Infections of the lower respiratory tract. Diagnostic Microbiology.11th ed. St. Louis: Mosby, 2002: 884-898.

[5] SEGRETI J, HOUSE H R, SIEGEL R E. Principles of antibiotic treatment of community-acquired pneumonia in the outpatient setting. Am J Med, 2005, 118(Suppl 7A): 21S-28S.

[6] BOCHUS P Y, MOSER F, ERARD P, et al. Community-acquired pneumonia: a prospective outpatient study. Medicine, 2001, 80(2): 75-87.

[7] FILE T M. Community-acquired pneumonia. Lancet, 2003, 362(9400): 1991-2001.

[8] AUJESKY D, AUBLE T E, YEALY D M. Prospective comparison of three validated prediction rules for prognosis in community-acquired pneumonia.Am J Med, 2005, 118(4): 384-392.

[9] FINE M J, AUBLE T E, YEALY D M, et al. A prediction rule to identify low risk patients with community-acquired pneumonia. N Engl J Med, 1997, 336(4): 243-250.

[10] LIM W S, VAN DER EERDEN M M, LAING R, et al. Defining community-acquired pneumonia severity on presentation to hospital: an international derivation and validation study. Thorax, 2003, 58(5): 377-382.

[11] MANDELL L A, FILE T M. Short-course treatment of community-acquired pneumonia. Clin Infect Dis, 2003, 37(6): 761-763.

[12] FINE M J, STONE R A, SINGER D E, et al. Process and outcomes of care for patients with community-acquired pneumonia: results from the Pneumonia Patients Outcomes Research Team (PORT) cohort study. Arch Intern Med, 1999, 159(9): 970-980.

第四节　中耳炎

学 习 目 的

完成该病例学习后，学生应该获得下列能力：

- 了解慢性化脓性中耳炎的分类、主要致病因素及转归情况。
- 通过该案例的学习，了解慢性化脓性中耳炎的临床表现及诊治手段。
- 掌握慢性化脓性中耳炎常见致病菌类型以及抗感染经验性治疗品种遴选与给药方案的制订等。
- 掌握中耳炎常用的治疗药物品种及作用机制。

● 通过自学滴耳液的使用方法，能够指导患者正确应用滴耳液。

患者临床表现

主诉

患者，男，66岁，右耳听力下降十余年。

现病史

患者十余年前无明显诱因出现右耳听力下降，偶有流脓，给予局部点药有所好转，但每遇受凉感冒、外耳道进水后又复发，症状反复发作。最近无流脓。不伴头晕、头痛，有耳鸣，无眩晕、面部麻木、口角歪斜。在当地医院给予治疗（具体不详），效果不佳。今来我院门诊，耳纤维镜提示右耳慢性中耳乳突炎，遂以"右耳慢性化脓性中耳炎"收入院。患者2013年3月于我院行左耳鼓室成形术。病程中神志清楚，精神可，饮食、睡眠、大小便可，体力、体重未减轻。

既往史

2001年行胆囊切除术；2013年3月于我院行左耳鼓室成形术。

个人史

1包烟/d，三十余年；2两酒/d，二十余年。

过敏史

无药物过敏史及其他过敏史。

体格检查

体温36.7℃，脉搏72次/min，呼吸22次/min，血压123/83mmHg。神志清楚，正常，浅表淋巴结无肿大。心率72次/min，心律整齐，心音正常，无杂音。双侧呼吸运动均匀对称，无增强或者减弱。双肺呼吸音清，未闻及干湿啰音及胸膜摩擦音。腹部外形正常腹软，无压痛及反跳痛。肝脏肋下未触及。脾脏肋下未触及。双下肢无水肿。生理反射存在，病理反射未引出。专科情况：双侧外耳道通畅清洁干燥，可见少许耵聍，未见红肿疖痈，未及触痛，未见流脓溢液。右侧鼓膜粉红色，紧张部边缘性大穿孔，光锥消失，锤骨柄赤裸。口角无歪斜，双眼闭合正常，吹口哨无漏气，无流涎，伸舌居中。颈部淋巴结未及明显肿大压痛。

实验室检查

血电解质：Na 138.1mmol/L，K 4.0mmol/L，Cl 101mmol/L，Ca 2.01mmol/L，CO_2 20.8mmol/L。

肾功能：BUN 6.9mmol/L，Scr 59μmol/L。

血糖：Glu 3.6mmol/L。

血常规：Hb 125g/L，HCT 43.3%，PLT 143×10^9/L，WBC 4.82×10^9/L，Neutros 62.1%，Lymphs 29.5%，Monos 7.9%。

肝功能：GOT 23U/L，GPT 11U/L，Alk phos 85U/L，T.bili11.8μmol/L，D.bili 4.7μmol/L，Albumin 45.0g/L。

辅助检查

双侧中耳乳突冠状位及轴位CT平扫：①左侧乳突炎表现，请结合临床。②右侧少许中耳炎表现。③双侧筛窦炎、上颌窦炎及蝶窦炎。

初步诊断

右耳慢性化脓性中耳炎。

病例讨论问题

病例问题识别

1.a. 慢性化脓性中耳炎有哪些典型的临床症状？

1.b. 慢性化脓性中耳炎与急性化脓性中耳炎有何关系？

1.c. 急性中耳炎与慢性中耳炎的治疗原则有何不同？

1.d. 中耳炎与鼻窦炎的关系如何？

1.e. 该患者是否需要抗菌药物治疗？

预期结果

2. 慢性中耳炎的治疗目标是什么？

治疗方案选择

3.a. 对于该患者有哪些治疗药物可以选择？

3.b. 除药物治疗外还有什么治疗手段可以选择？

3.c. 什么情况下可以应用酒精/甘油滴耳液？

最佳药物治疗方案

4. 请为该患者拟定一个最佳的药物治疗方案，包括药物品种、剂型、规格、用法用量和疗程等。

临床结果评价

5. 为达到预期治疗效果，并防止或发现不良反应，应该观察哪些临床参数和实验室指标？

患者教育

6. 药师应该指导患者正确应用滴耳液与滴鼻液，尤其是在冬天滴耳液温度较低的情况下，该如何避免药液对中耳的刺激导致不良反应的发生；为了提高患者用药的依从性，还应主动向患者说明中耳炎应用滴鼻液的缘由；嘱咐患者应该禁用哪些具有耳毒性的药物等。请结合该患者实际情况拟定相应的用药教育措施。

自主学习任务

7.a. 查阅中耳炎相关专著书籍。

7.b. 查阅中耳炎相关指南。

7.c. 总结中耳炎治疗药物类型及代表品种。

7.d. 总结滴耳液及滴鼻液的使用方法。

7.e. 论述医院的细菌耐药情况。

临床注意点

需明确经验性应用抗菌药物的首选品种；患者应用滴鼻液的依从性；滴耳液可能出现的中耳刺激症状以及患者自行应用滴耳液时，先用 3% 过氧化氢洗耳剂后是否先用棉签擦干后再应用抗生素滴耳液等。

参考文献

[1] 中国医师协会儿科医师分会儿童耳鼻咽喉专业委员会. 儿童急性中耳炎诊疗—临床实践指南(2015年). 中国实用儿科杂志, 2016, 31(2): 81-84.

[2] National Institute for Health and Care Excellence. Otitis media (acute): antimicrobial prescribing. [2020-08-10]. https: //www.nice.org.uk/guidance/NG91.

[3] DAMGHANI M A, BARAZIN A.Alterations in the Contra lateral Ear in Chronic Otitis Media. Iran J Otorhinolaryngol, 2013, 25(71): 99-102.

[4] 田勇泉, 韩德民, 孙爱华. 耳鼻喉头颈外科学. 7版. 北京: 人民卫生出版社, 2010: 323-334.

[5] 吴镝, 曹晋桂, 马文杰, 等. 成人慢性化脓性中耳炎的病原菌分布及耐药性分析. 成都医学院学报, 2013, 8(5): 589-591.

[6] 熊观霞, 白晶, 吴旋, 等. 慢性化脓性中耳炎的细菌学监测和药物敏感性动态分析. 中山大学学报(医学科学版), 2012, 5(2): 228-234, 259.

[7] 中华医学会耳鼻咽喉头颈外科学分会耳科学组. 中耳炎临床分类及手术分型指南(2012). 中华医学会耳鼻咽喉头颈外科杂志, 2013, 48(1): 5.

[8] 张全安. 中耳炎的病因学新概念. 中华儿科学杂志, 2010, 8(3): 358-361.

第五节 鼻窦炎

学习目的

完成该病例学习后，学生应该获得下列能力：

- 了解鼻窦炎主要致病因素。
- 通过该案例的学习，了解慢性鼻窦炎的临床表现、诊断及治疗手段。
- 掌握慢性鼻窦炎临床常规应用大环内酯类抗生素的原因。
- 掌握鼻窦炎常用的治疗药物品种及作用机制。
- 通过自学滴鼻液的使用方法，能够指导患者正确应用滴鼻液。

患者临床表现

主诉

患者，女，68岁，双侧鼻塞伴头痛、脓涕2年。

现病史

患者2年前无明显诱因出现双侧鼻腔阻塞，呈间断性，伴有黄绿色脓涕，量多不易擤出，伴头部胀痛。每于受凉感冒后加重，不伴喷嚏、咳嗽、咳痰、发热、盗汗。伴明显嗅觉减退，不伴耳鸣、听力下降、面部胀痛、涕中带血。在当地给予对症治疗(具体不详)，症状可有好转，但易复发。为求进一步诊治来我院，门诊以“慢性鼻窦炎”收入院。病程中神志清楚，精神可，饮食、睡眠可，大小便正常，体力、体重未减轻。

既往史

有乙肝小三阳病史20年，2010年于外院行阑尾切除术。

过敏史

无药物过敏史及其他过敏史。

体格检查

体温 36.3℃，脉搏 76 次 /min，呼吸 19 次 /min，血压 110/78mmHg。神志清楚，正常，浅表淋巴结无肿大。心率 76 次 /min，心律整齐，心音正常，无杂音。双侧呼吸运动均匀对称，无增强或者减弱。双肺呼吸音清，未闻及干湿啰音及胸膜摩擦音。腹部外形正常，腹软，无压痛及反跳痛。肝脏肋下未触及。脾脏肋下未触及。双下肢无水肿。生理反射存在，病理反射未引出。专科情况：外鼻无畸形、破溃、出血、溢液，双侧鼻前庭未见肿胀隆起，未及触痛，鼻黏膜稍红充血，双下鼻甲肿胀，对麻黄碱反应不好，双鼻道阻塞，可见较多分泌物，右侧显著，鼻中隔向左偏曲，各鼻窦压痛（-）。咽稍红，扁桃体不大。颈部淋巴结触诊：未及肿大，压痛（-）。

实验室检查

血电解质：Na 140.7 mmol/L，K 3.96mmol/L，Cl 108.9mmol/L，Ca 2.05mmol/L，CO_2 20.6mmol/L。

肾功能：BUN 5.1mmol/L，Scr 64μmol/L。

血糖：Glu 5.1mmol/L。

血常规：Hb 150g/L，HCT 43.3%，PLT 143×10^9/L，WBC 4.82×10^9/L，Neutros 63.2%，Lymphs 26.8%，Monos 7.3%。

肝功能：GOT 27U/L，GPT 20U/L，Alk phos 70U/L，T.bili 15.4μmol/L，D.bili 5.2μmol/L，Albumin 44.2g/L。

鼻腔分泌物培养：阴性。

乙肝三系 [2014-3-25]：HBsAg（+），HBeAb（+），HBcAb（+），PreS1-Ag（+），HBsAb（-），HBeAg（-）。

相关辅助检查

鼻窦轴位 + 冠状位 CT 平扫：①右侧筛蝶窦，上述改变暂考虑炎性病变，建议结合临床，治疗后复查排除占位性病变。②鼻中隔向左偏曲。③双侧中下鼻甲肿大。

组织病理检查：①（右鼻中鼻道）炎性息肉；②（右蝶窦）真菌病。

初步诊断

1. 慢性鼻窦炎。
2. 鼻腔新生物。
3. 鼻中隔偏曲。

病例讨论问题

病例问题识别

1.a. 请为该患者拟定一个术后药物治疗方案。

1.b. 该患者诊断为慢性鼻窦炎的诊断依据有哪些？

1.c. 该患者是否应该给予抗菌药物治疗？

1.d. 慢性鼻窦炎常用的治疗药物有哪些？

1.e. 该患者入院后择期行鼻内镜手术切除病理组织，病理检查提示右蝶窦真菌病，请分析导致真菌感染的最主要原因可能是什么？

预期结果

2. 慢性鼻窦炎的治疗目标是什么？

治疗方案选择

3. 当患者应用足量的第一代头孢菌素及甲硝唑1周后，疗效不佳时，作为药师应当建议如何调整药物治疗方案？

最佳药物治疗方案

4. 为减轻患者慢性鼻窦炎急性发作症状，什么药物治疗方案最佳？请列出具体药物、剂量、给药途径、给药频次和疗程。

临床结果评价

5. 为达到预期治疗效果，并防止或发现不良反应，应该观察哪些临床参数和实验室指标？

患者教育

6. 为提高治疗的依从性、确保治疗效果并使不良反应最小化，你将给予患者何种治疗建议？

自主学习任务

7.a. 查阅慢性鼻窦炎相关专著书籍。
7.b. 查阅慢性鼻窦炎相关诊疗指南。

的用药教育与用药指导；减轻鼻黏膜血管充血药物麻黄碱的用药方法、疗程，以及小剂量罗红霉素长疗程口服用药随访等。

参考文献

[1] 田勇泉，韩德民，孙爱华. 耳鼻喉头颈外科学. 7版. 北京：人民卫生出版社，2010：81-91.

[2] 中华耳鼻咽喉头颈外科杂志编辑委员会鼻科组，中华医学会耳鼻咽喉头颈外科学分会鼻科学组. 中国慢性鼻窦炎诊断和治疗指南（2018）. 中华耳鼻咽喉头颈外科杂志，2019，54（2）：81-100.

[3] FOKKENS W J，LUND V J，MULLOL J，et al. European Position Paper on Rhinosinusitis and Nasal Polyps 2012. Rhinol Suppl，2012，23：1-298.

[4] CHANG G H，WANG W H. Intranasal fungal（Alternaria）infection related to nasal steroid spray. Am J Otolaryngol，2013，34（6）：743-745.

[5] 张罗，强华，王振刚，等. 口服糖皮质激素治疗慢性鼻-鼻窦炎. 中华耳鼻咽喉头颈外科杂志，2013，48（2）：100-102.

[6] 许庚. 小剂量、长期大环内酯药物用于慢性鼻-鼻窦炎的治疗. 中华耳鼻咽喉头颈外科杂志，2013，48（2）：102-104.

[7] 韩德民. 正确理解难治性鼻-鼻窦炎. 中华耳鼻咽喉头颈外科杂志，2013，48（2）：113-114.

[8] 倪伟琼，蔡昌枰，王士礼. 真菌性鼻-鼻窦炎研究进展. 国际耳鼻咽喉头颈外科杂志，2016，40（4）：244-249.

第六节 糖尿病足部感染

临床注意点

须注意慢性真菌性鼻窦炎全身抗真菌治疗的适应证、用药品种的遴选以及给药方案制订的合理性；术后应用鼻内糖皮质激素

学习目的

完成该病例学习后，学生应该获得下列能力：

● 识别糖尿病足部感染的症状和体征，

识别感染的危险因素和最常见的病原体。

- 对糖尿病足部感染患者制订合理抗菌药物治疗方案，包括对药物过敏的患者和肾功能不全患者。
- 为达到理想的药物治疗效果并预防不良反应，列出需要监测的指标。

患者临床表现

患者，男，44岁，2014年2月19日收入院。

主诉

口干、多饮、多尿三余年，双足多处破溃1个月。

现病史

患者于三余年前无明显诱因出现口干、多饮、多尿，每日饮水量约4 000ml，小便量及次数均增加，夜间2~3次；体重、饮食、运动与平常无异，无多食、易饥，无心慌、手抖，无怕热、易激，无头晕、胸闷，无恶心、腹痛等不适，于外院就诊，诊断为“2型糖尿病”，予以口服降糖药治疗[达美康（格列齐特）1片，口服，每日3次；二甲双胍片2片，口服，每日3次]，未监测血糖，血糖控制情况不详。2年前因左足破溃于当地医院住院治疗，给予对症治疗（具体不详），好转后出院，出院后继续口服达美康及二甲双胍控制血糖，未监测血糖，血糖控制情况不详。患者于1年前开始出现视物模糊。1个月前无明显诱因，患者双足出现多处破溃，左足为甚，于当地医院治疗，无明显缓解，病程中无四肢麻木。现为求进一步诊治来我院，门诊以“2型糖尿病，糖尿病足”收入我科。起病来，患者精神、食欲、睡眠可，大便如常，小便如上述，体力、体重无明显变化。

既往史

患者否认高血压及冠心病史。否认乙肝、结核病史。否认手术输血史，有吸烟史。否认冶游史。

过敏史

无药物过敏史及其他过敏史。

体格检查

体温36.0℃，脉搏113次/min，呼吸18次/min，血压121/73mmHg。身高170cm，体重56kg，BMI 19.4kg/m^2，神志清楚，呼吸平稳，无异味，全身皮肤及巩膜无黄染，浅表淋巴结无肿大。双肺呼吸音清，未闻及干湿啰音，心率113次/min，律齐，未闻及明显病理性杂音。腹软，无压痛、反跳痛，肝脾肋下未触及，双下肢轻度凹陷性水肿。右足外侧可见2.0cm×2.0cm破溃，左足背红肿，左足外踝处可见3cm×4cm破溃，有脓性分泌物，左足小趾发黑坏疽，有异味。四肢肌力、肌张力正常，浅表感觉无明显减退，双足背动脉搏动可触及。正常生理反射存在，病理征未引出。

实验室检查

血常规[2014-2-19]：Neutros 75.0%，Lymphs（百分比）17.5%，HCT 31.5%，PLT 301×10^9/L，RBC 3.60×10^{12}/L，Lymphs 1.01×10^9/L，Hb 104.8g/L。

血糖[2014-2-19]：Glu>35.39mmol/L。

凝血象+D-二聚体[2014-2-19]：凝血酶原时间活动度167%，纤维蛋白原含量463mg/dl，凝血酶原标准化比值0.83。

肾功能、电解质[2014-2-19]：Na 130.2mmol/L，Cl 93.6mmol/L，其余指标正常。

粪便常规+潜血[2014-2-19]：大便性状稀，大便颜色为黄色，潜血（HB法）阴性。

尿常规检查[2014-2-19 19：31：16]：葡萄糖（++）28mmol/L，亚硝酸盐（-），清晰度清晰，白细胞（-），尿蛋白（-），维生素C（-），胆红素（-），酮体（-），脓球1/HP，结晶（-），红细胞1/HP。

心肌酶[2014-2-20]：GOT/GPT 0.68，LDH 124.0U/L。

心肌酶谱、肝功能全套、血脂全套[2014-2-20]：白球比值0.92，白蛋白（ALB）27.5g/L；总蛋白（TP）57.3g/L。

超敏C反应蛋白（hs-CRP）：7.51mg/L。

初步诊断

2型糖尿病合并糖尿病足部感染。

病例讨论问题

病例问题识别

1.a. 列出患者的药物治疗相关问题。

1.b. 患者的哪些临床症状、体征、实验室检查结果支持感染的诊断？

1.c. 该患者有哪些感染的危险因素？

1.d. 该患者足部感染最可能的病原体是什么？

预期结果

2. 该患者的药物治疗目标是什么？

治疗方案选择

3.a. 哪些非药物治疗措施可能对该患者有用？

3.b. 糖尿病足部感染可能选择的药物治疗方案有哪些？

最佳药物治疗方案

4.a. 该患者的抗感染治疗存在什么问题？

4.b. 确定适合该患者的初始经验抗菌药物治疗方案，请列出具体药物、剂量、给药途径、给药频次和疗程。

临床结果评价

5. 为评价预期治疗效果，并防止或发现不良反应，应该监测哪些临床表现和实验室指标？

患者教育

6. 为提高治疗的依从性、确保治疗效果并使不良反应最小化，你将给予患者何种治疗建议？

自主学习任务

7. 阅读糖尿病足部感染的治疗指南。

临床注意点

糖尿病足部感染仅仅使用抗菌药物治疗是不够的，还需要良好的血糖控制，通常还要做好局部伤口护理(切口、引流、清创、截肢)和患肢固定。

参考文献

[1] LIPSKY B A, ARAGÓN-SÁNCHEZ J, DIGGLE M, et al. IWGDF guidance on the diagnosis and management of foot infections in persons with diabetes. Diabetes Metab Res Rev, 2016, 32 Suppl 1: 45-74.

[2] GRIGOROPOULOU P, ELEFTHERIADOU I, JUDE E B, et al. Diabetic Foot Infections: an Update in Diagnosis and Management. Curr Diab Rep, 2017, 17(1): 3.

[3] LOEWEN K, SCHREIBER Y, KIRLEW M, et al. Community-associated methicillin-resistant Staphylococcus aureus infection: Literature review and clinical update [published correction appears in Can Fam Physician. 2017, 63(8): 596]. Can Fam Physician, 2017, 63(7): 512-520.

[4] HASSOUN A, LINDEN P K, FRIEDMAN B. Incidence, prevalence, and management of MRSA bacteremia across patient populations-a review of recent developments in MRSA management and treatment. Crit Care, 2017, 21(1): 211.

[5] WEIGELT J, ITANI K, STEVENS D, et al. Linezolid versus vancomycin in the treatment of complicated skin and soft tissue infections. Antimicrob Agents Chemother, 2005, 49(6): 2260-2266.

第七节 感染性心内膜炎

学习目的

完成该病例学习后，学生应该获得下列能力：

- 区别感染性心内膜炎与菌血症患者的症状和体征。
- 基于患者的特殊病原体感染和药物过敏情况，选择恰当的抗感染治疗方案。
- 分析患者治疗中选用的药物的常见不良反应，并列出相应的监测计划。
- 列出院外感染性心内膜炎患者可行的抗菌药物治疗方案。
- 教育即将出院的感染性心内膜炎患者在院外完成抗感染治疗的疗程。

患者临床表现

患者，男，16岁，2013年6月9日收入院。

主诉

间断发热2个多月，发现心脏杂音10天。

现病史

患者2个多月前无明显诱因下出现发热，最高体温39.2℃，无咽痛，无咳嗽、咳痰，无咯血。患者曾于广东一诊所予以输液治疗(具体不详)，输液后第2天即退热，其后未继续治疗，退热后 2 天再次出现发热，最高体温 39.9℃，患者再次输液治疗 1 天（具体不详），输液后再次第 2 天即退热，其后又未继续治疗，好转 2 天再次出现发热，第 3 次治疗后 15 天无发热，其后由多次反复发热后治疗 1 天、好转 2 天、再次发热、再好转、再治疗，10 天前入广东某三甲医院就诊发现心脏杂音，行心脏彩超提示：主动脉窦瘤破裂，主动脉瓣重度关闭不全，考虑“先天性心脏病合并感染性心内膜炎”。患者及其家属为寻求进一步治疗来我院就诊，门诊遂以“感染性心内膜炎？主动脉窦瘤破裂”收入我科。患者目前精神尚可，体力下降，食欲下降，睡眠正常，体重发病以来下降约 10kg，大便正常，排尿正常。

既往史

否认肝炎、结核、疟疾等传染病史，否认高血压、糖尿病等病史，否认手术史，否认外伤史，否认输血史。

个人史

无疫区居住史，无疫水、疫源接触史，无放射物、毒物接触史，无毒品接触史，无吸烟史，无饮酒史。

过敏史

无药物过敏史及其他过敏史。

体格检查

体温 38.8℃，脉搏 105 次 /min，呼吸 20 次 /min，血压 130/60mmHg。神志清楚，自动体位，全身浅表淋巴结无肿大。口唇无发绀，扁桃体无肿大，咽部无充血水肿，咽反射正常。双肺叩诊呈清音，听诊两肺呼吸音清晰，未闻及干湿啰音和胸膜摩擦音。心前区无隆起，心尖冲动正常、有力，可触及震颤，心包未及摩擦音，心率 105 次 /min，律齐，心音正常，主动脉听诊区全期 3/6 级杂音，P2 音增强。

实验室检查

血常规：WBC 14.5×10^9/L，Neutros 81.0%、Lymphs 11.1%，Monos 7.2%；RBC 3.74×10^{12}/L，Hb 108g/L。

尿常规：隐血（+），余正常。

C 反应蛋白：CRP 68.3mg/L。

血沉：ESR 40mm/h。

肝功能：T.bili 25.10μmol/L，D.bili 7.60 μmol/L，GOT 52U/L，余正常。

血糖、电解质、肾功能：正常。

相关辅助检查

心电图：窦性心动过速。

心脏彩超：先天性心脏病室间隔缺损（干下型），主动脉右冠窦窦瘤破裂并右冠瓣轻度脱垂、重度反流，主动脉瓣稍强回声团，考虑赘生物，感染性心内膜炎可能，升主动脉增宽，肺动脉扩张，左房左室扩大，二尖瓣轻度反流，三尖瓣轻度反流，肺动脉高压，主动脉血流速增高，心动过速。

胸部 CT：①左侧胸腔积液；②左下肺纤维灶；③心影增大。

初步诊断

1. 感染性心内膜炎。
2. 主动脉窦瘤破裂。
3. 主动脉瓣重度关闭不全。
4. 心功能 2 级。

病例讨论问题

病例问题识别

1.a. 列出患者的药物治疗相关问题。

1.b. 该患者有哪些临床症状、体征和其他检查结果支持感染性心内膜炎的诊断？

1.c. 引起该患者感染性心内膜炎的高危因素有哪些？

1.d. 基于该患者发生感染性心内膜炎的高危因素和赘生物的位置，是右侧心内膜炎还是左侧心内膜炎？并比较右侧心内膜炎和左侧心内膜炎的预后。

预期结果

2. 感染性心内膜炎的药物治疗目标是什么？

治疗方案选择

3.a. 对治疗该患者心内膜炎有效的非药物措施有哪些？

3.b. 根据可能的病原体，有哪些可选的治疗方案？包括具体药物、剂量、剂型、用药时间和疗程。

最佳药物治疗方案

4.a. 列出该患者的最佳药物治疗方案，包括具体药物、剂量、剂型、用药时间和疗程。

临床过程 1

入院后给予哌拉西林他唑巴坦（4.5g i.v.q8h）+ 左氧氟沙星（500mg i.v.q.d.）。入院后第 4 天，患者仍有发热，最高体温 38.6℃，给予物理降温后效果不佳，再次予以退热栓后好转。

4.b. 哪些信息表明该患者治疗失败？

4.c. 根据以上提供的新信息，该患者的药物治疗方案（非手术治疗）应如何调整？

临床过程 2

2013-6-13 血培养 + 药敏 [2013-6-9 送检]：血链球菌检出，氨苄西林敏感、头孢唑啉敏感、头孢曲松敏感、头孢呋辛敏感、环丙沙星敏感、克林霉素耐药、左氧氟沙星敏感、利奈唑胺敏感、莫西沙星敏感、呋喃妥因敏感、青霉素敏感、喹奴普汀 / 达福普汀中介、替考拉宁敏感、四环素耐药、万古霉素敏感。将抗菌药物更换为万古霉素 500mg i.v. q8h.。

2013-06-20 患者使用万古霉素 500mg i.v. q8h.，抗感染治疗已 7 天，体温从 15 日起已恢复正常，今晨体温 36.8℃。19 日药敏结果回报（6 月 13 日送检）：经 5 天培养无细菌生长。

临床结果评价

5.a. 为达到预期治疗效果，并防止或发现不良反应，应该观察哪些临床参数和实验室指标？

5.b. 根据患者病史和治疗效果，你认为该如何调整其治疗方案保证足疗程治疗？

患者教育

6. 该患者出院改为口服抗菌药，为提高治疗的依从性、确保治疗效果，你将给予患者何种治疗建议？

自主学习任务

7.a. 比较达托霉素、利奈唑胺和万古霉素用于 MRSA 感染（包括感染性心内膜炎）的临床数据。

7.b. 讨论用于评估肾小球滤过率和肌酐清除率的公式，及其用于评价肥胖患者肾功能时存在的固有偏倚。

7.c. 考虑赘生物感染性心内膜炎时，什么情况下考虑手术治疗。

临床注意点

左侧心内膜炎治疗失败率较高，达托霉素可用于金黄色葡萄球菌致菌血症，包括敏感金黄色葡萄球菌和耐药金黄色葡萄球菌感染所致右侧心内膜炎。

参 考 文 献

[1] THUNY F, GRISOLI D, CAUTELA J, et al. Infective endocarditis: prevention, diagnosis, and management. Can J Cardiol, 2014, 30(9): 1046-1057.

[2] HABIB G, LANCELLOTTI P, ANTUNES M J, et al. 2015 ESC Guidelines for the management of infective endocarditis: the task force for the management of infective endocarditis of the European Society of Cardiology (ESC). endorsed by: European Association for Cardio-Thoracic Surgery (EACTS), the European Association of Nuclear Medicine (EANM). Eur Heart J, 2015, 36(44): 3075-3128.

[3] HABIB G, HOEN B, TORNOS P, et al. Guidelines on the prevention, diagnosis, and treatment of infective endocarditis(new version2009): the task force on the prevention, diagnosis, and treatment of infective endocarditis of the European Society of Cardiology(ESC). Eur Heart J, 2009, 30(19): 2369-2413.

[4] SANDOE J A, BARLOW G, CHAMBERS J B, et al. Guidelines for the diagnosis, prevention and management of implantable cardiac electronic device infection. report of a joint working party project on behalf of the British Society for Antimicrobial Chemotherapy (BSAC, host organization), British Heart Rhythm Society (BHRS), British Cardiovascular Society (BCS), British Heart Valve Society (BHVS) and British Society for Echocardiography (BSE). J Antimicrob Chemother, 2015, 70(2): 325-359.

第八节 肺结核

学 习 目 的

完成该病例学习后，学生应该获得下列能力：

- 识别肺结核患者的典型症状和体征。
- 根据初诊肺结核患者的症状、体征、病史、临床主观和客观指标及治疗目标为其制订治疗方案。
- 为肺结核患者制订监测计划，以保证疗效并避免不良反应。
- 给肺结核患者提供抗结核治疗的相

关教育，包括药物服用方法、食物对药物的影响、坚持足够疗程治疗的重要性及抗结核药物潜在的不良反应。

● 活动性肺结核患者隔离期间应采取哪些合适的诊疗措施？

患者临床表现

患者，男，68岁，2010年7月28日收入院。

主诉

咳嗽20多天。

现病史

患者于2010年7月6日因受凉后出现咳嗽，以干咳为主，无发热、盗汗、咯血、胸痛、胸闷、心慌、腹痛、腹泻等不适，就诊于当地医院，行肺部CT示右上肺见斑片状高密度影，右肺下叶密度增高，考虑肺部感染，给予抗感染（左氧氟沙星）治疗20多天后，未见好转。今为求进一步诊治，来我院门诊，门诊以"肺部感染"收入我科。患者发病以来，精神、睡眠、食欲欠佳，大小便基本正常，体力、体重无明显改变。

既往史

患者既往有高血压病史，血压最高170/90mmHg，一直服用降压药，控制血压尚可，既往结核性胸膜炎病史，经治疗后痊愈出院，否认糖尿病、心脏病等病史，否认肝炎、肺结核、菌痢等传染病史，无外伤及手术史，无输血史，预防接种史不详。

过敏史

无药物过敏史及其他过敏史。

体格检查

体温36.5℃，脉搏90次/min，呼吸18次/min，血压140/90mmHg。神清，自动体位，急性病容，浅表淋巴结未及肿大，咽无充血，扁桃体无肿大，双肺叩诊清音，双肺呼吸音粗，双肺未闻及明显干湿啰音，哮鸣音及胸膜摩擦音。心率90次/min，心律齐，各瓣膜区未闻及心脏杂音。

实验室检查

血常规、心肌酶谱、凝血功能、尿常规、肿瘤标志物、肝肾功能、电解质、血糖：基本正常。

血沉：ESR 10mm/h。

结核杆菌蛋白芯片示结核杆菌蛋白16kDa（阴性）；结核杆菌蛋白38kDa（弱阳性）；脂阿拉伯甘露糖（弱阳性）。

相关辅助检查

心电图：正常。

胸部CT：双肺纹理增多、增粗，右上肺可见斑点状、索条状高密度影；右上叶后段、中叶、下叶基底段可见多发斑片状、片状高密度影。

纤支镜：气管环清晰，隆突锐利。左肺各叶段支气管开口通畅，黏膜色泽正常。右肺支气管管腔内可见广泛碳素沉着，右肺中叶、下叶背段支气管开口处可见灰白色伪膜覆盖，其中右中叶支气管开口略显扭曲、变形、狭窄，但管腔内未见新生物。

于右肺中叶支气管开口处活检及刷检，病理示镜下见较多柱状上皮细胞、部分中性粒细胞及少量上皮样细胞、多核巨细胞。考虑炎性病变，结核可能性大。

纤支镜刷片示：结核菌涂片检查找到抗酸杆菌。

初步诊断

1. 肺结核（痰涂片 +）。
2. 高血压 2 级（高危）。

病例讨论问题

病例问题识别

1. 患者有哪些临床、实验室和影像学结果支持其活动性肺结核的诊断？

预期结果

2. 活动性肺结核的治疗目标是什么？

治疗方案选择

3.a. 活动性肺结核患者应采取哪些有效的非药物治疗措施？

3.b. 活动性肺结核患者的治疗原则有哪些？

3.c. 治疗活动性肺结核的药物和剂量策略有哪些？

最佳药物治疗方案

4.a. 列出治疗该患者活动性肺结核的最佳药物治疗方案，包括具体药物、剂量、给药途径和疗程。方案中应包括每周给药 2~3 次的抗结核药。

4.b. 应考虑哪些社会因素和经济因素对肺结核患者的影响？

4.c. 怎样评估和处理该患者与家人（如妻子和孩子）的亲密接触？

临床结果评价

5. 为达到预期治疗效果，并防止或发现不良反应，应该观察哪些临床的实验室指标？

患者教育

6. 为保证该患者的治疗效果、提高用药依从性、减少不良反应，你将给予患者哪些建议？

随访问题

7.a. 如何根据该患者分离的结核杆菌药敏报告选择合适的药物治疗方案？

7.b. 对服用抗结核药后 GPT 和 GOT 水平升高到正常上限值 5 倍以上的患者，其药物治疗方案和管理方案作何调整？

自主学习任务

8.a. 查阅利福平治疗活动性肺结核的疗效和安全性。

8.b. 查阅资料，分析全国和你所在地区的临床分离的结核分枝杆菌对异烟肼的耐药率，并与其他结核病流行地区的数据进行比较。

8.c. 学习合并 HIV 感染的活动性肺结

核患者抗病毒治疗的策略，尤其需要关注一线抗结核药与非核苷逆转录酶抑制剂或蛋白酶抑制剂之间潜在的相互作用。

临床注意点

合并 HIV 感染的肺结核患者在采用药物治疗时必须考虑抗病毒药和利福平的相互作用。

参 考 文 献

[1] 中华医学会，中华医学会杂志社，中华医学会全科医学分会，等. 肺结核基层诊疗指南(2018年). 中华全科医师杂志，2019，18(8)：709-717.

[2] MARQUEZ L，STARKE J R. Diagnosis and management of TB in children：an update. Expert Rev Anti Infect Ther，2011，9(12)：1157-1168.

[3] MIGLIORI G B，ZELLWEGER J P，ABUBAKAR I，et al. European union standards for tuberculosis care. Eur Respir J，2012，39(4)：807-819.

[4] VAN INGEN J，FERRO B E，HOEFSLOOT W，et al. Drug treatment of pulmonary nontuberculous mycobacterial disease in HIV-negative patients：the evidence. Expert Rev Anti Infect Ther，2013，11(10)：1065-1077.

[5] FUJITA A.Tuberculosis in HIV/AIDS patients. Nihon Rinsho，2011，69(8)：1433-1437.

第九节　腹腔感染

学 习 目 的

完成该病例学习后，学生应该获得下列能力：

- 识别细菌性腹膜炎的临床表现。
- 认识胃肠道不同部分的正常菌群。
- 列出细菌性腹膜炎的抗菌药物治疗目标。
- 推荐原发性细菌性腹膜炎的经验性抗菌药物治疗方案。
- 监测抗菌药物治疗的安全性和有效性。
- 为原发性细菌性腹膜炎推荐二级预防方案。

患者临床表现

患者，女，50岁，2013年12月28日收入院。

主诉

反复腹部胀痛1个月余，再发加重1天。

现病史

患者于1个多月前因脑部手术后数天出现腹部胀痛，无恶心、呕吐，无畏寒、发热，无头晕、头痛。当时在本院住院治疗后于本月6日左右腹痛缓解后回当地医院治疗，期间拍腹部平片见肠腔胀气明显，昨日起再次出现腹部胀痛，无畏寒、发热等不适，行CT检查示两侧胸腔积液伴右下肺感染、脂肪肝、胆囊体积增大，考虑胆囊炎、腹水、脾大，并行腹部平片示肠腔明显胀气，右中下腹液平，予以灌肠后排便2次，腹痛缓解。起病以来，患者精神、食欲、睡眠均差，小便正常，色黄，大便量少，体力差。

既往史

既往有高血压，1个月前脑出血行动脉瘤夹闭手术；无糖尿病病史、心脏病史。

过敏史

无药物过敏史以及其他过敏史。

体格检查

体温36.0℃，呼吸18次/min，脉搏120次/min，血压112/77mmHg。神清，颈软，皮肤巩膜无黄染，右下肺呼吸音稍低，心率130次/min，律齐，腹膨隆，腹肌紧，全腹压痛、反跳痛明显，肠鸣音弱；双下肢轻度水肿。

实验室检查

血电解质：Na 139.7mmol/L，K 4.68mmol/L，Cl 111.9mmol/L，CO_2 17.8mmol/L。

肾功能：BUN 7.8mmol/L，Scr 61.8μmol/L。

血糖：Glu 8.19mmol/L。

血常规：Hb 93g/L，HCT 27.7%，PLT 141×10^9/L，WBC 21.04 $\times 10^9$/L，Neutros 88.7%，Lymphs 5.9%，Monos 5.2%。

肝功能：GOT 14U/L，GPT 113U/L，Alk phos 113U/L，T.bili 37.1μmol/L，D.bili 11.6μmol/L，Albumin 33.0g/L。

标准化比率：INR 1.55。

高敏C反应蛋白：hs-CRP 238.60mg/L。

降钙素原：PCT 0.84ng/ml。

相关辅助检查

[2013-12-27] CT检查：两侧胸腔积液伴右下肺感染、脂肪肝、胆囊体积增大，考虑胆囊炎、腹水、脾大。

腹部平片：肠腔明显胀气，右中下腹液平。

初步诊断

1. 急性弥漫性腹膜炎。
2. 低蛋白血症。
3. 脑血管瘤破裂出血术后。
4. 慢性不全性肠梗阻。

病例讨论问题

病例问题识别

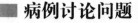

1.a. 列出患者的药物治疗相关问题。

1.b. 患者的哪些临床症状、体征、实验室检查结果支持原发性细菌性腹膜炎的诊断？

1.c. 该患者存在哪些感染的危险因素？

1.d. 该患者感染的最可能的病原菌是什么？

预期结果

2. 该患者的药物治疗目标是什么？

治疗方案选择

3.a. 哪些非药物治疗措施对该患者有用？

3.b. 对原发性细菌性腹膜炎，有哪些可行的药物治疗选择？

最佳药物治疗方案

4.a. 确定适合该患者的初始经验抗菌药物治疗方案，请列出具体药物、剂量、给药途径、给药频次和疗程。

4.b. 除了抗菌药物治疗，该患者还需要其他哪些药物的治疗？

临床结果评价

5. 为达到预期治疗效果，并防止或发现不良反应，应该检测哪些临床表现和实验室指标？

患者教育

6. 为提高治疗的依从性、确保治疗效果并使不良反应最小化，你将给患者提供哪些信息？

自主学习任务

7. 使用表格的形式，说明原发性腹膜炎和继发性腹膜炎的主要区别，包括临床表现、病原菌、诊断要点和治疗等。

临床注意点

75% 需氧菌导致的腹膜炎患者存在菌血症，但厌氧菌所致腹膜炎罕见。腹腔液体培养通常阴性，原发性腹膜炎的诊断通常基于腹腔液体白细胞计数和患者的临床表现。

参考文献

[1] PIROTH L, PECHINOT A, DI MARTINO V, et al. Evolving epidemiology and antimicrobial resistance in spontaneous bacterial peritonitis: a two-year observational study. BMC Infect Dis, 2014, 14: 287.

[2] BRUCE A, RUNYON. Management of adult patients with ascites due to cirrhosis: an update. Hepatology, 2009, 49(6): 2087-2107.

[3] GARCIA-TSAO G L, LIM J K, Members of Veterans Affairs Hepatitis C Resource Center Program. Management and treatment of patients with cirrhosis and portal hypertension: recommendations from the Department of Veterans Affairs Hepatitis C Resource Center Program and the National Hepatitis C Program. Am J Gastroenterol, 2009, 104(7): 1802-1829.

[4] SUCH J, RUNYON B A. Spontaneous bacterial peritonitis. Clin Infect Dis, 1998, 27(4): 669-676.

[5] BADAWY A A, ZAHER T I, SHARAF S M, et al. Effect of alternative antibiotics in treatment of cefotaxime resistant spontaneous bacterial peritonitis. World Journal of Gastroenterology, 2013, 19(8): 1271-1277.

第十节 泌尿道感染

学 习 目 的

完成该病例学习后，学生应该获得下列能力：

- 掌握女性单纯尿路感染常见症状。
- 掌握单纯尿路感染的症状、检查、临床特征，选择合适的药物治疗方案。
- 明确如何进行疗效监护和不良反应

监测。

- 从药物的用法、药物-食物的相互作用、药物的正确储存方法和潜在的不良反应等方面对患者进行宣教。

患者临床表现

患者，女，75岁，2014年5月6日入院。

主诉

尿频、尿痛4天。

现病史

患者4天前无明显诱因出现尿频、尿痛，无肉眼血尿，无发热，无明显腰痛，伴有乏力及纳差，无明显水肿，无胸闷、气喘。门诊尿常规示：红细胞（镜下）（+++），白细胞（镜下）（+++），蛋白质（+++）；血常规示：WBC 14.08×10^9/L，Neutros 86.8%。诊断为"泌尿道感染"，予以左氧氟沙星治疗2天，患者尿频、尿痛症状减轻，但昨日输液时出现上肢皮疹及瘙痒，遂停药。患者为求进一步诊治，门诊以"泌尿道感染"收入。起病以来，精神、食欲、睡眠欠佳，大便正常，小便如上述，体力下降，体重无明显变化。

既往史

有高血压病史15年，最高收缩压180mmHg，血压控制一般。近期因背痛在心内科住院，查肌钙蛋白（TNI）轻微增高，但CT血管造影（CTA）未发现冠脉狭窄。有陈旧性脑梗死病史。否认糖尿病史。否认肝炎、结核等传染病史。否认家族遗传病史。否认手术外伤史及输血史。

过敏史

对左氧氟沙星过敏，表现为皮疹伴瘙痒。

体格检查

体温36.1℃，脉搏70次/min，呼吸20次/min，血压140/78mmHg。神清，自动体位，皮肤巩膜无黄染，浅表淋巴结未及肿大，咽无充血，扁桃体无肿大，双肺呼吸音清，双肺未闻及干湿啰音及胸膜摩擦音。心率70次/min，律齐。腹软，无压痛及反跳痛。双肾区无叩痛。双下肢不肿。

实验室检查

肝肾功能、电解质及血糖：GOT 18U/L，GPT 9U/L，Alk phos 41U/L，T.bili 5.4μmol/L，D.bili 1.7μmol/L，Albumin 34.7g/L，BUN 4.2mmol/L，Scr 61μmol/L，Na 147.7mmol/L，K 3.7mmol/L，Cl 110.2mmol/L，Ca 2.07mmol/L，CO_2 26.6mmol/L，Glu 8.19mmol/L。

血常规：Hb 94g/L，HCT 29.7%，PLT 291×10^9/L，WBC 14.08×10^9/L，Neutros 86.8%，Lymphs 30.3%，Monos 8.6%。

尿常规：RBC（镜下）（+++），WBC（镜下）（+++），PRO（+++）。

尿生化检查：RBC 9.8×10^3/ml，RBC 3~5/HP，WBC 1~2/HP，PRO（-），均一性红细胞65%，变形红细胞35%，异常红细胞形态为皱缩，面包圈。

尿液培养：无细菌生长。

相关辅助检查

彩超常规检查泌尿系(含双肾、输尿管)[2014-5-6]:目前双肾、输尿管上段及膀胱超声像图未见明显异常。

单次多层CT平扫胸部(包括心脏)[2014-5-6]:①右肺上叶部分泡状气肿形成。②右肺中叶及双肺下叶稍高密度影,考虑少许慢性炎性病变。③左下叶背段可疑少许支气管扩张表现,请结合临床随诊。④右肺下叶小结节状钙化灶。⑤心影不大,主动脉见钙化灶。⑥甲状腺左叶高密度影,可能为钙化灶。

DR腹部平片[2014-5-6]:腹部泌尿系走行区未见明显阳性结石。

初步诊断

1. 泌尿道感染。
2. 高血压3级(极高危)。
3. 陈旧性脑梗死。
4. 颈椎病。

病例讨论问题

病例问题识别

1.a. 该患者有哪些症状、体征、实验室检查结果可以诊断为泌尿道感染?

1.b. 泌尿道感染与阴道炎如何鉴别?

1.c. 该患者是否需做尿培养和药敏试验?药敏结果阴性的原因是什么?

1.d. 引起患者泌尿道感染最可能的病原菌是什么?

1.e. 泌尿道感染的危险因素有哪些?

1.f. 该患者皮疹伴瘙痒的原因是什么?

预期结果

2. 该患者的药物治疗目标是什么?

治疗方案选择

3.a. 泌尿道感染常见的病原菌有哪些?

3.b. 对于单纯性泌尿道感染有哪些抗菌药物可以选择?

最佳药物治疗方案

4. 对于该患者,采用何种药物、剂型、剂量、给药方案和疗程是最佳的?

临床结果评价

5. 哪些临床和实验参数对于评估疗效和预防不良反应是必需的?

患者教育

6. 为加强患者的依从性,确保治疗成功,将不良反应减到最小,我们应该如何对患者进行宣教?

自主学习任务

7.a. 通过阅读资料,得出本地区大肠埃希菌对磺胺类药物、喹诺酮类药物的耐药率。

7.b. 对于泌尿道感染的疗程进行评估。

临床注意点

女性泌尿道感染常合并阴道炎,可结合临床症状进行相应的检查和治疗。

参 考 文 献

[1] HOOTON T M. Clinical practice. Uncomplicated urinary tract infection. N Engl J Med, 2012, 366 (11): 1028-1037.

[2] BHOWMIK D, SINGH S. Complicated urinary tract infections. J Indian Med Assoc, 2013, 111 (8): 545-549.

[3] AGRAWAL P, PANDEY A, SOMPURA S, et al. Role of blood C - reactive protein levels in upper urinary tract infection and lower urinary tract infection in adult patients (> 16 years). J Assoc Physicians India, 2013, 61(7): 462-463.

[4] HYUN-SOP C, SEUNG-JU L, STEPHEN S Y, et al.Summary of the UAA-AAUS guidelines for urinary tract infections.International Journal of Urology, 2018, 25(3): 175-185.

[5] MARKOVIC-DENIC L, MIJOVIC B, JANKOVIC S. Risk factors for hospital-acquired urinary tract infection: a case-control study. Int Urol Nephrol, 2011, 43(2): 303-308.

[6] KODNER C M, THOMAS GUPTON E K. Recurrent urinary tract infections in women: diagnosis and management. Am Fam Physician, 2010, 82(6): 638-643.

[7] AGGARWAL S, SINGH H. Approach to urinary tract infections. Indian J Nephrol, 2010, 20(2): 118.

第十一节 急性肾盂肾炎

学 习 目 的

完成该病例学习后，学生应该获得下列能力：

- 掌握急性肾盂肾炎的症状、体征和实验室检查特点。
- 了解急性肾盂肾炎感染的危险因素。
- 对疑似肾盂肾炎的患者提出适当的经验性抗菌药物和对症药物治疗方案。
- 根据患者的治疗反应和细菌培养结果调整药物治疗方案。
- 为肾盂肾炎患者制订个体化的药学监护计划。

患者临床表现

患者，女，34岁，2013年4月16日入院。

主诉

尿频、尿急、尿痛、腰痛3天，腰痛1天。

现病史

患者于3天前无明显诱因出现尿频、尿急、尿痛，可见肉眼血尿、少尿、水肿，无发热，自服抗菌药物治疗后症状无好转，今日出现腰痛，来我院门诊查尿白细胞++++，红细胞+++，予以依诺沙星静脉滴注，症状仍无好转，测体温37.6℃，门诊以“泌尿道感染”收入。发病以来，患者食欲、精神、体力差，大便如常，小便如上述，体重无明显改变。

既往史

否认高血压、糖尿病、心脏病等慢性疾病史，否认肝炎、结核等传染病史，否认家族遗传病史，否认手术外伤史及输血史。

过敏史

无药物过敏史及其他过敏史。

体格检查

体温 37.6℃，脉搏 86 次 /min，呼吸 19 次 /min，血压 110/70mmHg。神清，自动体位，皮肤巩膜无黄染，浅表淋巴结未及肿大，咽无充血，扁桃体无肿大，双肺呼吸音清，双肺未闻及干湿啰音及胸膜摩擦音，心率 86 次 /min，律齐。腹平软，无压痛，肝脾肋下未及，双肾区叩痛（+），双下肢不肿。

实验室检查

血常规：Hb 116g/L，HCT 35.1%，PLT 257×10^9/L，WBC 5.57×10^9/L，Neutros 58.9%，Lymphs 30.9%，Monos 6.1%。

尿液分析：BLD（-），RBC 25.8/μl，WBC 35.10/μl，BACT 77.80/μl。

尿液培养 + 药敏 [2013-4-17]：粪肠球菌（氨苄西林、环丙沙星、利奈唑胺、左旋氧氟沙星、莫西沙星、呋喃妥因、青霉素、高浓度链霉素、替加环素、万古霉素敏感，红霉素、高浓度庆大霉素、奎奴普丁 / 达福普汀、四环素耐药）；大肠埃希菌（阿莫西林 / 克拉维酸中介，阿米卡星、氨曲南、头孢他啶、氯霉素、环丙沙星、头孢哌酮 / 舒巴坦、头孢吡肟、头孢西丁、亚胺培南、左氧氟沙星、美洛培南、呋喃妥因、哌拉西林 / 他唑巴坦敏感，氨苄西林、头孢噻吩、头孢曲松、头孢呋辛、头孢唑啉、庆大霉素、哌拉西林、复方磺胺甲噁唑片、四环素、妥布霉素耐药）。

尿液培养 + 药敏 [2013-4-22]：未检出细菌（需氧）。

尿生化检查：PRO（-），尿比重 1.010，RBC 0~1/HP，RBC 1.0×10^3/ml，WBC 1~2/HP。

相关辅助检查

双肾及肾血管彩超检查 [2013-4-22]：双肾及肾血管超声像图未见明显异常。

初步诊断

急性肾盂肾炎。

病例讨论问题

病例问题识别

1.a. 列出该患者可能存在的治疗问题。

1.b. 哪些信息（症状、体征或实验室检查结果）提示该患者可以诊断为肾盂肾炎并提示其严重程度？

1.c. 全面评估该患者病情还需要哪些临床信息？

预期结果

2. 该患者的药物治疗目标是什么？

治疗方案选择

3.a. 肾盂肾炎的常见病原菌有哪些？

3.b. 治疗急性肾盂肾炎，可以经验性地选择哪些抗菌药物？

3.c. 该患者的非药物治疗方案有哪些？

最佳药物治疗方案

4. 对于该患者，可以经验性地选择哪些抗菌药物？

临床结果评价

5. 哪些临床和实验参数对于评估疗效、预防或发现不良反应是必需的？

患者教育

6. 为加强患者的依从性，确保治疗成功，将不良反应减到最小，我们应该如何对患者进行宣教？

自主学习任务

7.a. 制订肾盂肾炎患者从静脉注射治疗转到口服药物治疗的计划。

7.b. 对疑似肾盂肾炎患者应如何处理？

临床注意点

肾盂肾炎的治疗药物很多，应选择具有杀菌作用并以活性形式经肾脏清除的药物，并及时停用静脉用药，采用口服序贯治疗。

参考文献

[1] JAMES R, JOHNSON L, THOMAS A R. Acute Pyelonephritis in Adults. N Engl J Med, 2018, 378 (1): 48-59.

[2] National Institute for Health and Care Excellence. Pyelonephritis (acute): antimicrobial prescribing. [2020-08-10].https: //www.nice.org.uk/guidance/NG111.

[3] GUPTA K, HOOTON T M, NABER K G, et al. International clinical practice guidelines for the treatment of acute uncomplicated cystitis and pyelonephritis in women: a 2010 update by the Infectious Diseases Society of America and the European Society for Microbiology and Infectious Diseases. Clin Infect Dis, 2011; 52(5): e103-e120.

[4] PAUL N, VIKRAM S DA, STANLEY G, et al. ACR Appropriateness Criteria ® Acute Pyelonephritis. J Am Coll Radiol, 2018, 15(11S): S232-S239.

[5] CZAJA C A, SCHOLES D, HOOTON T M, et al. Population-based epidemiologic analysis of acute pyelonephritis. Clin Infect Dis, 2007, 45(3): 273-280.

[6] KLAUSNER H A, BROWN P, PETERSON J, et al. A trial of levofloxacin 750mg once daily for 5 days versus ciprofloxacin 400mg and/or 500 mg twice daily for 10 days in the treatment of acute pyelonephritis. Curr Med Res Opin, 2007, 23(1): 2627-2628.

第十二节 盆腔炎

学习目的

完成该病例学习后，学生应该获得下列能力：

- 根据患者的病史、体检、实验室检查来鉴别诊断盆腔炎。
- 列出盆腔炎的并发症及预防 / 治疗的策略。
- 详述患者盆腔炎基本治疗过程中存在的其他相关健康问题。

● 提出盆腔炎适合的治疗计划，包括药物、剂量和监测方案。

● 制订宣教计划，提供药物治疗与不良反应的相关知识。

患者临床表现

患者，女，30岁，2014年5月22日入院。

主诉

下腹疼痛3天。

现病史

患者于3天前无明显诱因出现脐周下腹部疼痛，伴发热，体温最高38.7℃，无恶心、呕吐不适，遂至外院。行B超示：右下腹异常混合回声区，腹腔积液。腹部平片示：腹部未见明显梗阻及穿孔征象。查尿HCG（-）。予以抗炎药物治疗，腹痛无明显缓解。昨天开始出现右下腹痛加剧，行妇科B超示：右附件区非均质性肿块（4.2cm×3.5cm），宫颈纳氏囊肿。为求进一步治疗，门诊以"腹痛待查?"收入院。起病以来，患者精神、饮食、睡眠尚可，大便正常，小便正常，解小便伴下腹痛，体力、体重无明显下降。

既往史

否认高血压、冠心病史，否认糖尿病、肝炎、结核病史，有剖宫产术史、乳房包块切除术史。

过敏史

无药物过敏史及其他过敏史。

月经史

患者平时月经尚规则，周期28~30天，经期3~4天，量中，痛经（-）。

体格检查

体温36.5℃，脉搏78次/min，呼吸19次/min，血压117/72mmHg。神清，自动体位，皮肤巩膜无黄染，浅表淋巴结未及肿大，咽无充血，扁桃体无肿大，双肺呼吸音清，呼吸音正常，语颤正常，未触及胸膜摩擦感，未触及皮下捻发感。心率78次/min，律齐。腹平软，无压痛，肝脾肋下未及，双肾区无叩痛，双下肢无水肿，病理征阴性。

妇科情况：外阴已婚式，发育正常，阴道通畅，无畸形，黏膜正常，分泌物量中，无色透明，无异味，宫颈光滑，无肥大，质中，无触血，举痛（-），宫体前位，大小正常，质中，形态规则，压痛（+），活动度可，左附件区未扪及异常，右附件区可扪及约3cm×4cm大小包块，触痛明显，活动度可。

实验室检查

肝肾功能、血电解质及血糖：GOT 11U/L，GPT 7U/L，Alk phos 48U/L，T.bili 12.6μmol/L，D.bili 5.1μmol/L，Albumin 34.9g/L；BUN 2.1mmol/L，Scr 45μmol/L；Na 144.0mmol/L，K 3.6mmol/L，Cl 103.0mmol/L，Ca 2.31mmol/L，CO_2 22.3mmol/L；Glu 6.20mmol/L。

血常规：Hb 93g/L，HCT 27.7%，PLT 141×10^9/L，WBC 11.37×10^9/L，Neutros

74.0%, Lymphs 15.7%, Monos 9.9%。

C 反应蛋白及血沉：CRP 71.30mg/L；ESR 59mm/h。

尿液分析：WBC 7.90×10^9/L，RBC 31.50×10^9/L，EC 42.00×10^9/L，BACT 607.70×10^9/L。

肿瘤标志物：CA125 36.37U/ml。

相关辅助检查

十二通道常规心电图检查（床旁急查）[2014-5-22]：正常。

DR 胸部、腹部正位片 [2014-5-22]：正常。

单次多层 CT 平扫下腹部 [2014-5-24]：盆腔右前方区团状阴影，盆腔积液表现，膀胱充盈不佳。

初步诊断

1. 盆腔炎。
2. 右侧附件区包块。

病例讨论问题

病例问题识别

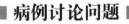

1.a. 列出该患者可能存在的药物治疗问题。

1.b. 哪些临床信息提示该患者盆腔感染及感染的严重程度？

1.c. 患者还需进行哪些检查？

1.d. 通过合适的治疗，患者可减少或避免发生哪些并发症？

预期结果

2. 确定患者的药物治疗目标。

治疗方案选择

3. 该患者有效的药物治疗方法有哪些？

最佳药物治疗方案

4.a. 应选用何种经验性抗菌药物治疗方案？应如何评估方案的有效性？

4.b. 如果初始治疗无效，还可选用哪些药物？

临床结果评价

5. 哪些临床和实验参数对于评估疗效、预防或发现不良反应是必需的？

患者教育

6. 为加强患者的依从性，确保治疗成功，将不良反应减到最小，应该如何对该患者进行宣教？

自主学习任务

7.a. 盆腔炎常见的病原菌有哪些？

7.b. 罹患盆腔炎的高危因素有哪些？

临床注意点

盆腔炎致病微生物是由阴道上行而来的，且多为混合感染，延误对盆腔炎的诊断和有效治疗都可能导致上生殖道感染后遗症（输卵管因素不孕和异位妊娠等）的发生。对于育龄期妇女，如何有效治疗盆腔炎、避免盆腔炎的复发尤为重要。

参考文献

[1] 中华医学会妇产科学分会感染性疾病协作组．盆腔炎症性疾病诊治规范（2019 修订版）. 中华妇产科杂志，2019，54（7）：433-437.

[2] CHARVÉRIAT A，FRITEL X.Diagnosis of pelvic inflammatory disease：clinical，paraclinical，imaging and laparoscopy criteria. CNGOF and SPILF pelvic inflammatory diseases guidelines. Gynecol Obstet Fertil Senol，2019，47（5）：404-408.

[3] RICARDO F S，DANIELE G F，RUI V D，et al. Antibiotic therapy for pelvic inflammatory disease. Cochrane Database Syst Rev，2017，4（4）：1-134.

[4] JONATHAN R，SECONDO G，MARCO C，et al.2017 European guideline for the management of pelvic inflammatory disease. Int J STD AIDS，2018，29（2）：108-114.

[5] RICARDO F S，DANIELE G F，RUI V D，et al.Antibiotic therapy for pelvic inflammatory disease：an abridged version of a cochrane systematic review and Meta-analysis of randomised controlled trials.Sex Transm Infect，2019，95（1）：21-27.

[6] JENSEN J S，CUSINI M，GOMBERG M ，et al. 2016 European guideline on mycoplasma genitalium infections.J Eur Acad Dermatol Venereol，2016，30（10）：1650-1656.

[7] American College of Obstetricians and Gynecologists' Committee. ACOG Committee Opinion No. 754：the utility of and indications for routine pelvic examination. Obstet Gynecol，2018，132（4）：e174-e180.

第十三节　梅毒

学习目的

完成该病例学习后，学生应该获得下列能力：

- 掌握哪些个人活动和行为是感染性传播疾病的危险因素。
- 了解梅毒诊断和临床结果评价的相关试验。
- 推荐恰当的治疗梅毒的方法。
- 了解梅毒和 HIV 感染的关系。

患者临床表现

患者，女，19 岁，2013 年 4 月 18 日入院。

主诉

全身红疹伴瘙痒 1 个月余。

现病史

患者于 1 个多月前双大腿内侧起约绿豆大小红疹，表面见糠状脱屑，伴瘙痒。皮损逐渐扩大、增多。于当地医院诊治不详，给予针剂及外用药（具体药名不详）治疗无好转。皮损逐渐向双下肢、躯干及双上肢发展。全身可见米粒至甲盖大小红斑，四肢部分融合，上见鳞屑。发病来无发热、关节痛、口腔溃疡等不适。今日皮疹增多，为进一步诊治来我院。起病以来患者精神、饮食、睡眠尚可，大小便正常，体力、体重无明显变化。

既往史

发现甲亢一余年，1 个月前开始服药（具体药名不详）治疗。10 岁时行阑尾炎手术。否认高血压、冠心病、糖尿病等内科疾病史。否认肝炎、结核等传染病史。否认外伤及输血史。否认家族遗传病史。

过敏史

无食物、药物过敏史。

体格检查

体温 36.5℃，脉搏 88 次 /min，呼吸 22 次 /min，血压 115/75mmHg。神清，自动体位，发育正常，语音清晰流畅，检查基本合作，舌苔薄黄，全身皮肤黏膜未见明显黄染及出血点，淋巴结无肿大，双侧瞳孔对光反射，调节反射正常，双耳听力无障碍，扁桃体双侧未见肿大，双肺未闻及干湿啰音及胸膜摩擦音。

实验室检查

肝肾功能、电解质、血糖及 C 反应蛋白：GOT 16U/L，GPT 16U/L，T.bili 9.8μmol/L，D.bili 3.1μmol/L，Albumin 45.7g/L；BUN 4.2mmol/L，Scr 24μmol/L；Na 139.3mmol/L，K 3.6mmol/L，Cl 97.2mmol/L，Ca 2.29mmol/L，CO_2 22.8mmol/L；Glu 17.5mmol/；CRP 3.34mg/L。

血常规：Hb 153g/L，HCT 42.6%，PLT 167×10^9/L，WBC 5.65×10^9/L，Neutros 49.4%，Lymphs 32.6%，Monos 13.6%。

HIV-Ab：（–）。

甲状腺功能：FT_3 14.1pmol/L，FT_4 25.1 pmol/L，TSH 0.0025μIU/ml。

SyphilisTP：38.98 S/CO（H），RPR 阳性（1∶8），TPPA 阳性（1∶1280）。

相关辅助检查

无。

初步诊断

1. 二期梅毒。
2. 甲状腺功能亢进。
3. 糖尿病。

病例讨论问题

病例问题识别

1.a. 哪些信息（症状、体征或实验室检查结果）提示存在梅毒以及分期？

1.b. 诊断梅毒时，各种实验室检查的作用是什么？

预期结果

2. 该患者的药物治疗目标是什么？

治疗方案选择

3.a. 该病例可采取哪些非药物治疗措施？

3.b. 该患者可选择的有效药物治疗方案有哪些？

最佳药物治疗方案

4.a. 对于该患者，采用何种药物、剂量、用法以及疗程最佳？

4.b. 如果患者对首次推荐的药物过敏，可供选择的药物治疗方案有哪些？

临床结果评价

5. 哪些临床和实验参数对于评估疗效、预防或发现不良反应是必需的？

患者教育

6.a. 为加强患者的依从性，确保治疗成功，将不良反应减到最小，我们应该如何对患者进行宣教？

6.b. 应向患者讲解哪些相关知识以预防再次感染性传播疾病？

自主学习任务

7.a. 治疗梅毒的新方法有哪些？

7.b. 哪些试验和操作可以用于诊断神经性梅毒？

临床注意点

对于青霉素过敏的患者要探究其过敏史的可靠性，必要时重做青霉素皮肤试验；对于非严重过敏患者，可以先做脱敏治疗；若脱敏无效，选用头孢菌素或者红霉素类药物治疗。之前有严重青霉素过敏史者，不应选用头孢曲松或进行青霉素脱敏。

参考文献

[1] 中国疾病预防控制中心性病控制中心，中华医学会皮肤性病学分会性病学组，中国医师协会皮肤科医师分会性病亚专业委员会. 梅毒、淋病和生殖道沙眼衣原体感染诊疗指南（2020年）. 中华皮肤科杂志，2020，53（3）：168-179.

[2] World Health Organization. WHO guidelines for the treatment of treponema pallidum（syphilis）. [2020-08-10]. https：//apps.who.int/iris/bitstream/handle/10665/249572/9789241549806-eng.pdf; jsessionid=02C6F406A9C59543040C5BDD33C13BA5? sequence=1.

[3] U.S. Preventive Services Task Force. Screening for syphilis infection in pregnancy：U.S. preventive services task force reaffirmation recommendation statement. Ann Intern Med，2009，150（10）：705-709.

[4] KINGSTON M，FRENCH P，HIGGINS S，et al. UK national guidelines on the management of syphilis 2015.Int J Infect Dis，2016；27（6）：421-446.

[5] KAMB M L，NEWMAN L M，RILEY P L，et al. A road map for the global elimination of congenital syphilis. Obstet Gynecol Int，2010，2010：312798.

[6] 樊尚荣，梁丽芬. 2015年美国疾病控制中心性传播疾病诊断和治疗指南（续）——梅毒的诊断和治疗指南. 中国全科医学，2015，18（27）：3260-3263.

[7] KHALIL G G. Management of adult syphilis：key questions to inform the 2015 centers for disease control and prevention sexually transmitted diseases treatment guidelines.Clin Infect Dis，2015，15（61）：S818-836.

第十四节　生殖器疱疹

学 习 目 的

完成该病例学习后，学生应该获得下列能力：

- 鉴别生殖器疱疹和衣原体感染。
- 为生殖器疱疹和衣原体感染选择恰当的治疗方法。
- 为生殖器疱疹和衣原体感染患者提供有效和易懂的咨询。
- 鉴别有临床意义的药物相互作用，并提供相应的处理建议。

患者临床表现

患者，男，48岁，2014年4月22日入院。

主诉

外阴增生物伴恶臭4个月。

现病史

患者4个月前无明显诱因出现肛周数个大小不一的疣状增生物，表面粗糙，无明显瘙痒、疼痛等症状，曾至门诊就诊，行醋白试验阳性，考虑病毒性疣，建议患者行激光及光动力治疗，患者拒绝，后皮疹逐渐增多，近3个月出现皮疹疯长，布满阴茎、阴囊、肛周，隆起明显，并伴有恶臭，为求进一步诊治，至我院门诊就诊，门诊以"病毒性疣"收入院。起病以来患者精神、饮食、睡眠尚可，大小便正常，体力、体重无明显变化。

既往史

有家族性慢性良性天疱疮病史40余年。否认高血压、冠心病、糖尿病等内科疾病史。否认肝炎、结核等传染病史。否认手术、外伤及输血史。否认家族遗传病史。

过敏史

否认食物及药物过敏史。

体格检查

体温36.5℃，脉搏84次/min，呼吸21次/min，血压131/98mmHg。神清，自动体位，皮肤巩膜无黄染及出血点，浅表淋巴结未及肿大，咽无充血，扁桃体无肿大，双肺呼吸音清，双肺未闻及干湿啰音及胸膜摩擦音，心率84次/min，律齐。腹平软，无压痛，肝脾肋下未及，双肾区无叩痛，双下肢无水肿，病理征阴性。

实验室检查

肝肾功能、血电解质：GOT 44U/L，GPT 46U/L，T.bili 15.4μmol/L，D.bili 5.8μmol/L，Albumin 31.5g/L；BUN 4.0mmol/L，Scr 42μmol/L；Na 140.6mmol/L，K 3.9mmol/L，Cl 100.1mmol/L，Ca 2.1mmol/L，CO_2 19.7mmol/L。

血常规：Hb 142g/L，HCT 41.4%，PLT 249×10^9/L，WBC 7.62×10^9/L，Neutros 61.3%，Lymphs 27.9%，Monos 7.6%。

尿液分析：WBC 11.6个/μl，35.60个/μl。

SyphilisTP:(-)。

HIV-Ag/Ab:(-)。

病毒培养:单纯疱疹病毒HSV(+)。

分泌物细菌培养+鉴定:金黄色葡萄球菌(对环丙沙星、左旋氧氟沙星、莫西沙星、呋喃妥因、苯唑西林、庆大霉素、利奈唑胺、奎奴普丁/达福普汀、利福平、复方磺胺甲噁唑片、替加环素、万古霉素敏感,对青霉素、克林霉素、红霉素、四环素耐药)。

相关辅助检查

(2013-12-30门诊)组织病理检查:表皮轻度增生、肥厚,基底层上可见棘层松解细胞,呈倒塌砖墙样外观,真皮乳头水肿,浅层血管周围淋巴细胞为主的浸润。诊断:家族性慢性良性天疱疮。

(2014-2-13门诊)HPV6.11-PCR(+),HPV16.18-PCR(-)。心电图:窦性心律,心肌复极异常。

初步诊断

1. 生殖器疱疹。
2. 家族性慢性良性天疱疮。

病例讨论问题

病例问题识别

1.a. 列出该患者的药物治疗问题。

1.b. 该患者哪些主观及客观临床资料符合生殖器疱疹感染?

预期结果

2. 患者的药物治疗目标是什么?

治疗方案选择

3.a. 该患者是否可采用非药物治疗?

3.b. 生殖器疱疹有哪些有效的药物治疗方法?

最佳药物治疗方案

4. 该患者生殖器疱疹最有效的药物、剂型、剂量、给药方案及疗程是什么?

临床结果评价

5. 哪些临床和实验参数对于评估疗效、预防或发现不良反应是必需的?

患者教育

6. 为加强患者的依从性,确保治疗成功,将不良反应减到最小,我们应该如何对患者进行宣教?

自主学习任务

7. 推荐阿昔洛韦耐药疱疹病毒的替代治疗药物。

临床注意点

全身性的抗病毒药物治疗可以控制生殖器疱疹的症状和体征,但不能根除潜伏在体内的病毒。

参 考 文 献

[1] RAJUL P, OLIVER J K, EMILY C, et al. 2017 European guidelines for the management of genital herpes.Int J STD AIDS, 2017, 28(14): 1366-1379.

[2] 中国疾病预防控制中心性病控制中心，中华医学会皮肤性病学分会性病学组，中国医师协会皮肤科医师分会性病亚专业委员会. 梅毒、淋病和生殖道沙眼衣原体感染诊疗指南(2020年). 中华皮肤科杂志，2020，53(3)：168-179.

[3] CDC. Recommendations for partner services programs for HIV infection, syphilis, gonorrhea, and chlamydial infection. MMWR Recomm Rep, 2008, 57(No. RR-9): 1-83.

[4] RAJ P, JOHN G, EMILY C, et al. 2014 UK national guideline for the management of anogenital herpes. Int J STD AIDS, 2015, 26(11): 763-776.

[5] US Preventive Services Task Force. Serologic screening for genital herpes infection: us preventive services task force recommendation statement. JAMA, 2016, 316(23): 2525-2530.

[6] GILBERT L K, WYAND F. Genital herpes education and counseling: testing a one-page, FAQ intervention. Herpes, 2009, 15(3): 51-56.

[7] JOHN W G JR, RICHARD J W. CLINICAL PRACTICE. Genital Herpes. N Engl J Med, 2016, 375(7): 666-674.

第十五节 急性骨髓炎

学 习 目 的

完成该病例学习后，学生应该获得下列能力：

- 掌握急性骨髓炎常见的症状和体征。
- 推荐急性骨髓炎患者的治疗方案。
- 掌握急性骨髓炎的经验治疗方案。
- 掌握急性骨髓炎抗菌药物治疗的监测指标，包括疗效及不良反应。

患者临床表现

患者，男，53岁，2014年1月17日入院。

主诉

左上牙肿痛4天。

现病史

4天前开始左上牙疼痛、肿胀，来我科门诊治疗，给予磺苄西林钠2g，甲硝唑100ml静脉滴注3天，局部有脓包，要求住院，以“上颌骨骨髓炎”收入院，发病以来精神状况可，饮食、大小便正常，睡眠欠佳。

既往史

否认高血压、冠心病史，否认糖尿病、肝炎、结核病史。

过敏史

无药物过敏史及其他过敏史。

体格检查

体温36.5℃，脉搏80次/min，呼吸20次/min，血压140/90mmHg。神清，自动体位，皮肤巩膜无黄染，浅表淋巴结未及肿大，头颅大小正常，无畸形，前囟已闭，头发分布正常，眼睑、结膜、眼球正常，瞳孔等大等圆 3mm，左眼失明，双耳外观未见异常，乳突无压痛，鼻部外观未见异常，无鼻翼扇动，鼻窦无压痛，鼻腔无分泌物，扁桃体无肿大，颈软无抵抗，脉搏正常，双肺触觉语颤对称无异常，未触及胸膜摩擦感，未触及皮下捻发感，双肺呼吸音清，未闻及干湿啰音及胸膜摩擦音。

实验室检查

肝肾功能、电解质及血糖：GOT 22U/L，GPT 20U/L，Alk phos 71U/L，T.bili 13.2μmol/L，D.bili 4.7μmol/L，Albumin 47.5g/L；BUN 5.0mmol/L，Scr 64μmol/L；Na 141.0mmol/L，K 4.4mmol/L，Cl 103.4mmol/L，Ca 2.16mmol/L，CO_2 17.8mmol/L；Glu 5.2mmol/L。

血常规：Hb 148g/L，HCT 42.8%，PLT $169 \times 10^9/L$，WBC $4.77 \times 10^9/L$，Neutros 53.3%，Lymphs 39.4%，Monos 5.7%。

尿常规：WBC 20.30 个/μl，RBC 11.0 个/μl，BACT 15.90 个 /μl。

相关辅助检查

口腔曲面断层片 [2014-01-15]：26、27 残根，左下颌升支横行骨折，颞颌关节间隙被骨质充满，骨折端上下不规则高密度影。

心电图 [2014-1-18]：窦性心律，完全性右束支传导阻滞。

胸部 CT [2014-1-17]：双肺及心隔影未见明显异常，胸部未见明显异常。

骨关节三维 CT[2014-1-17]：下颌骨左侧冠状突骨折，左侧颧骨骨折，左侧上颌窦后外侧壁骨质破坏，左侧上颌窦内侧壁及下鼻甲缺如，右侧颞颌关节进行性改变，右侧眼球后壁示斑点状钙化密度影。

初步诊断

1. 上颌骨骨髓炎。
2. 口腔脓肿。

病例讨论问题

病例问题识别

1.a. 列出该患者存在的药物治疗问题。

1.b. 哪些信息（症状、体征或实验室检查结果）提示急性骨髓炎及其严重程度？

预期结果

2. 该患者的药物治疗目标是什么？

治疗方案选择

3. 哪些药物治疗方案可用于急性骨髓炎的经验性治疗？

最佳药物治疗方案

4. 对于该患者，采用何种药物、剂量、用法以及疗程最佳？

临床结果评价

5. 哪些临床和实验参数对于评估疗效、预防或发现不良反应是必需的？

患者教育

6. 为加强患者的依从性，确保治疗成功，将不良反应减到最小，应向患者提供哪些信息？

自主学习任务

7. 如果患者不能耐受原定抗菌治疗方案，请设计替代的静脉及口服治疗方案。

临床注意点

急性骨髓炎的最终预后依赖于快速诊断、早期抗生素治疗和必要的外科引流术。

参考文献

[1] ELIE F B, SOUHA S K, TODD J K, et al. 2015 Infectious Diseases Society of America (IDSA) clinical practice guidelines for the diagnosis and treatment of native vertebral osteomyelitis in adults. Clin Infect Dis, 2015, 61(6): e26-e46.

[2] ANA L L, PRISCILA R O, VLADIMIR C C, et al.Recommendations for the treatment of osteomyelitis.Braz J Infect Dis, 2014, 18(5): 526-534.

[3] LOUIS B, AURÉLIEN D, IDIR G, et al. Antibiotic Treatment for 6 weeks versus 12 weeks in patients with pyogenic vertebral osteomyelitis: An open-label, non-inferiority, randomised, controlled trial. Lancet, 2015, 385(9971): 875-882.

[4] GEURTS J, HOHNEN A, VRANKEN T, et al. Treatment strategies for chronic osteomyelitis in low- and middle-income countries: systematic review. Trop Med Int Health, 2017, 22(9): 1054-1062.

[5] SAAVEDRA-LOZANO J, FALUP-PECURARIU O, FAUST S N, et al. Bone and joint infections. Pediatr Infect Dis J, 2017, 36(8): 788-799.

[6] MARY E G, TIMOTHY W, RICHARD S, et al. Osteomyelitis: a context for wound management. Adv Skin Wound Care, 2018, 31(6): 253-262.

[7] RACHEL D Q, JOHN W, MARISOL F, et al. Improved diagnosis and treatment of bone and joint infections using an evidence-based treatment guideline. J Pediatr Orthop, 2018, 38(6): e354-e359.

（郭　珩）

第十六节　败血症

学习目的

完成该病例学习后，学生应该获得下列能力：

- 在理解败血症、败血症性休克、严重败血症的关联基础上并加以区分。
- 列举用于诊断败血症的指标，包括一般状况、炎症、血流动力学、器官功能异常、组织等。
- 了解败血症诊断后6小时内血流动力学参数的变化。

患者临床表现

患者，女，71岁，2013年11月22日入院。

主诉

发热半天。

现病史

患者半天前出现发热，发热前畏冷、寒战，最高体温达 39.5℃，伴恶心、呕吐，今呕吐 4 次，为胃内容物，伴全身乏力，无明显咳嗽、咳痰，无胸痛、胸闷及呼吸困难，起病后未予特殊处理。急诊查血常规示：WBC 8.9×10^9/L，Neutros 88.9%；尿常规：潜血 +++；胸片示：①支气管炎伴双下肺感染可能；②胸部术后改变。未予特殊处理，以"发热原因待查：败血症？肺部感染？"收治呼吸与重症医学科。

既往史

患者在发热前曾出现牙龈出血并有血疱，在外院给予相关治疗；患者有风湿性心脏病史，10 年前因风湿性心脏病行二尖瓣及主动脉瓣置换术，现长期服用华法林抗凝治疗；否认高血压、糖尿病、肝炎、结核病史，无外伤史。

过敏史

无药物过敏史及其他过敏史。

体格检查

体温 39.3℃，脉搏 103 次 /min，呼吸 20 次 /min，血压 117/54mmHg。神清，自动体位，贫血貌，皮肤巩膜无黄染，浅表淋巴结未及肿大，牙龈可见出血，咽无充血，扁桃体无肿大，双肺呼吸音清晰，无明显干湿啰音，心率 103 次 /min，律齐。腹平软，无压痛及反跳痛，肝脾肋下未及，双肾区无叩痛，双下肢无水肿，病理征阴性。

实验室检查

肝功能、电解质及血糖：LDH 340U/L，K 3.40mmol/L，P 0.69mmol/L，Glu 6.41mmol/L。

血常规：WBC 8.9×10^9/L，Neutros 88.9%。

尿常规：潜血 +++。

凝血象 +D- 二聚体：PT 24.1秒，INR 2.14。

降钙素原：PCT 0.77ng/ml。

血培养初步报告：培养出 G^+ 球菌。

C 反应蛋白：82.4mg/L。

相关辅助检查

胸片：①支气管炎伴双下肺感染可能；②胸部术后改变。

初步诊断

1. 败血症。
2. 双下肺炎。
3. 风湿性心脏病二尖瓣及主动脉瓣置换术后。

病例讨论问题

病例问题识别

1.a. 列出患者的药物治疗相关问题。

1.b. 患者的哪些临床症状、体征、实验室检查结果提示败血症的诊断及其严重程度？

预期结果

2. 该患者的药物治疗目标是什么?

治疗方案选择

3.a. 败血症休克或严重败血症诊断后6小时内应给予哪些治疗或干预措施?对该患者有效的非药物治疗有哪些?

3.b. 为使败血症休克或严重败血症患者复苏,应给予何种液体治疗?

3.c. 当考虑使用血管收缩药治疗败血症引起的低血压,什么药物合适?

3.d. 什么时候考虑使用糖皮质激素治疗败血症性休克?

最佳药物治疗方案

4. 为该患者拟定一个败血症治疗方案。

临床结果评价

5. 为达到预期治疗效果,并防止或发现不良反应,应该观察哪些临床参数和实验室指标?

患者教育

6. 为加强患者的依从性,确保治疗成功,将不良反应减到最小,应向患者提供哪些信息?

自主学习任务

7. 比较分析有关严重败血症继发肾上腺功能不全使用糖皮质激素的文献。

临床注意点

丙泊酚用于血容量不足患者常加重低血压,此时应考虑使用其他镇静剂。因丙泊酚制剂中含脂溶性成分,可能为炎症过程提供脂肪能量并引起严重败血症患者其他问题。

参考文献

[1] JEFFREY E G, MICHAEL A M.Sepsis: pathophysiology and clinical management. BMJ, 2016, 23(353): 1585-1605.

[2] LENA M N. Sepsis 2018: definitions and guideline changes. Surg Infect (Larchmt), 2018, 19(2): 117-125.

[3] ANGELA X C, STEVEN Q S, DANIEL J P. Sepsis guidelines.N Engl J Med, 2019, 380(14): 1369-1371.

[4] 中华医学会重症医学分会. 中国严重脓毒症/脓毒性休克治疗指南(2014). 中华内科杂志, 2015, 54(6): 557-581.

[5] 中国医师协会急诊医师分会,中国研究型医院学会,休克与脓毒症专业委员会. 中国脓毒症/脓毒性休克急诊治疗指南(2018). 临床急诊杂志, 2018, 19(9): 567-588.

[6] GENTLE S S, ARTHUR K, GANBOLD L, et al. International surviving sepsis campaign guidelines 2016: the perspective from low-income and middle-income countries. Lancet Infect Dis, 2017, 17(9): 893-895.

[7] ANDERS P R, ANDREW R, BALA V, et al. Sepsis: frontiers in supportive care, organisation and research. Intensive Care Med, 2017, 43(4): 496-508.

第十七节　足癣

学 习 目 的

完成该病例学习后，学生应该获得下列能力：

- 了解足癣的诊断要点。
- 掌握足癣的危险因素。
- 论述足癣药物治疗的风险和益处。
- 论述足癣相关的病原体。
- 列举非药物治疗措施。

患者临床表现

患者，男，49岁，2013年4月7日入院。

主诉

双足瘙痒3个月，左足起疹伴渗液1个月余。

现病史

患者3个月前感双足瘙痒不适，自行外用盐水清洗及反复搔抓刺激后于1个月前出现左足糜烂渗液不适，自行在诊所开具“青霉素、克林霉素针（剂量不详）”静脉滴注治疗9天，无明显好转，于2周前至我院门诊，给予罗红霉素片剂口服，高锰酸钾片泡足，外用龙珠软膏、硫磺糊，1周后渗液较前稍好转。1周前因出差及活动增加出现左足渗液加重，伴左足背红肿，期间无发热、畏寒不适。为求进一步诊治，入住皮肤科。患者起病以来精神、饮食、睡眠尚可，大小便正常，体力、体重无明显变化。

既往史

慢性荨麻疹病史四余年，间断治疗，于2012年6月病情控制可，否认高血压、冠心病、糖尿病等内科疾病史。否认肝炎、结核等传染病史，4年前有痔疮手术史，否认外伤及输血史，否认家族遗传病史。

过敏史

否认食物过敏史。自诉静脉滴注头孢后全身起荨麻疹。

体格检查

体温36.4℃，脉搏80次/min，呼吸20次/min，血压138/87mmHg。患者神清，精神尚可，营养中等，表情自如，步入病房，查体合作，双侧瞳孔等大等圆，对光反射灵敏，颈静脉无怒张，双肺呼吸音清，未闻及明显干湿啰音，心率80次/min，律齐，腹软，无压痛及反跳痛，肝脾肋下未及，双下肢不肿，生理反射存在，病理反射未引出。

专科情况：左足第2~5趾间可见片状淡红色糜烂面，上见淡黄色渗液；左足背前1/3可见片状水肿性红斑。

实验室检查

肝肾功能、血电解质及血糖：GOT 20U/L，GPT 20U/L，Alk phos 83U/L，T.bili 10.4μmol/L，

D.bili 3.2μmol/L, Albumin 42.3g/L; BUN 5.7mmol/L, Scr 58μmol/L; Na 140.5mmol/L, K 3.8mmol/L, Cl 108.3mmol/L, Ca 2.20mmol/L, CO_2 20.6mmol/L; Glu 5.97mmol/L。

血常规：Hb 144g/L, HCT 41.9%，PLT 328×10^9/L, WBC 9.90×10^9/L, Neutros 59.7%, Lymphs 28.8%, Monos 7.6%。

C反应蛋白：CRP 11.80mg/L。

左足真菌检查阳性。

左足部分泌物细菌培养未培养出细菌。

相关辅助检查

无。

初步诊断

足癣继发感染。

病例讨论问题

病例问题识别

1.a. 列出该患者的药物治疗相关问题。

1.b. 患者的哪些临床症状、体征、实验室检查结果支持足癣的诊断？

1.c. 导致足癣常见的病原体是什么？

1.d. 该患者足癣的危险因素有哪些？

预期结果

2. 足癣的药物治疗目标是什么？

治疗方案选择

3.a. 足癣可能的药物治疗选择有哪些？

3.b. 该患者有效的非药物治疗方案有哪些？

最佳药物治疗方案

4. 列出该患者最合理的治疗方案，包括药物种类、剂型、剂量及疗程。

临床结果评价

5. 治疗过程中需要监测哪些指标来评估疗效和防止不良反应的发生？

患者教育

6. 为提高治疗的依从性、确保治疗效果并使不良反应最小化，你将给予该患者何种治疗建议？

自主学习任务

7.a. 查阅文献，比较足癣不同药物治疗方案的优缺点。

7.b. 查阅文献，分析局部激素类药物在治疗足癣中的地位。

7.c. 讨论伊曲康唑及特比萘芬治疗足癣的优缺点。

7.d. 论述口服吡咯类药物治疗足癣的特点。

7.e. 讨论足癣复发率高的原因。

临床注意点

足癣复发率高，治疗需注意长期坚持。足癣多为接触性传染，潮湿、闷热多为其复发的主要诱因，应注意个人卫生和集体卫生，避免互相传染。

参考文献

[1] AMEEN M. Epidemiology of superficial fungal infections. Clin Dermatol, 2010, 28(2): 197-201.

[2] 中国体癣和股癣诊疗指南工作组，中国皮肤性病相关专家小组. 中国体癣和股癣诊疗指南(2018修订版). 中国真菌学杂志，2019，14(1): 1-3.

[3] SHIELDS B E, ROSENBACH M, BROWN-JOEL Z, et al. Angioinvasive fungal infections impacting the skin: background, epidemiology, and clinical presentation. J Am Acad Dermatol, 2019, 80(4): 869-880.

[4] NEHA K, GEORGE G A P, STEPHANIE T R, et al. Superficial fungal infections. Prim Care, 2015, 42(4): 501-516.

[5] TAN H H. Superficial fungal infections seen at the National Skin Centre, Singapore. Nihon Ishinkin Gakkai Zasshi, 2005, 46(2): 77-80.

[6] ORTONNE J P, KORTING H C, VIGUIÉ-VALLANET C, et al. Efficacy and safety of a new single-dose terbinafine 1% formulation in patients with tinea pedis (athlete's foot): a randomized, double-blind, placebo-controlled study. J Eur Acad Dermatol Venereol, 2006, 20(10): 1307-1313.

第十八节　细菌性阴道炎

学习目的

完成该病例学习后，学生应该获得下列能力：

- 了解细菌性阴道炎的易感因素。
- 掌握细菌性阴道炎常见的临床表现和诊断依据。
- 为细菌性阴道炎的患者制订合理的初始治疗方案。
- 论述特殊人群如妊娠期、哺乳期细菌性阴道炎患者治疗的注意事项。
- 论述多次复发患者如何调整治疗方案。

患者临床表现

患者，女，29岁，2014年6月5日入院。

主诉

白带增多2个月，伴明显鱼腥臭味1周。

现病史

患者从2个月前开始出现白带量异常增多，于社区医院抗感染治疗(阴道栓剂，具体不详)1周后症状缓解，予以停药。1周前无明显诱因再次出现白带量多，稀薄、黄色，伴明显鱼腥臭味，外阴无明显瘙痒，为求进一步治疗，就诊于妇科门诊。患者起病以来，神清，精神可，饮食一般，大小便可，体重、体力无明显变化。

既往史

否认高血压、冠心病、糖尿病史，否认肝炎、结核病史，否认外伤手术史。

过敏史

无药物及其他过敏史。

体格检查

因诉特定的妇科症状，仅行有限的专科检查。

体温 36.5℃，脉搏 78 次 /min，呼吸 20 次 /min，血压 120/78mmHg。神清，自动体位，皮肤巩膜无黄染，浅表淋巴结未及肿大，咽无充血，扁桃体无肿大。外阴已婚式、发育正常，阴道可见稀薄黄色黏液，氨臭试验阳性，pH 5.0，子宫颈可见，光滑，举痛（-），宫体前位、无压痛，附件无触痛或包块。

实验室检查

肝肾功能、血电解质及血糖：GOT 32U/L，GPT 31U/L，Alk phos 81U/L，T.bili 7.0μmol/L，D.bili 2.9μmol/L，Albumin 41.1g/L；BUN 5.1mmol/L，Scr 54.3μmol/L；Na 141.2mmol/L，K 4.5mmol/L，Cl 107mmol/L，Ca 2.5mmol/L，CO_2 19.8mmol/L；Glu 6.1 mmol/L。

血常规：Hb 104g/L，HCT 34.0%，PLT 171 × 10^9/L，WBC 8.52 × 10^9/L，Neutros 43.0%，Lymphs 22.1%，Monos4.7%。

白带常规：高倍镜下白细胞少许，低倍镜下上皮细胞 ++，清洁度Ⅲ°，BV（唾液酸酶法）阳性，滴虫阴性，真菌阴性。

相关辅助检查

无。

初步诊断

细菌性阴道炎。

病例讨论问题

病例问题识别

1.a. 列出患者的药物治疗相关问题。

1.b. 患者的哪些临床症状、体征、实验室检查结果支持细菌性阴道炎的诊断？

1.c. 是否需要抗菌药物治疗？

预期结果

2. 细菌性阴道炎的药物治疗目标是什么？

治疗方案选择

3. 细菌性阴道炎有哪些可行的药物治疗方案？

最佳药物治疗方案

4.a. 对该患者最合理的药物、剂型、剂量、给药方案及疗程是什么？

4.b. 如果初始治疗失败或药物过敏难以耐受，有哪些替代方案？

临床结果评价

5. 为达到预期治疗效果，并防止或发现不良反应，应该观察哪些临床参数和实验室指标？

患者教育

6. 为提高治疗的依从性、确保治疗效果并使不良反应最小化，你将给予患者何种治疗建议？

自主学习任务

7.a. 讨论对复发的细菌性阴道炎患者如何确定给药方案。

7.b. 讨论对无症状的患者是否需要积极给予药物治疗。

7.c. 讨论相比于其他患者，妊娠期、哺乳期患者治疗的不同点。

7.d. 讨论性传播途径在细菌性阴道炎病因学中的作用，是否需要进行性伴侣治疗。

临床注意点

应告知使用甲硝唑治疗的患者，在治疗期间避免饮酒。告知同时使用克林霉素软膏的患者，因该药物载体为油性成分，可能会减弱避孕套和阴道隔膜的避孕作用。

参考文献

[1] JACKIE S, JANET W, GILBERT D, et al. 2018 European (IUSTI/WHO) International Union against Sexually Transmitted Infections (IUSTI) World Health Organisation (WHO) guideline on the management of vaginal discharge.Int J STD AIDS, 2018, 29(13): 1258-1272.

[2] AYESHA J FAHED P, SOBIA M. Bacterial vaginosis: an insight into the prevalence, alternative treatments regimen and it' s associated resistance patterns.Microb Pathog, 2019, 127: 21-30.

[3] CORNELIA G, ZHI-LUO D, MARIUS V, et al. The urinary microbiota of men and women and its changes in women during bacterial vaginosis and antibiotic treatment.Microbiome, 2017, 5(99): 1-20.

[4] PAAVONEN J A, BRUNHAM R C. Vaginitis in nonpregnant patients: ACOG practice bulletin, number 215. Obstet Gynecol, 2020, 135(5): 1229-1230.

[5] PAUL N. Management of persistent vaginitis.Obstet Gynecol, 2014, 124(6): 1135-1146.

[6] JULIE V S, MARK H Y, VICTORIA A, et al. Vulvovaginitis: screening for and management of trichomoniasis, vulvovaginal candidiasis, and bacterial vaginosis. J Obstet Gynaecol Can, 2015, 37(3): 266-274.

第十九节 念珠菌阴道炎

学习目的

完成该病例学习后，学生应该获得下列能力：

- 识别念珠菌阴道炎的症状和体征，鉴别诊断念珠菌阴道炎与其他类型阴道炎。
- 了解念珠菌阴道炎的易感因素。
- 为念珠菌阴道炎患者制订初始合理的治疗方案。
- 论述单纯性念珠菌阴道炎、复杂性念珠菌阴道炎、重度念珠菌阴道炎治疗的区别。
- 论述相比于其他患者，妊娠期、哺乳期念珠菌阴道炎患者治疗的注意事项。
- 选择非药物和药物治疗措施。

患者临床表现

患者，女，47岁，2014年5月21日入院。

主诉

阴道分泌物增多，伴阴部瘙痒4天。

现病史

患者4天前开始出现白带量异常增多，呈豆渣样，伴阴部瘙痒，自行在药店购买妇科洗剂坐浴，未见明显好转，为求进一步治疗，就诊于妇科门诊。患者起病以来，精神食欲可，大小便正常，体重、体力无明显变化。

既往史

1个月前因肺部感染住院，给予头孢哌酮舒巴坦1.5g iv.gtt q12h. 抗感染治疗，疗程共计7天，症状好转后出院。否认高血压、冠心病史，否认糖尿病、肝炎、结核病史，否认外伤手术史。

过敏史

无药物及其他过敏史。

体格检查

因诉特定的妇科症状，仅行有限的专科检查。

体温36.5℃，脉搏78次/min，呼吸20次/min，血压120/78mmHg。神清，自动体位，皮肤巩膜无黄染，浅表淋巴结未及肿大，咽无充血，扁桃体无肿大。外阴已婚式、发育正常，阴道可见黏稠白色豆渣样黏液，子宫颈可见，光滑，举痛(−)，宫体前位、无压痛，附件无触痛或包块。

实验室检查

肝肾功能、血电解质及血糖：GOT 31U/L，GPT 29U/L，Alk phos 87U/L，T.bili 7.2μmol/L，D.bili 3.1μmol/L，Albumin 47.1g/L；BUN 4.2mmol/L，Scr 57.5μmol/L；Na 137.2 mmol/L，K 4.3mmol/L，Cl 104mmol/L，Ca 2.2mmol/L，CO_2 21.8mmol/L；Glu 7.1mmol/L。

血常规：Hb 111g/L，HCT 37.0%，PLT 189×10^9/L，WBC 9.44×10^9/L，Neutros 45.0%，Lymphs 23.1%，Monos 4.2%。

革兰染色镜检：念珠菌孢子阳性，念珠菌假菌丝阳性，高倍镜下白细胞++，清洁度Ⅲ°，BV(唾液酸酶法)阴性，滴虫阴性。

相关辅助检查

无。

初步诊断

念珠菌阴道炎。

病例问题识别

1.a. 列出患者的药物治疗相关问题。

1.b. 患者的哪些临床症状、体征、实验室检查结果支持念珠菌阴道炎的诊断？

1.c. 该患者有哪些念珠菌阴道炎的易感因素？

预期结果

2. 该患者药物治疗目标是什么？

治疗方案选择

3. 列出念珠菌阴道炎患者适宜的药物治疗方案。

最佳药物治疗方案

4.a. 为该患者制订个体化药物治疗方案。

4.b. 如果初始治疗失败或药物过敏难以耐受，有哪些替代方案？

临床结果评价

5. 为达到预期治疗效果，并防止或发现不良反应，应该观察哪些临床参数和实验室指标？

患者教育

6. 为加强患者的依从性，确保治疗成功并将不良反应减到最小，应向患者提供哪些信息？

自主学习任务

7.a. 讨论不同类型阴道炎特异的症状、体征。

7.b. 讨论对免疫受损的念珠菌阴道炎患者如何确定给药方案。

7.c. 讨论性传播途径在念珠菌阴道炎病因学的作用，是否需要进行性伴侣治疗。

临床注意点

应建议出现阴道炎症状或性传播疾病症状（如发热、腹痛或背痛，分泌物恶臭）的患者及时就诊，进行评估和积极的治疗。

参考文献

[1] ALEXIA M, DANIELLE M. Recurrent vulvovaginal candidiasis: A review of guideline recommendations. Aust N Z J Obstet Gynaecol, 2017, 57(2): 139-145.

[2] CATHY W, MARIE P.Recurrent vulvovaginal candidiasis-current management, Aust Fam Physician, 2011, 40(3): 149-151.

[3] JACQUELINE M A, BETTINA C FS. Candida infections of the genitourinary tract. Clin Microbiol Rev, 2010, 23(2): 253-273.

[4] JULIE V S, MARK H Y. Vulvovaginitis: screening for and management of trichomoniasis, vulvovaginal candidiasis, and bacterial vaginosis.J Obstet Gynaecol Can, 2015, 37(3): 266-274.

[5] FOXMAN B, MURAGLIA R, DIETZ J P, et al.Prevalence of recurrent vulvovaginal candidiasis in 5 European countries and the United States: Results from an internet panel survey. J Lower Genital Tract Dis, 2013, 17(3): 340-345.

[6] BEIKERT F C, LE M T, KOENINGER A, et al.Recurrent vulvovaginal candidosis: focus on the vulva. Mycoses, 2011, 54(6): e807-e810.

（李璐璐）

第二十节　侵入性真菌感染

学习目的

完成该病例学习后，学生应该获得下列能力：

- 识别侵入性真菌感染的症状、体征及相关实验室检查。
- 掌握侵入性真菌感染的诊断标准。
- 论述侵入性真菌感染的危险因素。
- 论述侵入性真菌感染常见病原菌的特点。
- 结合患者病史、临床症状、感染部位制订抗菌药物经验性治疗方案。
- 列出不同病原菌可选择的抗菌药物。
- 论述侵入性真菌感染目标治疗的疗效评判标准。
- 论述侵入性真菌感染的预防。

患者临床表现

患者，女，39岁，2014年1月21日入院。

主诉

咳嗽、咳痰4天。

现病史

患者4天前无明显诱因出现咳嗽、咳痰，伴胸闷、呼吸困难、发热，最高体温达38.3℃，无声音嘶哑，无胸痛，无恶心、呕吐。于社区医院就诊行肺部CT示：左上肺不张，双肺多发小结节，考虑转移性肿瘤不能排除。为求进一步治疗，以“左上肺不张”收入我院呼吸内科。起病以来，患者精神较差，体力下降，食欲不佳，睡眠较差，大小便正常，体重无明显变化。

既往史

原发性肾病综合征病史两余年，目前口服甲泼尼龙片12mg q.d.。否认高血压、冠心病、糖尿病史，否认肝炎、结核病史，否认外伤手术史。

过敏史

无药物及其他过敏史。

体格检查

体温38.1℃，脉搏100次/min，呼吸20次/min，血压130/95mmHg。急性病容，神志清楚，步入病房。全身浅表淋巴结无肿大，咽无充血，扁桃体无肿大，双肺呼吸运动对称，呼吸频率正常，无胸膜摩擦感，胸壁和肋骨无压痛，胸骨无叩痛，双肺闻及广泛干湿啰音，心率100次/min，律齐。腹平软，无压痛，肝脾肋下未及，双肾区无叩痛，双下肢无水肿，病理征阴性。

实验室检查

肝肾功能、血电解质及血糖：GOT 19U/L，GPT 21U/L，Alk phos 85U/L，T.bili 7.4μmol/L，D.bili 3.0μmol/L，Albumin 30.1g/L；BUN 5.8mmol/L，Scr 84μmol/L；Na 141.9

mmol/L, K 3.6mmol/L, Cl 108.0mmol/L, Ca 2.13mmol/L, CO_2 17.7mmol/L; Glu 5.19 mmol/L。

血常规：Hb 93g/L, HCT 27.7%, PLT 113 × 10^9/L, WBC 11.9 × 10^9/L, Neutros 92.3%, Lymphs 22.9%, Monos 3.8%。

C 反应蛋白：CRP 106.00mg/L。

G 试验 < 10pg/ml。

痰培养 + 药敏示：正常菌群。

曲霉菌抗原测定指数：1.98（参考值 < 0.5）。

相关辅助检查

胸片：左中上肺野团片状均匀高密度影，右肺中叶一楔形高密度影，双侧胸腔积液。

肺部 CT：左肺上叶见大片不均匀密度增高影；左侧胸腔见水样密度影；右后胸腔及心包亦可见弧形积液影；右肺可见多发结节状、斑片状高密度影及数个厚壁空洞影，较大空洞位于上叶后段，最大横径 65mm。

纤支镜镜检：左肺上叶开口处可见一菜花样新生物突入管腔。

纤支镜活检病理诊断：见大量坏死物和霉菌菌丝（曲霉菌或毛霉菌可能，曲霉菌可能性大）并见小块支气管黏膜组织（图 11-1）。

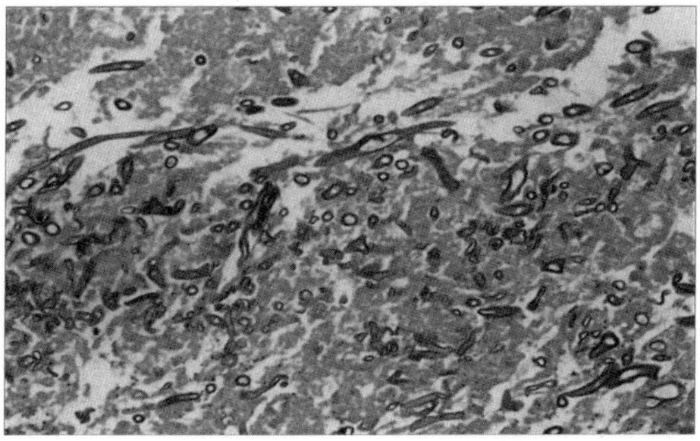

图 11-1　病理检查见大量坏死物和霉菌菌丝

初步诊断

1. 左上肺不张。
2. 双肺多发小结节。
3. 肺部感染。
4. 原发性肾病综合征。

病例讨论问题

病例问题识别

1.a. 确定该患者侵入性真菌感染的宿主因素、临床标准和微生物学检查、组织病理学。

1.b. 该患者侵入性真菌感染的危险因素是什么？

1.c. 讨论患者痰培养、G 试验的意义。

预期结果

2. 该患者的药物治疗目标是什么？

治疗方案选择

3. 列出该患者初始治疗方案及药物治疗相关问题。

最佳药物治疗方案

4. 列出该患者最适宜的药物治疗方案（包括药物剂量、给药途径、给药疗程）。

临床结果评价

5. 抗真菌治疗过程中，应监测哪些指

标来评估药物疗效和防止不良反应?

患者教育

6. 为加强患者的依从性,确保治疗成功并将不良反应减到最小,应向患者提供哪些信息?

自主学习任务

7.a. 汇总侵袭性真菌感染常见病原菌的治疗方案,根据真菌种类、药物抗菌谱、性价比制订经验性治疗方案。

7.b. 整理文献,比较不同类型抗真菌药特点,列举新型抗真菌药。

7.c. 列出危重患者抗真菌治疗的监测参数。

临床注意点

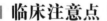

使用两性霉素 B 时,需缓慢滴注、避免外漏,在静脉滴注前和滴注后给予生理盐水,可减少两性霉素 B 的肾毒性。室性心功能不全患者需谨慎使用伊曲康唑。

参考文献

[1] THOMAS F P, GEORGE R T, DAVID W D, et al. Practice guidelines for the diagnosis and management of aspergillosis: 2016 Update by the Infectious Diseases Society of America. Clin Infect Dis, 2016, 63(4): e1-e60.

[2] ULLMANN A J, AGUADO J M, ARIKAN-AKDAGLI S, et al. Diagnosis and management of Aspergillus diseases: executive summary of the 2017 ESCMID-ECMM-ERS guideline. Clin Microbiol Infect, 2018, 24(Suppl 1): e1-e38.

[3] CAROLINA G V, ANA A I, MANUELA A G, et al. Executive summary of clinical practice guideline for the management of invasive diseases caused by Aspergillus: 2018 Update by the GEMICOMED-SEIMC/REIPI. Enferm Infecc Microbiol Clin, 2019, 37(8): 535-541.

[4] KUNG H C, HUANG P Y, CHEN W T, et al. 2016 guidelines for the use of antifungal agents in patients with invasive fungal diseases in Taiwan.J Microbiol Immunol Infect, 2018, 51(1): 1-17.

[5] CHADI A H, EVA M C, OLEG E, et al. Microbiological laboratory testing in the diagnosis of fungal infections in pulmonary and critical care practice. An official american thoracic society clinical practice guideline. Am J Respir Crit Care Med, 2019, 200(5): 535-550.

[6] DAVID W D, JACQUES C, CATHERINE B A, et al. Chronic pulmonary aspergillosis: Rationale and clinical guidelines for diagnosis and management. Eur Respir J, 2016, 47(1): 45-68.

[7] MARIE VON L T, JOHANNES W, HERMANN E, et al.Invasive Fungal Infection. Dtsch Arztebl Int, 2019, 116(16): 271-278.

第二十一节　免疫功能低下患者的感染

学习目的

完成该病例学习后,学生应该获得下列能力:

- 为免疫功能低下患者的感染制订经验性抗菌药物治疗方案。
- 掌握免疫功能低下患者感染的症状、体征、相关实验室检查。

● 论述免疫功能低下患者感染可能的病原菌及其特点。

● 论述免疫功能低下患者的感染如何预防？

患者临床表现

患者，女，61岁，2013年6月20日入院。

主诉

鼻塞、流涕十余天，咳嗽、咳痰3天，发热1天。

现病史

患者于十余天前受凉后出现鼻塞、流涕等不适，自行购买感冒药（具体不详）后症状好转，于3天前出现咳嗽、咳痰，为黄色黏痰、量多、不易咳出，为求进一步诊治，入住呼吸与危重症病区。入院前晚出现畏寒、发热，体温最高达39.3℃，伴胸闷、全身乏力，无头痛、咽痛，无恶心、呕吐、腹痛、腹泻等不适。门诊查血常规示：WBC 15.8×10^9/L，Neutros 82.7%；胸片示：左下肺炎。患者自起病以来，精神、食欲、睡眠欠佳，大小便正常，体重无明显减轻。

既往史

患者既往体质一般，3年前行肾移植术，术后坚持服用“环孢素口服液、吗替麦考酚酯胶囊、泼尼松片”治疗，10天前门诊复查肾功能基本正常；5年前因“甲状腺瘤”在我院行甲状腺切除术，术后长期服用“左甲状腺素钠片”治疗；有高血压病史8年，长期服用抗高血压药（硝苯地平片），目前血压控制平稳；无糖尿病、冠心病等疾病史；无肝炎、结核、菌痢、疟疾等传染病史，预防接种史不详。

过敏史

有青霉素过敏史（表现为皮试阳性）。

体格检查

体温36.3℃，脉搏80次/min，呼吸20次/min，血压128/80mmHg，颈前皮肤可见一长约6cm手术瘢痕，左下肺可闻及少许湿啰音，无胸膜摩擦音，心率80次/min，心律齐，各瓣膜区未闻及心脏杂音，右下腹可见一长约8cm的手术瘢痕。

实验室检查

肝肾功能、血电解质及血糖：GOT 31U/L，GPT 35U/L，Alk phos 81U/L，T.bili 7.1μmol/L，D.bili 3.2μmol/L，Albumin 41.1g/L；BUN 7.1mmol/L，Scr 94μmol/L；Na 137.3 mmol/L，K 4.1mmol/L，Cl 101mmol/L，Ca 2.4 mmol/L，CO_2 16.7mmol/L；Glu 6.15mmol/L。

血常规：Hb 116g/L，HCT 36.1%，PLT 318×10^9/L，WBC 15.8×10^9/L，Neutros 82.7%，Lymphs 24.1%，Monos 5.0%。

肺炎支原体、衣原体检查：阴性。

结核菌抗体：阴性。

痰结核菌涂片：未找到抗酸杆菌。

痰细菌涂片：找到G^+、G^-球菌。

痰培养：正常菌群。

痰真菌涂片：未找到真菌。

血气分析正常，尿常规、凝血功能、心肌酶谱、血脂、血沉正常。

相关辅助检查

胸片：左下叶见斑片状高密度影，边界清晰，考虑左下肺炎。

初步诊断

1. 左下肺炎。
2. 肾移植术后。

病例讨论问题

病例问题识别

1.a. 根据患者入院情况，考虑可能的病原菌是什么？

1.b. 列出患者的药物治疗相关问题。

1.c. 诊断该患者肺部感染的依据有哪些？

预期结果

2. 该患者的药物治疗目标是什么？

治疗方案选择

3.a. 该患者可选择的药物治疗方案有哪些？

3.b. 患者为肾移植术后，长期服用抗排斥药物，选择抗菌药物应注意什么？

最佳药物治疗方案

4.a. 为该患者制订个体化药物治疗方案。

4.b. 患者有青霉素过敏史，如果初始治疗失败，有哪些替代方案？

临床结果评价

5. 治疗过程中，应监测哪些指标来评估疗效和预防不良反应？

患者教育

6. 为加强患者的依从性，确保治疗成功并将不良反应减到最小，应向患者提供哪些信息？

自主学习任务

7.a. 查阅文献，讨论实体器官移植患者侵袭性真菌感染的经验性治疗方案。

7.b. 检索免疫抑制剂与抗菌药物在代谢方面的相互作用。

临床注意点

环孢素的有效血药浓度范围窄，临床需常规进行血药浓度监测。

参考文献

[1] DANIEL E D, NICOLAS J M.Pneumonia in solid organ transplantation: guidelines from the American Society of Transplantation Infectious Diseases Community of Practice.Clin Transplant, 2019, 33(9): e 13545-e13556.

[2] FISHMAN J A .Infection in organ transplantation.

Am J Transplant, 2017, 17(4): 856-879.

[3] 中华医学会器官移植学分会. 实体器官移植术后感染诊疗技术规范(2019版)——总论与细菌性肺炎. 器官移植, 2019, 10(4): 343-352.

[4] SHERIF B M. Management of infections in solid organ transplant recipients. Infect Dis Clin North Am, 2018, 32(3): xiii-xvi.

[5] GREEN M. Introduction: infections in solid organ transplantation.Am J Transplant, 2013, Suppl(4): 3-8.

（李璐璐）

第二十二节　外科手术预防使用抗菌药物

学 习 目 的

完成该病例学习后，学生应该获得下列能力：

- 对一特定手术推荐合理的抗菌药物预防方案。
- 讨论外科手术预防使用抗菌药物的时机，术前给药和术后给药。
- 描述关于结肠手术术前肠道准备的不同观点。
- 描述支持和反对结肠手术前使用口服抗菌药物清洁肠道的观点。

患者临床表现

患者，男，67岁，2014年4月10日收入某院肿瘤科。

主诉

间断头晕不适2个月，大便带血1周。

现病史

患者2个月前无明显诱因突发头痛、头晕不适，以两颞侧疼痛明显，伴有步态不稳。无发热、胸闷、胸痛、心慌、呼吸困难、黑矇、晕厥等。于我院心内科就诊，诊断为高血压、升主动脉夹层。予以降压、改善微循环、抗血小板等对症支持治疗。患者症状好转出院。1周前患者出现间断大便带血，呈暗红色，无恶心、呕吐、腹痛等不适，于肛肠科予以对症支持处理，症状无明显好转。今患者特来我院求诊，门诊以“高血压，升主动脉夹层，大便带血”收入我科。病程中，患者精神、睡眠一般，食欲尚可，大小便如上述，体力、体重无明显改变。

既往史

有高血压病史，口服缬沙坦氨氯地平片(80mg/5mg，q.d.)、美托洛尔缓释片(47.5mg，q.d.)治疗，否认糖尿病、高脂血症、冠心病史，无吸烟及饮酒史，否认结核、乙肝病史，无手术外伤史。

过敏史

无药物过敏史及其他过敏史。

体格检查

体温36.5℃，脉搏61次/min，呼吸18次/min，血压132/64mmHg。神清，颈软，步入病房，查体合作。口角及伸舌无歪斜，全身皮肤及巩膜无黄染，浅表淋巴结未及肿大，颈静脉无怒张，双肺呼吸音清晰，未闻及明显干湿啰音。心率 61 次 /min，律齐，各瓣膜听诊区未闻及明显杂音，腹部平软，无压痛及反跳痛，肝脾肋下未及，双肾区无叩击痛，双下肢无水肿，生理反射存在，病理征未引出。

实验室检查

血电解质：Na 146.4mmol/L，K 3.69 mmol/L，Cl 106.3mmol/L，CO_2 19.8mmol/L。

肾功能：BUN 4.35mmol/L，Scr 71.6 μmol/L。

血糖：Glu 4.63 mmol/L。

血常规：Hb 127g/L，HCT 38%，PLT 178×10^9/L，WBC 4.75×10^9/L，Neutros 68.1%，Lymphs 19.8%，Monos 9.1%。

肝功能：GOT 23U/L，GPT 18U/L，Alk phos 74U/L，T.bili 14.7μmol/L，D.bili 2.4μmol/L，Albumin 42.7g/L。

凝血功能：INR 0.94。

高敏 C 反应蛋白：hs-CRP 2.43mg/L。

相关辅助检查

电子肠镜：①乙状结肠癌；②大肠多发息肉；③内痔。

病理检查：（乙状结肠活检）腺癌（中等分化）。

胸部 + 腹部 + 盆腔 CT：①胸部 CT 未见明显异常；②肝多发性囊肿，肝右叶血管瘤，胆囊结石，前列腺增生并钙化；③乙状结肠壁局限性增厚（结肠癌累及全层）。主动脉 CTA：①主动脉夹层（Debakey Ⅲ型）可能，主动脉壁钙化，腹主动脉下段梭形动脉瘤可能；②肝囊肿，双肾囊肿，胆囊结石；③肝右叶强化影，血管瘤可能，建议 DSA 检查。

心脏彩超：①升主动脉增宽，主动脉瓣轻度钙化伴轻中度关闭不全；②左房扩大，室间隔稍厚。

初步诊断

1. 乙状结肠癌。
2. 高血压 3 级（极高危）。
3. 腔隙性脑梗死。
4. 腹主动脉夹层动脉瘤（Debakey Ⅲ型）。

临床过程

2014 年 4 月 23 日在全麻下行乙状结肠癌根治术，4 月 22 日开始给予头孢硫脒 2g b.i.d.，持续给药至 4 月 29 日。术后患者生命体征平稳，一般状况好，切口无感染迹象。

病例讨论问题

病例问题识别

1.a. 该患者术后存在哪些感染的危险因素？

1.b. 列出该患者所有的药物治疗相关问题，包括潜在的术后问题。

1.c. 该患者预防使用抗菌药物存在哪些问题？

预期结果

2. 外科手术预防使用抗菌药物的目标是什么？

治疗方案选择

3.a. 针对该患者，讨论选择什么抗菌药物，以及抗菌药物的给药时机和疗程。

3.b. 术前肠道准备对该患者有益吗？

3.c. 术前给予口服抗菌药物对结肠手术有哪些潜在的利与弊？

最佳药物治疗方案

4.a. 该患者的抗感染治疗存在什么问题？

4.b. 确定适合该患者的预防使用抗菌药物的方案，请列出具体药物、剂量、给药途径、给药频次和疗程。

4.c. 该患者围手术期应该使用β受体拮抗剂吗？

临床结果评价

5. 为预防手术切口感染，应监测哪些指标？

患者教育

6. 你将给患者提供哪些关于手术切口感染风险和使用抗菌药物减少该风险的信息？

自主学习任务

7.a. 制作一个表格，列出需要预防使用抗菌药物的手术及推荐使用的抗菌药物。

7.b. 检索结肠手术术前使用口服抗菌药物的资料。

7.c. 查阅文献，评价围手术期患者使用β受体拮抗剂的问题。

临床注意点

术后3小时给予抗菌药物发生手术切口感染的风险是术前2小时内给药的3倍。

参考文献

[1] 国家卫生健康委. 抗菌药物临床应用指导原则. [2020-08-10]. http://www.nhc.gov.cn/xxgk/pages/viewdocument.jsp? dispatchDate=&staticUrl=/yzygj/s3593/201508/c18e1014de6c45ed9f6f9d592b43db42.shtml&wenhao.

[2] World Health Organization. Global guidelines for the prevention of surgical site infection.[2020-04-10]. https://apps.who.int/iris/handle/10665/277399.

[3] BRATZLER D W, DELLINGER E P, OLSEN KM, et al. Clinical practice guidelines for antimicrobial prophylaxis in surgery. Am J Health Syst Pharm, 2013, 70(3): 195-283.

第二十三节 HIV感染

学习目的

完成该病例学习后，学生应该获得下列能力：

- 描述哪些人类免疫缺陷病毒（HIV）感染患者需要开始反转录病毒治疗，并预期治疗的效果。
- 对初治患者推荐一线抗反转录病毒

治疗方案。

- 为患者提供抗反转录病毒药物的剂量、使用方法和不良反应的信息。

患者临床表现

患者，女，31岁。

主诉

间断发热、胸闷1个月。

现病史

患者约1个月前无明显诱因起感胸闷、气促，活动后明显，初在当地诊所按“上感”治疗，无明显好转，渐感发热，体温当时在38℃左右，伴干咳，无咽痛、流涕，无鼻塞，无恶心、呕吐，无腹痛、腹泻，无尿频、尿急、尿痛，无腰痛、皮疹等不适。在当地县医院住院十余天无明显好转，二十余天前转至某三甲医院住院，住院期间初筛抗HIV阳性，并确诊，给予抗肺孢子菌肺炎(PCP)、抗真菌及抗细菌等对症支持治疗(具体不详)，体温正常后于1周前出院，自觉胸闷、气促好转，但3天前因受凉后再次出现发热，体温高达39.5℃，伴乏力、纳差，无恶心、呕吐，无腹痛、腹泻，为求进一步治疗，现来我院，门诊以“AIDS，发热原因待查”收入院。起病以来，患者精神一般，进食少，体力下降，体重无明显变化，大便、小便正常。

既往史

既往自觉体健。2009年因产后出血行输血治疗；否认高血压、糖尿病史。否认肝炎、结核等传染病史；无烟酒等不良嗜好。无禽类密切接触史。无类似患者密切接触史。

过敏史

无药物过敏史及其他过敏史。

体格检查

体温39.3℃，脉搏104次/min，呼吸24次/min，血压99/57mmHg。神清，颈软，球结膜无水肿，巩膜无黄染。双侧瞳孔等大等圆，光反射灵敏。咽部充血，双侧扁桃体无肿大，舌面及口腔黏膜未见白斑。浅表淋巴结未触及肿大。双肺呼吸音粗糙，右下肺可闻及散在的哮鸣音，未闻及湿啰音，心率104次/min，律齐，心音正常，未闻及杂音。腹软，无压痛及反跳痛，肝脾肋下未及，腹水征阴性，双下肢无水肿。病理征阴性。

实验室检查

血电解质：Na 135mmol/L，K 4.15mmol/L，Cl 104.7mmol/L，CO_2 15.1mmol/L。

肾功能：BUN 3.45mmol/L，Scr 104.4μmol/L。

血糖：Glu 4.19mmol/L。

血常规：Hb 92.4g/L，HCT 27%，PLT 36×10^9/L，WBC 1.3×10^9/L，Neutros 70%，Lymphs 24.6%，Monos 4.9%。

肝功能：GOT 96U/L，GPT 67U/L，Alk phos 61U/L，T.bili 6.4μmol/L，D.bili 1.3μmol/L，Albumin 28.8g/L，Globulin 34.5g/L。

高敏C反应蛋白：hs-CRP 14.01mg/L

血沉：ESR 94mm/h。

LDH 606U/L。

CD4 1/μl。

抗 HIV 已确认阳性。

初步诊断

1. 艾滋病。

2. 发热原因待查：卡氏肺孢子虫肺炎？结核？

临床过程

患者入院后行规范的肺孢子菌肺炎治疗（复方磺胺甲噁唑片，400/80mg，口服，q8h.），并给予重组人粒细胞刺激因子注射液升白细胞治疗，血培养及骨髓培养均为阴性，入院第 5 天体温恢复正常，入院第 8 天开始抗反转录病毒治疗。

病例讨论问题

病例问题识别

1.a. 哪些临床表现（症状、体征、实验室检查）提示艾滋病的严重性？

1.b. 该患者有哪些药物治疗相关问题？

预期结果

2. 该病例的药物治疗目标是什么？

治疗方案选择

3.a. 针对该患者，药物治疗选择有哪些？

3.b. 该患者是否适合开始抗反转录病毒治疗？

最佳药物治疗方案

4.a. 为该患者制订抗反转录病毒治疗方案。请列出具体药物、剂量、给药途径、给药频次和疗程。

4.b. 如果患者告知一旦感染控制她将考虑怀孕，你准备为该患者拟定何种抗反转录病毒治疗方案？

4.c. 如果该患者有慢性肾脏疾病史，请推荐合适的抗反转录病毒治疗方案。

4.d. 讨论 HIV 耐药性检测对初治患者进行抗反转录病毒治疗的作用。

临床结果评价

5. 为评估抗反转录病毒治疗的临床有效性和耐药性，有必要监测哪些临床和实验室指标？

患者教育

6.a. 你将给患者哪些关于治疗的重要信息？

6.b. 用非专业术语向患者解释监测 HIV 需要用到的指标。

6.c. 知晓使患者依从治疗潜在的困难，和患者讨论将采取的措施，使依从性最大化。

自主学习任务

7.a. 复习关于艾滋病患者初治和经治方案的文献，推荐的一线治疗方案是什么？什么情况下需要使用替代治疗方案？艾滋病治疗后的生存率如何？

7.b. 复习关于 HIV 对抗反转录病毒药物耐药性的文献，论述对耐药性如何预防和处置。

临床注意点

尽管有充足的临床资料指导对初治患者开始反转录病毒治疗，但选择合适的治疗方案仍是个复杂的问题。根据专家意见和循证资料，理想的开始治疗时机在不断修正。除了考虑临床疗效，医生还需要考虑许多患者个人因素，包括并发症、依从性、潜在的不良反应、药物相互作用、药物-食物相互作用等，应制订个体化给药方案。

参考文献

[1] World Health Organization. Consolidated guidelines on the use of antiretroviral drugs for treating and preventing HIV infection, 2nd ed. 2016.

[2] ABERG J A, GALLANT J E, GHANEM K G, et al. Infectious Diseases Society of America. Primary care guidelines for the management of persons infected with HIV: 2013 update by the HIV medicine association of the Infectious Diseases Society of America. Clin Infect Dis, 2014, 58(1): e1-e34.

（鄢　欢　刘杨从　郭　珩
李璐璐　程　虹）

第十二章 肿 瘤

第一节 乳腺癌

学习目的

完成该病例学习后，学生应该获得下列能力：

- 说明一般人群妇女乳腺自我检查、超声检查、X线检查等乳腺癌筛查措施的重要性。
- 列出乳腺癌患者联合化疗方案，比较不同化疗方案的优缺点。
- 论述如何评估患者的脏器功能，监测和预防乳腺癌化疗可能产生的不良反应。
- 论述化疗药物的给药顺序、输注时间和剂量强度。
- 列出乳腺癌患者内分泌治疗方案。

患者临床表现

患者，女，52岁，2013年7月1日入院。

主诉

发现左乳腺肿块14个月，左乳腺癌综合治疗2个月余。

现病史

患者2012年4月发现左乳内上象限有包块，约4cm×2cm大小，伴轻度疼痛，后至我科就诊，门诊双乳及腋窝淋巴结彩超示：右乳实性结节，其中一个内伴钙化，左乳实性占位病变，约3.2cm×1.8cm，左腋窝淋巴结肿大。后至外院行左乳肿块活检术，术后病检示：左乳浸润性导管癌（WHO Ⅱ级）。再次来我科就诊，完善检查后于2个多月前开始行吡柔比星联合环磷酰胺方案化疗2个周期，肿块较前缩小。11天前在我院甲乳外科行左乳癌改良根治术，术后病检示：左乳浸润性导管癌Ⅱ级，送检腋下淋巴结未见癌转移（0/15），ER（－），PR（－），Her-2（+++），p53（+），K67>5%。目前患者术后一般状况恢复可，为求进一步治疗就诊我科，门诊以“左乳腺癌”收入。患者自起病以来，神清，精神可，食欲及精神均可，大小便如常，体重无明显下降。

既往史

20年前右乳纤维瘤切除术，否认高血

压、糖尿病、心脏病等慢性疾病史，否认肝炎、结核等传染病史，否认家族遗传病史，否认手术外伤史及输血史。

过敏史

无药物过敏史及其他过敏史。

体格检查

体温 36.4℃，脉搏 76 次 /min，呼吸 19 次 /min，血压 105/63mmHg。患者神志清楚，精神欠佳，营养中等，表情自如，扶入病房，查体合作，双侧瞳孔等大等圆，对光反射灵敏，眼球活动自如，双侧鼻唇沟对称，伸舌居中，颈软，颈静脉无怒张，双肺呼吸音清，双肺未闻及干湿啰音及胸膜摩擦音。心率 76 次 /min，心律整齐，腹软，无压痛及反跳痛，肝脾肋下未及，双下肢不肿，生理反射存在，病理反射未引出。

专科检查：神清，精神好，体态自如，查体合作，全身皮肤无黄染及出血，浅表淋巴结不大，胸廓对称，呼吸运动正常。左侧胸壁呈术后外观，接引流管。右乳如常，见陈旧性瘢痕。

实验室检查

血电解质：Na 138.6mmol/L，K 3.6mmol/L，Cl 101mmol/L，Ca 2.30mmol/L，CO_2 24.7 mmol/L。

肾功能：BUN 3.5mmol/L，Scr 61μmol/L。

血糖：Glu 4.2mmol/L。

血常规：Hb 119g/L，HCT 35.5%，PLT 195 × 10^9/L，WBC 6.48 × 10^9/L，Neutros 74.2%，Lymphs 18.1%，Monos 6.9%。

肝功能：GOT 34U/L，GPT 35U/L，Alk phos 79U/L，T.bili 14.3μmol/L，D.bili 7.1μmol/L，Albumin 40.2g/L。

肿瘤标志物：CA72-4 7.98U/ml，NSE 20.19ng/ml。

相关辅助检查

乳腺彩超检查示：双侧乳腺符合增生声像图改变，右侧乳腺实性结节（右侧乳腺外上象限 10 点钟处见 0.7cm × 0.4cm 低回声团、右乳头下方见 1.2cm × 0.5cm 低回声团），左侧乳腺实性占位病变（3.2cm × 1.8cm），内伴钙化。左侧腋窝淋巴结肿大，右侧腋窝淋巴结显示，双侧乳腺未见异常血流信号显示。双侧乳腺符合增生声像图改变，双侧腋窝淋巴结稍大。

乳腺癌改良根治术后病理示：（左乳）浸润性导管癌Ⅱ级，乳头、基底部、切口皮肤未见癌累及。送检"腋下淋巴结"未见转移癌（0/15）。

初步诊断

左乳腺浸润性导管癌：pT2N0M0，Ⅱa。

病例讨论问题

病例问题识别

1.a. 列出患者的药物治疗相关问题。

1.b. 明确乳腺癌患者的临床分期。

预期结果

2.a. 乳腺癌患者治疗目标是什么？

2.b. 乳腺癌患者影响预后的因素有哪些？

2.c. 评估该患者的预后情况。

治疗方案选择

3.a. 列出该患者可行的化疗方案，并简述各方案的优缺点。

3.b. 列出该患者的内分泌治疗方案。

最佳药物治疗方案

4.a. 列出该患者最适宜的化疗方案，包括给药顺序、输注时间、剂量强度和给药疗程。

4.b. 如何计算吡柔比星和环磷酰胺的用量？根据该患者情况，你推荐的给药剂量是多少？

临床结果评价

5. 列出该患者化疗药物可能出现的不良反应。

患者教育

6.a. 为加强患者的依从性，确保治疗成功并将不良反应减到最小，应向患者提供哪些信息？

6.b. 患者可能的预期效果有哪些？

自主学习任务

7.a. 查阅文献，列出乳腺癌患者靶向治疗的新进展，列出曲妥珠单抗疗效及其不良反应。

7.b. 列出绝经前、绝经后乳腺癌患者辅助内分泌治疗的异同点。

7.c. 查找紫杉醇辅助化疗对乳腺癌患者总生存率的影响。

7.d. 制订化疗相关的手足综合征的治疗方案。

7.e. 制订化疗相关贫血的治疗方案。

临床注意点

早期诊断是降低乳腺癌死亡率的关键，尤其对于乳腺癌高危人群，因此乳腺癌的筛查和健康教育非常重要。

参考文献

[1] GRADISHAR W J, ANDERSON B O, ABRAHAM J, et al. Breast cancer, version 3.2020, NCCN clinical practice guidelines in oncology. J Natl Compr Canc Netw, 2020, 18(4): 452-478.

[2] SHIMOI T, NAGAI S E, YOSHINAMI T, et al. The Japanese breast cancer society clinical practice guidelines for systemic treatment of breast cancer, 2018 ed. Breast Cancer, 2020, 27(3): 322-331.

[3] WOLFF A C, HAMMOND M E, SCHWARTZ J N, et al. American Society of Clinical Oncology/College of American pathologists guideline recommendations for human epidermal growth factor receptor 2 testing in breast cancer. J Clin Oncol, 2007, 25(1): 118-147.

[4] HUGHES L L, WANG M, PAGE D L, et al. Local excision alone without irradiation for ductal carcinoma in situ of the breast: a trial of the Eastern Cooperative Oncology Group. J Clin Oncol, 2009, 27(32): 5319-5324.

[5] DUNNE C, BURKE J P, MORROW M, et al. Effect of margin status on local recurrence after

breast conservation and radiation therapy for ductal carcinoma in situ. J Clin Oncol, 2009, 27(10): 1615-1620.

[6] ZHOU P, GAUTAM S, RECHT A. Factors affecting outcome for young women with early stage invasive cancer treated with breast-conserving therapy. Breast Cancer Res Treat, 2007, 101(1): 51-57.

[7] HoUVENAEGHEL G, NOS C, GIARD S, et al. A nomogram predictive of nonsentinel lymph node involvement in breast cancer patients with a sentinel lymph node micrometastasis. Eur J Surg Oncol, 2009, 35(7): 690-695.

第二节 非小细胞肺癌

学 习 目 的

完成该病例学习后，学生应该获得下列能力：

- 掌握非小细胞肺癌的诊断要点。
- 列出非小细胞肺癌患者联合化疗方案，比较不同化疗方案的优缺点。
- 监测铂类药物、紫杉醇、伊立替康、环磷酰胺的治疗。
- 论述如何评估患者的脏器功能、体力状态，监测和预防非小细胞肺癌患者化疗可能产生的不良反应。
- 论述化疗药物的给药顺序、输注时间和剂量强度。

患者临床表现

患者，男，59岁，2013年3月7日入院。

主诉

发现右肺占位性病变2个月余。

现病史

患者2个多月前因腰部及背部酸胀，双下肢无力麻木感就诊于外院，查胸部CT示：①右上肺肿瘤样病变，肝脏多发低密度灶；②慢性支气管炎疾患，肺气肿。近2个月以来，患者感右上胸背疼痛，为求进一步诊治就诊我院，门诊以“右上肺癌”收入。患者自起病以来神清，精神稍差，食欲尚可，睡眠欠佳，体重下降约5kg。

既往史

否认高血压、冠心病史，否认糖尿病、肝炎、结核病史，否认外伤手术史。

过敏史

无药物过敏史及其他过敏史。

体格检查

体温36.3℃，脉搏112次/min，呼吸28次/min，血压112/76mmHg。患者神志清楚，精神欠佳，营养不良，表情自如，扶入病房，查体合作，双侧瞳孔等大等圆，对光反射灵敏，眼球活动自如，双侧鼻唇沟对称，伸舌居中，颈软，颈静脉无怒张，右上肺呼吸音稍低，余肺呼吸音清，双肺未闻及干湿啰音及胸膜摩擦音。心率112次/min，心律整齐，腹软，无压痛及反跳痛，肝脾肋下未及，双下肢不肿，生理反射存在，病理反射未引出。

实验室检查

血电解质：Na 135.5mmol/L，K 4.2mmol/L，Cl 103.0mmol/L，Ca 2.0mmol/L，CO_2 122.2 mmol/L。

肾功能：BUN 7.1mmol/L，Scr 67μmol/L。

血糖：Glu 5.0mmol/L。

血常规：Hb 58g/L，HCT 16.6%，PLT 475 × 10^9/L，WBC 12.46 × 10^9/L，Neutros 68.1%，Lymphs 9.7%，Monos 10.2%。

肝功能：GOT 24U/L，GPT 14U/L，Alk phos 196U/L，T.bili 5.9μmol/L，D.bili 2.4μmol/L，Albumin 33.1g/L。

肿瘤标志物：NSE 26.99ng/ml，CYFRA21-1 29.24ng/ml，SCC 2.7ng/ml。

相关辅助检查

胸部 CT：①右下肺软组织肿块影，考虑肺恶性肿瘤，伴感染性病变及肋骨和胸骨受累表现；②慢性支气管炎，肺气肿，伴泡状气肿形成；③右侧少量胸腔积液，纵隔淋巴结增大；④心影不大，胸主动脉及冠脉壁钙化；⑤肝内分别见大小不等斑片状稍低密度影。

颅脑 CT：①右侧基底节区腔隙性脑梗死；②脑白质变性；③脑萎缩。

上腹部 MRI：①肝脏右叶多发占位性病变，考虑肿瘤可能；②胆囊显示不清；③肝门部多发增大淋巴结，考虑转移可能；④所示多个胸椎，腰椎信号不均匀。

甲状腺 + 双颈 + 双锁骨上彩超：甲状腺右叶囊性结节内伴钙化，双颈淋巴结显示。

心脏彩超：左室舒张功能减退。

肝胆脾胰 + 腹膜后 + 双肾 + 双肾上腺彩超：腹膜后实性结节（肿大淋巴结？），肝内实性结节不排除（转移癌？）。

初步诊断

右肺癌肝转移，肋骨受侵，cT2N2M1，Ⅳ期。

病例讨论问题

病例问题识别

1.a. 列出患者的药物治疗相关问题。

1.b. 患者的哪些临床症状、体征、实验室检查结果支持非小细胞肺癌的诊断？

预期结果

2. 非小细胞肺癌的药物治疗目标是什么？

治疗方案选择

3.a. 列出该患者可行的化疗方案，对用药剂量、用药方法、用药时间和用药周期进行分析，简述方案的优缺点。

3.b. 列出该患者可行的肿瘤分子靶向药物治疗方案。

最佳药物治疗方案

4.a. 根据患者情况，制订最适宜的化疗方案。

4.b. 如何计算铂类药物、紫杉醇、伊立替康、环磷酰胺的用量，根据该患者情况，你推荐的给药剂量是多少？

4.c. 患者化疗期间应监测哪些实验室和影像学指标？

临床结果评价

5. 评价治疗效果和出现不良反应需要哪些临床和实验室指标？

患者教育

6.a. 需向患者说明哪些信息以达到最佳的治疗和使不良反应降至最小？

6.b. 经过该治疗方案后患者可能的预期效果是什么？

自主学习任务

7.a. 查阅文献，综述肿瘤分子靶向药物新进展。

7.b. 评价吉非替尼、西妥昔单抗、贝伐珠单抗、克唑替尼、凡他尼布作用靶点以及在非小细胞肺癌治疗中的地位。

临床注意点

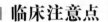

吸烟与肺癌呈明显相关性，戒烟已证实能有效降低肺癌风险。

参考文献

[1] WOOD D E, KAZEROONI E A, BAUM S L, et al. Lung cancer screening, version 3.2018, NCCN clinical practice guidelines in oncology. J Natl Compr Canc Netw, 2018, 16(4): 412-441.

[2] ZHI X Y, WU Y L, BU H, et al. Lung cancer diagnosis and treatment expert panel of the chinese ministry of health. Chinese guidelines on the diagnosis and treatment of primary lung cancer. J Thorac Dis, 2012, 4: 88-101.

[3] CAMIDGE D R, BANG Y J, KWAK E L, et al. Activity and safety of crizotinib in patients with ALK-positive non-small-cell lung cancer: updated results from a phase 1 study. Lancet Oncol, 2012, 13(10): 1011-1019.

[4] CRAGG M S, KURODA J, PUTHALAKATH H, et al. Gefitinib-induced killing of NSCLC cell lines expressing mutant EGFR requires BIM and call be enhanced by BH3 mimetics. PLoS Med, 2007, 4(10): 1681-1689.

[5] NG K P, HILLMER A M, CHUAH C T, et al. A common BIM deletion polymorphism mediates intrinsic resistance and inferior responses to tyrosine kinase inhibitors in cancer. Nat Med, 2012, 18(4): 521-528.

[6] NGUYEN K S, KOBAYASHI S, COSTA D B. Acquired resistance to epidermal growth factor receptor tyrosine kinase inhibitors in non-small-cell lung cancers dependent on the epidermal growth factor receptor pathway. Clin Lung Cancer, 2009, 10(4): 281-289.

[7] GOLDBERG S B, OXNARD G R, DIGUMARTHY S, et al. Chemotherapy with erlotinib or chemotherapy alone in advanced non-small cell lung cancer with acquired resistance to EGFR tyrosine kinase inhibitors(TKI).Oncologist, 2013, 18(11): 1214-1220.

第三节 结肠癌

学习目的

完成该病例学习后，学生应该获得下列能力：

- 列出结肠癌患者联合化疗方案，比较不同化疗方案的优缺点。
- 结肠癌化疗方案相关不良反应的处理。

● 论述化疗时化疗药物的给药顺序、输注时间和剂量强度。

● 对结肠癌患者制订化疗方案和监护计划。

患者临床表现

患者，男，67岁，2013年7月23日收入院。

主诉

肛门停止排气排便5小时，腹部胀痛3小时余。

现病史

患者于2013年7月23日因需做肠镜喝下约2 000ml的水后出现腹胀，伴腹痛，停止排气排便，无呕吐，无发热，无尿频、尿急、尿痛等症，门诊遂以“腹痛待查：肠梗阻”收入我院胃肠外科。入院行抗感染及胃肠减压对症治疗，经治疗患者症状缓解，腹痛缓解，有排便排气，行CT检查发现：结肠肝曲轮廓模糊，壁增厚，其近端结肠及部分小肠扩张，邻近腹腔筋膜增厚，局部见稍增大淋巴结影。上消化道＋小肠碘水造影示：①食管、胃碘水造影未见明显器质性病变；②不全性肠梗阻表现；③十二指肠降部 - 水平部交界处见一弧形压迹，局部黏膜欠规整，建议追踪观察；④小肠肠管运动较缓慢。肠镜检查：结肠新生物。活检示淋巴瘤。予以转入肿瘤科。患者自起病以来，精神、食欲、睡眠差，大便未解，小便正常，体力、体重未见明显变化。

既往史

否认高血压、冠心病史，否认糖尿病、肝炎、结核病史，6年前行肠淋巴瘤手术，4年前行左侧腹股沟疝手术。

过敏史

无药物过敏史及其他过敏史。

体格检查

体温36.8℃，脉搏88次/min，呼吸19次/min，血压134/86mmHg。神志清楚，正常，浅表淋巴结无肿大。心率88次/min，心律整齐，心音正常，无杂音。双侧呼吸运动均匀对称，无增强或者减弱。双肺呼吸音清，未闻及干湿啰音及胸膜摩擦音。腹部外形正常腹软，无压痛及反跳痛。肝脏肋下未触及。脾脏肋下未触及。双下肢无水肿。生理反射存在，病理反射未引出。专科情况：腹平软，肝脾肋下未及，有深压痛，无明显反跳痛，肠鸣音尚正常，移动性浊音阴性。

实验室检查

血电解质：Na 133.0mmol/L，K 3.9mmol/L，Cl 102.4mmol/L，Ca 1.66mmol/L，CO_2 22.0 mmol/L。

肾功能：BUN 2.2mmol/L，Scr 45μmol/L。

血糖：Glu 6.14mmol/L。

血常规：Hb 113 g/L，HCT 34.5%，PLT $448 \times 10^9/L$，WBC $10.21 \times 10^9/L$，Neutros 72.4%，Lymphs 15.6%，Monos 10.9%。

肝功能：GOT 14U/L，GPT 59U/L，Alk phos 46U/L，T.bili 8.1μmol/L，D.bili 4.9μmol/L，

Albumin 25.7g/L。

C 反应蛋白：CRP 33.3mg/L。

相关辅助检查

病理诊断：送检结肠黏膜 4 粒，镜见弥漫分布小圆形细胞，核多形性，深染，可见核分裂象。结合免疫组化检查：LCA（+）、SyN（-）、CgA（-）、PCK（-）、CK20（-）、CK8/18（散在+）、Ki-67（LI > 80%），考虑淋巴瘤。

初步诊断

结肠淋巴瘤。

病例讨论问题

病例问题识别

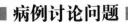

1. 列出患者的药物治疗相关问题。

预期结果

2.a. 该患者治疗目标是什么？

2.b. 评估该患者的预后情况。

治疗方案选择

3. 列出该患者可行的化疗方案。

最佳药物治疗方案

4. 列出该患者最适宜的化疗方案，包括给药顺序、输注时间、剂量强度和给药疗程。

临床结果评价

5. 监测该化疗方案的疗效和不良反应的指标有哪些？

患者教育

6. 为提高治疗的依从性、确保治疗效果并减少不良反应，你将为患者提供哪些信息？

自主学习任务

7.a. 查阅文献，整理伊立替康、5-Fu 导致化疗性腹泻的治疗方案。

7.b. 论述结肠癌患者营养支持的推荐方案。

参 考 文 献

[1] BENSON A B, VENOOK A P, CEDERQUIST L, et al. Colon cancer, version 1.2017, NCCN clinical practice guidelines in oncology. J Natl Compr Canc Netw, 2017, 15(3): 370-398.

[2] EDGE S B, BYRD D R, COMPTON C C, et al. AJCC Cancer Staging Manual. 7th. New York: Springer, 2010.

[3] CASSIDY J, CLARKE S, DIAZ R E, et al. Randomized phase III study of capecitabine plus oxaliplatin compared with fluorouracil/folinic acid plus oxaliplatin as first-line therapy for metastatic colorectal cancer. J Clin Oncol, 2008, 26(12): 2006-2012.

[4] GIANTONIO B J, CATALANO P J, MEROPOL N J, et al. Bevacizumab in combination with oxaliplatin, fluorouracil, and leucovorin (FOLFOX4) for previously treated metastatic colorectal cancer: results from the eastern cooperative oncology group study E3200. J Clin

Oncol, 2007, 25(12): 1539-1544.

[5] VAN CUSTEM E, PEETERS M, SIENA S, et al. Open-label phase Ⅲ trial of panitumumab plus best supportive care compared with best supportive care alone in patients with chemotherapy-refractory metastatic colorectal cancer. J Clin Oncol, 2007, 25(13): 1658 -1664.

[6] FALCONE A, RICCI S, BRUNETTI I, et al. Phase III trial of infusional fluorouracil, leucovorin, oxaliplatin, and irinotecan (FOLFOXIRI) compared with infusional fluorouracil, leucovorin, and irinotecan (FOLFIRI) as first-line treatment for metastatic colorectal cancer: The Gruppo Oncologico Nord Ovest. J Clin Oncol, 2007, 25 (13): 1670-1676.

[7] HALLER D G, ROTHENBERG M L, WONG A O, et al. Oxaliplatin plus irinotecan compared with irinotecan alone as second-line treatment after single-agent fluoropyrimidine therapy for metastatic colorectal carcinoma. J Clin Oncol, 2008, 26(28): 4544-4550.

第四节　前列腺癌

学 习 目 的

完成该病例学习后，学生应该获得下列能力：

- 熟悉前列腺癌的初期诊断及典型的临床表现。
- 明确内分泌去势治疗的方法与原理。
- 掌握前列腺癌治疗中激素类药物的合理应用。

患者临床表现

患者，男，74 岁。

主诉

体检发现前列腺癌 3 年。

现病史

患者于 3 年前体检直肠指诊触及肿大的前列腺，质地坚硬；查 PSA 9.02ng/ml；后于外院行前列腺穿刺活检提示：前列腺癌。目前无腰痛、发热、恶心、呕吐等不适，不伴尿频、尿急、尿痛及肉眼血尿等症，自确诊以来一直行内分泌去势（戈舍瑞林缓释植入剂 3.6mg i.h.q4w.）治疗。为求进一步诊治入住泌尿科治疗。

既往史

2 型糖尿病 21 年，目前使用长效胰岛素（20U，q.d.）和瑞格列奈（1mg，t.i.d.）治疗，糖化血红蛋白控制在 8.0%。

高血压 25 年，血压最高达 180/100 mmHg，目前使用厄贝沙坦 / 氢氯噻嗪（150mg/12.5mg）治疗，血压控制在 150/90 mmHg。

家族史

父母已故，死亡原因不详。

个人史

无特殊。

过敏史

无药物过敏史及其他过敏史。

用药史

药物去势治疗：醋酸戈舍瑞林缓释植入剂（诺雷德）3.6mg.i.h.q4w。

降糖治疗：甘精胰岛素注射液[300 单位 3ml/ 支]×1 支；用法：20 单位 i.h.q.d.。

降糖治疗：瑞格列奈片[1mg×30 片 / 盒]×2 盒；用法：1mg p.o. t.i.d.，三餐前 15 分钟。

体格检查

体温 36.7℃，脉搏 80 次 /min，呼吸 20 次 /min，血压 135/84mmHg。神志清楚，正常，浅表淋巴结无肿大。心率 80 次 /min，心律整齐，心音正常，无杂音。双侧呼吸运动均匀对称，无增强或者减弱。双肺呼吸音清，未闻及干湿啰音及胸膜摩擦音。腹部外形正常，腹软，无压痛及反跳痛。肝脏肋下未触及。脾脏肋下未触及。双下肢无水肿。生理反射存在，病理反射未引出。专科情况：输尿管走行区无压痛，双肾区叩击痛（-），阴茎及龟头发育正常，尿道外口正常，阴囊皮肤及睾丸、附睾未见明显异常，精索静脉无明显曲张。

实验室检查

血电解质：Na 139.7mmol/L，K 4.9mmol/L，Cl 104.1mmol/L，Ca 1.93mmol/L，CO_2 25.5 mmol/L。

肾功能：BUN 5.2mmol/L，Scr 50μmol/L。

血糖：Glu 4.7mmol/L。

血常规：Hb 126g/L，HCT 38.6%，PLT 403×10^9/L，WBC 4.92 $\times10^9$/L，Neutros 55.4%，Lymphs 32.5%，Monos 8.7%。

肝功能：GOT 29U/L，GPT 26U/L，Alk phos 88U/L，T.bili 9.3μmol/L，D.bili 2.6μmol/L，Albumin 43.5g/L。

前列腺特异性抗原 PSA 全套：总前列腺特异性抗原（TPSA）6.81ng/ml；复合前列腺特异性抗原（cPSA）、游离前列腺特异性抗原（fPSA）、fPSA/PSA 均正常范围。

初步诊断

1. 前列腺癌。
2. 2 型糖尿病。
3. 高血压 3 级（极高危）。

病例讨论问题

病例问题识别

1.a. 前列腺癌体检时最佳的筛查方法是什么？

1.b. 前列腺癌危险程度分级依据是什么？该患者危险程度应确定为哪个级别？

1.c. 国内目前采用的前列腺特异性抗原密度（PSAD）正常值为多少？

1.d. 前列腺癌的治疗措施有哪些？

预期结果

2. 前列腺癌的药物治疗目标是什么？

治疗方案选择

3.a. 对该患者可行的非药物治疗手段

有哪些？

3.b. “内分泌去势治疗”的适应证是什么？

3.c. 用于“内分泌去势治疗”的药物类型、作用机制及代表药物是什么？

最佳药物治疗方案

4. 对于有根治手术禁忌证的患者可选择的药物治疗方案有哪些？最佳的一线治疗方案是什么？

临床结果评价

5. 为达到预期治疗效果，并防止或发现不良反应，应该观察哪些临床参数和实验室指标？

患者教育

6. 为提高治疗的依从性、确保治疗效果并使不良反应最小化，你将如何对患者进行用药指导与用药监护？

自主学习任务

7.a. 查阅前列腺癌相关专著（如《实用内科学》）。

7.b. 查阅前列腺癌诊断治疗指南。

7.c. 查阅前列腺癌主要治疗药物说明书，根据指南整理收集一、二线治疗药物。

临床注意点

1. 嘱咐患者在PSA测定前注意事项，以免假阳性的误导诊疗。

2. 指导患者回家后皮下注射戈舍瑞林的适宜部位与手法。

3. 定期监测血肌酐、血红蛋白、肝功能变化情况，关注用药过程中可能出现的不良反应。

4. 内分泌激素去势治疗，可降低机体对胰岛素的敏感性，故应当密切关注患者血糖、糖化血红蛋白及血脂变化情况，必要时可能需要增加胰岛素的剂量，血脂异常可能增加心脑血管疾病风险。

参 考 文 献

[1] PARKER C, CASTRO E, FIZAZI K, et al. Prostate cancer: ESMO clinical practice guidelines for diagnosis, treatment and follow-up. Ann Oncol, 2020, 31(P): 1119-1134.

[2] MOHLER J L, ANTONARAKIS E S, ARMSTRONG A J, et al. Prostate cancer, version 2.2019, NCCN clinical practice guidelines in oncology. J Natl Compr Canc Netw, 2019, 17(5): 479-505.

第五节　非霍奇金淋巴瘤

学 习 目 的

完成该病例学习后，学生应该获得下列能力：

● 识别非霍奇金淋巴瘤典型的症状体征以及与霍奇金病的鉴别诊断。

● 列举非霍奇金淋巴瘤化学治疗方案。

● 掌握非霍奇金淋巴瘤治疗药物的急、慢性毒性反应症状以及防治措施。

● 能够制订非霍奇金淋巴瘤患者药物治疗疗效与毒性监测指标。

● 能够向非霍奇金淋巴瘤患者提供合理、实用的用药指导及用药教育。

患者临床表现

患者，男，69岁

主诉

发现左颈部肿块11个月。

现病史

11个月前，患者无意中触及左颈部有一5cm×5cm肿块，质硬，活动度差。遂于2013年6月29日在协和医院行经皮肿块穿刺术，术后细胞学示非霍奇金淋巴瘤。并于外院行对症支持治疗。于9月1日在我科给予激素治疗：泼尼松50mg/d（d1~d10），后行双侧胸腔引流，于9月22日行化疗第2周期，于10月13日行化疗第3周期，于11月3日行化疗第4周期，于11月24日行化疗第5周期：长春新碱1mg（d1，d8），泼尼松50mg/d（d1~d10）。于12月15日行化疗第6周期，于1月5日行化疗第7周期：长春新碱1mg（d1，d8），泼尼松50mg/d（d1~d10），口服。环磷酰胺片100mg（d1~d10），口服。于1月30日口服泼尼松50mg/m^2（d1~d10）。于2月19日行化疗第8周期：长春新碱1mg（d1，d8），泼尼松50mg/d（d1~d10）。于3月12日行化疗第9周期：长春新碱1mg（d1，d8），泼尼松50mg/d（d1~d10）。于4月2日行化疗第10周期：长春新碱1mg（d1，d8）。泼尼松50mg/d（d1~d10）。于4月25日行化疗第11周期：长春新碱1mg（d1，d8）。泼尼松50mg/d（d1~d10），今未述不适，无发热，无气促，为求进一步诊治遂来我科，门诊以“非霍奇金淋巴瘤”收入院。起病以来，患者精神、饮食、睡眠差，大小便失调，体力、体重下降。

既往史

冠心病史20年，2014年4月摔倒后查MRI示腰椎压缩性骨折。

过敏史

无药物过敏史及其他过敏史。

体格检查

体温36℃，脉搏100次/min，呼吸25次/min，血压130/89mmHg。神志清楚，慢性病容，心率100次/min，心律齐，心音有力，各瓣膜区未闻及杂音。呼吸运动正常。双肺呼吸音粗，散布少许干啰音，语音传导正常。腹部外形正常腹软，无压痛及反跳痛。肝脏肋下未触及。脾脏肋下未触及。双下肢无水肿。生理反射存在，病理反射未引出。

实验室检查

血电解质：Na 139.7mmol/L，K 3.9mmol/L，Cl 104.1mmol/L，Ca 1.93mmol/L，CO_2 25.5 mmol/L。

肾功能：BUN 5.2mmol/L，Scr 50μmol/L。

血糖：Glu 4.7mmol/L。

血常规：Hb 126g/L，HCT 38.6%，PLT

$403 \times 10^9/L$，WBC $4.92 \times 10^9/L$，Neutros 55.4%，Lymphs 32.5%，Monos 8.7%。

肝功能：GOT 29U/L，GPT 26U/L，Alk phos 88U/L，T.bili 9.3μmol/L，D.bili 2.6μmol/L，Albumin 43.5g/L。

血脂：TC 5.42mmol/L，LDL 3.69mmol/l。

肿瘤标记物 [2014-5-29]：CA12-5 158.3 U/ml，CA15-3 46.9U/ml，CA19-9 17.56U/ml，CA72-4 4.23U/ml。

尿液分析定量检查 [2014-5-29]：Glu +++，细菌 1 094.4/μl，余正常范围。

相关辅助检查

浅表器官彩超体表包块 [2014-3-7]：右侧胸腔第 7~11 肋间见较大前后径 8.6cm 液性暗区，定位处距体表 1.8cm。左侧胸腔第 7~10 肋间见较大前后径 5.8cm 液性暗区，定位处距体表 1.8cm。

彩超常规检查腹部（含肝胆脾胰 + 双肾）[2013-3-13]：轻度脂肪肝。

初步诊断

非霍奇金淋巴瘤。

病例讨论问题

病例问题识别

1.a. 非霍奇金淋巴瘤诊断依据是什么？诊断的最重要标准是什么？

1.b. 非霍奇金淋巴瘤如何分期？

1.c. 非霍奇金淋巴瘤有哪些治疗手段？

1.d. 非霍奇金淋巴瘤化疗药物有哪些潜在的毒副作用？如何识别与预防？

预期结果

2. 该非霍奇金淋巴瘤患者的治疗目标是什么？

治疗方案选择

3. 对该患者有效的非药物治疗有哪些？

最佳药物治疗方案

4. 该患者最佳药物治疗方案是什么？请列举具体药物品种、剂型、用药剂量、给药途径、给药频次和用药疗程等。

临床结果评价

5.a. 如何评估该患者的药物治疗疗效指标？

5.b. 非霍奇金淋巴瘤化疗药物有哪些急性毒性反应？可以通过哪些指标进行用药监护？

患者教育

6. 为提高治疗的依从性、确保治疗效果并使不良反应最小化，你将给予患者何种治疗建议？

自主学习任务

7.a. 查阅非霍奇金淋巴瘤相关专著书籍，了解非霍奇金淋巴瘤的相关定义。

7.b. 查阅非霍奇金淋巴瘤诊疗指南，掌握药物治疗原则，了解非药物治疗手段及诊断标准。

7.c. 学习非霍奇金淋巴瘤化疗药物种类，掌握各药物的治疗特点及监护要点。

临床注意点

注意非霍奇金淋巴瘤化疗药物主要的药品不良反应，尤其是对骨髓的抑制作用；联合化疗时给药的顺序、给药的速度与持续时间等；大剂量甲氨蝶呤治疗时建议行甲氨蝶呤血药浓度监测以及时给予四氢叶酸解毒降低甲氨蝶呤的急性毒性反应。

参考文献

[1] TAN D，TAN S Y，LIM S T，et al.Management of B-cell non-Hodgkin lymphoma in Asia：resource-stratified guidelines. Int J Radiat Oncol Biol Phys，2013，89(1)：49-58.

[2] CANDELARIA M，CERVERA-CEBALLOS E，MENESES-GARCIA A，et al. National guidelines of diagnosis and treatment of the non-Hodgkin lymphoma. J Rev Invest Clin，2013，65(2)：s5-27.

[3] 张文婷，桂玲，刘东. 非霍奇金淋巴瘤患者的药学监护. 医药导报，2011，30(12)：1663-1665.

[4] 文娱，解方为，欧阳学农. 非霍奇金淋巴瘤患者化疗风险的评估及药学监护体会. 中国药物警戒，2012，9(4)：247-249.

[5] 李菁. 1例非霍奇金淋巴瘤化疗的药学监护. 中国药师，2012，15(3)：400-401.

第六节 卵巢癌

学习目的

完成该病例学习后，学生应该获得下列能力：

- 了解卵巢癌典型的症状和体征，以及它的分类、分期情况。
- 论述卵巢癌细胞可能的耐药机制。
- 论述对于晚期卵巢癌患者化疗过程中的药学监护指标及手段。
- 为该患者拟定一个初始合理联合化疗方案。
- 列出卵巢癌可选择的化疗药物。

患者临床表现

患者，女，56岁

主诉

发现卵巢癌6个月，综合治疗4个月余。

现病史

2012.1 某肿瘤医院腹水细胞学示：转移性腺癌。盆腔增强 MRI：盆腔大量团块状及结节状异常信号，考虑肿瘤性病变，可能来自附件，病灶与子宫分界不清，伴腹腔大量积液。妇科彩超：子宫肌层回声不均匀，盆腔非均质性包块。且 CA125 升高。综合病史资料，考虑卵巢癌转移（腹腔）Ⅳ期，采用 TP 化疗三周期，末次化疗开始于 2012 年 3 月 18 日。患者于 2012 年 6 月 20 日在气管吸入全麻、硬膜外麻醉下行剖腹探查术，术中见腹腔内无积液，上腹部肝脾胃、大网膜、肠管表面未见明显病灶，腹主动脉淋巴结及盆髂淋巴结均未触及肿大。子宫、双附件与肠管、盆壁、膀胱致密粘连，陶氏腔完全封闭，仔细分离粘连，见子宫萎缩，右侧卵巢及输卵管外观无明显异常，左侧卵巢有一约 3cm × 4cm 囊性包块，肉眼观良性可能性大，未发现其他肿瘤病灶，术中请胃肠外科医生上台再次腹腔探查，未发现异常病灶，向家属交代病情，切除左侧附件送快速病理切片，口头报告：良性病变。根据探查结果，肿瘤原发灶不能确定，位于子宫附件可能性不大，家属要求不切除子宫及右侧附件。术中患者生命体征平稳，手术经过顺利，术后预防感染治疗。术后病检常规病检：卵巢单纯性囊肿伴出血，为良性病变，为进一步诊治收住入院。起病以来，饮食、睡眠一般，大小便尚可。

既往史

糖尿病史 4 年，使用二甲双胍口服治疗（500mg，b.i.d.）。

过敏史

无药物过敏史及其他过敏史。

体格检查

体温 36.3℃，脉搏 75 次 /min，呼吸 18 次 /min，血压 130/78mmHg。步态正常，发育正常，营养良好，表情自如，面容正常，体位自动，体型正力型，神志清楚，皮肤色泽正常，弹性好。无肝掌，无蜘蛛痣，无皮疹，无皮下出血，无水肿，浅表淋巴结无肿大。头颅大小正常，无畸形，前囟已闭，头发分布正常。眉毛、眼睑、结膜、眼球正常，双侧巩膜无黄染，瞳孔等大等圆 3mm，双侧对光反射未见异常。双耳外观未见异常，乳突无压痛，外耳道未见分泌物。鼻部外观未见异常，无鼻翼扇动，鼻窦无压痛，鼻腔无分泌物。扁桃体未见肿大，表面未见分泌物。咽部未见异常，声音正常。唇、舌、牙齿、牙龈正常。心音有力，心律齐，各瓣膜区未闻及杂音。双肺呼吸音清，未闻及干湿啰音及胸膜摩擦音，语音传导正常。腹部外形正常，腹软，无压痛及反跳痛，未触及腹部包块。肝脏肋下未触及。脾脏肋下未触及。肾脏未触及。专科检查：2012.1 腹水细胞学示转移性腺癌。盆腔增强 MRI：盆腔大量团块状及结节状异常信号，考虑肿瘤性病变，可能来自附件，病灶与子宫分界不清，伴腹腔大量积液。妇科彩超：子宫肌层回声不均匀，盆腔非均质性包块。综合病史资料，考虑卵巢癌转移（腹腔）Ⅳ期。

实验室检查

血电解质：Na 134.79mmol/L，K 3.5mmol/L，Cl 92mmol/L，Ca 2.11mmol/L，CO_2 22.5mmol/L。

肾功能：BUN 14.9mmol/L，Scr 90μmol/L。

血糖：Glu 5.8mmol/L。

血常规：Hb 93g/L，HCT 29.1%，PLT 370×10^9/L，WBC 8.76×10^9/L，Neutros 73.6%，Lymphs 16.6%，Monos 6.2%。

肝功能：GOT 87U/L，GPT 201U/L，Alk phos 1 002U/L，T.bili 286.7μmol/L，D.bili

220.9μmol/L, Albumin 26.8g/L。

肿瘤标志物：CA12-5 3 330.00U/ml。

腹水细胞学：转移性腺癌。

相关辅助检查

盆腔增强 MRI：盆腔大量团块状及结节状异常信号，考虑肿瘤性病变，可能来自附件，病灶与子宫分界不清，伴腹腔大量积液。

妇科彩超：子宫肌层回声不均匀，盆腔非均质性包块。

初步诊断

1. 卵巢癌。
2. 2 型糖尿病。

病例讨论问题

病例问题识别

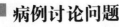

1.a. 卵巢癌的诊断标准是什么？如何分期？

1.b. 卵巢癌分期诊断对治疗决策有何意义？

1.c. 手术切除卵巢癌治疗的适应证是什么？

预期结果

2. 该卵巢癌患者药物治疗的目标是什么？

治疗方案选择

3. 卵巢癌常用的化疗药物有哪些？哪些是首选治疗药物？

最佳药物治疗方案

4. 请结合该患者卵巢癌分期情况制订一个最佳联合化疗方案，列出药物名称、给药剂量、间隔时间和疗程等。

临床结果评价

5. 为达到预期治疗效果，并防止或发现不良反应，应该观察哪些临床参数和实验室指标？

患者教育

6. 为提高治疗的依从性、确保治疗效果并使不良反应最小化，你将给予患者何种治疗建议？

自主学习任务

7.a. 查阅卵巢癌相关专著书籍。

7.b. 查阅卵巢癌相关指南。

7.c. 列出卵巢癌主要化疗药物及其合理应用方案。

7.d. 讨论卵巢癌细胞耐药机制。

临床注意点

化疗药物引起的不良反应有500多种，包括骨髓抑制、消化系统反应、心脏毒性、口腔炎，以及药物外渗引起的静脉炎或严重组织坏死等，其严重度可从无临床表现的轻微型至危及生命的严重型。在化疗过程中应重视药物不良反应，正确认识及详细而准确地报告各种不良反应，并采取各种措施以预防和减轻各种不良反应。完整的肿瘤治疗疗效评价应根据抗肿瘤效果和不良反应进行综合判定，即化疗药物的不良反应评价与抗肿瘤效果的评价同等重要。

参考文献

[1] ARMSTRONG D K, ALVAREZ R D, BAKKUM-GAMEZ J N, et al. NCCN guidelines insights: ovarian cancer, version 1. J Natl Compr Canc Netw, 2019, 17(8): 896-909.

[2] SESSA C, SCHNEIDER D T, PLANCHAMP F, et al. ESGO-SIOPE guidelines for the management of adolescents and young adults with non-epithelial ovarian cancers. Lancet Oncol, 2020, 21(7): e360-e368.

[3] LEDERMANN J A, RAJA F A, FOTOPOULOU C, et al. ESMO Guidelines working group. newly diagnosed and relapsed epithelial ovarian carcinoma: ESMO clinical practice guidelines for diagnosis, treatment and follow-up.Ann Oncol, 2013, 24(Suppl 6): vi24-32.

[4] PRAT J, FIGO committee on gynecologic oncology. FIGO's staging classification for cancer of the ovary, fallopian tube, and peritoneum: abridged republication. J Gynecol Oncol, 2015, 26(2): 87-89.

第七节　急性淋巴细胞白血病

学习目的

完成该病例学习后，学生应该获得下列能力：

1. 列出急性淋巴细胞白血病(ALL)成人常用药物导致的疾病。

2. 设计有效的治疗方案防治由于治疗成人ALL的药物导致的疾病。

3. 描述一项肿瘤溶解综合征的治疗策略。

4. 解释反映ALL对化疗药物的反应性的实验室检查值。

5. 讨论需要向患者及家属说明使用ALL化疗药物的注意事项。

6. 叙述在使用大剂量甲氨蝶呤时，需要哪些辅助药物和对症支持治疗。

7. 评价目前在ALL治疗中使用大剂量甲氨蝶呤的争论。

患者临床表现

患者，女，66岁，2013年9月2日收入院。

主诉

乏力、颜面水肿10天，发现白细胞增高1天。

现病史

患者10天前无明显诱因感乏力，无明显头晕、心慌、胸闷、耳鸣等，伴颜面水肿，无皮肤瘀点、瘀斑，无发热、咳嗽等。为求诊治，来我院门诊，查血液分析示：WBC 106.36×10^9/L，Hb 104g/L，PLT 47×10^9/L；门诊遂以“白细胞增高原因待查”收入。

既往史

平素健康状况良好，有肺结核病史，抗痨治疗1年，自诉已治愈。

家族史

父母已故，死因不详。

个人史

长期定居于武汉，否认疫水接触史，否认冶游史，否认吸烟、饮酒、毒物接触史。

药物史

无。

过敏史

否认食物、药物过敏史。

体格检查

体温37.3℃，脉搏93次/min，呼吸21次/min，血压169/74mmHg。神志清楚，正常，浅表淋巴结无肿大。心率93次/min，心律齐，心音有力，各瓣膜区未闻及杂音。呼吸运动正常。双肺呼吸音清，未闻及干湿啰音及胸膜摩擦音，语音传导正常。腹部外形正常，腹软，无压痛及反跳痛。肝脏肋下未触及。脾脏肋下未触及。双下肢无水肿。生理反射存在，病理反射未引出。

实验室检查

血常规[2013-9-2日]：WBC 81.63×10^9/L，RBC 3.14×10^{12}/L，Hb 87g/L，HCT 26.7%，PLT 37×10^9/L。

血沉：ESR 34mm/h。

肝肾功能、电解质：GOT 80 U/L，Albumin 34.8g/L，Scr 38μmol/L，γ-GT 251U/L，K 3.2mmol/L，LDH 2 388U/L，HBDH 1 689 IU/L，hs-CRP 5.3mg/L，5′-NT 38.30U/L。

铁蛋白：648.8ng/ml。

尿液分析：BLD ++，LEU少量。

相关辅助检查

心电图：窦性心律不齐，心肌复极异常。

骨髓细胞学：ALL骨髓象。

骨髓细胞学示[2013-9-4]：原始细胞占73%。此次骨髓象考虑为：ALL、AML-M0或MAL待排。

外周血融合基因示[2013-9-13]：BCR/ABL（P210型）阳性；定量：BCR-ABL（拷贝数 1.7×10^2），ABL（拷贝数 2.73×10^3）。BCR-ABL/ABL=0.054。

目前诊断

1. 急性B淋巴细胞白血病伴Ph（+）（高危）。
2. 高血压？

患者临床过程

9 月 8 日患者诉仍感乏力，精神差，无皮肤黏膜新鲜出血点及瘀斑，无牙龈出血，无发热、咳嗽等。查体：神志清楚，正常。咽后壁可见新鲜出血点，舌部见血疱。给予降白细胞、止血、碱化尿液等对症治疗。

9 月 9 日复查：WBC 45.75 × 10^9/L，RBC 2.94 × 10^{12}/L，Hb 81g/L，HCT 24.5%，PLT 16 × 10^9/L。患者血小板显著减少，输血小板防治出血，继续给予降白细胞、止血、碱化尿液等对症治疗。予以输注 AB 型 Rh（+）机采血小板一人份，过程顺利，无发热皮疹。患者诊断“急性 B 淋巴细胞白血病（高危）”明确，建议行 VP 方案诱导缓解治疗。化疗过程中可能会出现严重恶心、呕吐等消化道反应，或严重感染、出血、贫血、血压、血糖波动等并发症而危及生命，导致死亡，向患者家属讲明上述情况，其家属同意上述化疗。今日予以 VP[VCR（d1，d8，d15，d22），dex 10mg（d1~d28）] 方案化疗，同时予以水化、碱化、利尿、止吐、保护脏器等支持治疗。

9 月 11 日复查：WBC 3.01 × 10^9/L，RBC 3.55 × 10^{12}/L，Hb 98g/L，HCT 27.8%，PLT 5 × 10^9/L，Monos 1.3%，EOS 0.0%。BUN 13.4mmol/L，Scr 48μmol/L，CO_2 18.1mmol/L。K 4.8mmol/L，Na 132.8mmol/L，Cl 100.7mmol/L，Ca 2.29mmol/L，P 2.42mmol/L，Mg 1.12mmol/L。BCR/ABL 融合基因阳性。

化疗后，患者每日感乏力，口腔血疱、皮肤出血瘀斑，血糖波动在 13.5~24.3mmol/L，给予胰岛素降糖，化疗第 1 周，患者合并粒细胞缺乏、血小板严重减少，给予升白细胞、输注红细胞及血小板治疗。化疗第 2 周，患者诉胃痛不适，纳差。给予护胃止吐药物。因患者一般情况欠佳，无法耐受化疗反应，第一阶段化疗于 9 月 26 日结束。患者血象变化见表 12-1。

表 12-1 患者血象变化

项目名称	9月11日	9月12日	9月13日	9月16日	9月18日	9月22日	9月26日
WBC /（× 10^9/L）	3.01	1.29	1.92	1.22	1.37	1.13	9.85
RBC/（× 10^{12}/L）	3.55	3.27	3.38	2.44	2.4	1.84	2.95
Hb/（g/L）	98	90	94	68	65	51	84
HCT/%	27.8	25.5	26.2	19.5	18.7	15.2	24.7
PLT/（× 10^9/L）	5	65	53	16	15	23	94
Neutros/%	58.8	63.5	73.4	7.4	19	30.1	82.6
Lymphs/%	38.9	34.9	24	88.5	76.6	57.5	10.5
Monos/%	1.3	1.6	2.6	3.3	2.2	11.5	6.8
EOS/%	0	0	0	0.8	0.7	0	0

病例讨论问题

病例问题识别

1.a. 列举患者在诱导化疗中存在的并发症。

1.b. 说明应设计哪些预防措施以避免严重的药物毒性反应。

预期结果

2.a. 阐明该患者药物治疗预期的初始目标，该目标能否实现？

2.b. 该患者长期治疗的目标是什么？

治疗方案选择

3.a. 目前该类疾病在诱导缓解阶段还能否选用其他化疗方案？有无靶向治疗药物及其相关毒副作用？

3.b. 老年患者在化疗用药中应当注意什么？

最佳药物治疗方案

4. 针对上述药物治疗问题，概述药物治疗的最佳给药方案及疗程。如果初始治疗失败，可考虑哪些疗法？

结果评价

5. 哪些重要的实验室指标能够提示患者对诱导治疗的反应尚可？

患者教育

6. 向患者及家属说明诱导治疗使用的化疗药物的疗效及不良反应。

临床过程——诱导治疗阶段

患者于 10 月 14 日再次入院继续治疗。10 月 17 日给予腰穿鞘内注射阿糖胞苷 50mg+ 地塞米松 5mg，并口服甲磺酸伊马替尼靶向治疗，患者服药后恶心、无食欲，无呕吐。此次住院检验结果如下：

10 月 17 日骨髓细胞学：结合病史 ALL 患者此次骨髓三系增生，红系比例增高，请结合临床及其他检查。

10 月 19 日复查血常规：WBC 7.23×10^9/L，Neutros 67.1%，Lymphs 25.9%，Monos 4.3%，Hb 77g/L，HCT 24.9%，PLT 234×10^9/L。

随访问题

7.a. 说明患者使用阿糖胞苷及地塞米松鞘内注射，是否为标准的鞘内注射方案，说明需要设计哪些预防措施避免药物的毒副反应。

7.b. 患者此次药物治疗的预期目标是否能达到？下一步患者的治疗目标是什么？

7.c. 患者使用伊马替尼治疗前后应该监测哪些实验室检查和其他检查？

临床过程——巩固治疗阶段

患者于 10 月 29 日再次入院，接受甲氨蝶呤（500mg）化疗，同时给予止吐、护胃等支持治疗。大剂量甲氨蝶呤化疗 3 天后，患者出现恶心、纳差、乏力，无发热。复查血常规：WBC 4.7×10^9/L，Neutros 72.6%，Lymphs 15.7%，Monos 6.2%，Hb 74g/L，HCT 23.5%，PLT 196×10^9/L。

随访问题

8.a. 在接受甲氨蝶呤治疗时应监测哪些临床症状及相关预防毒副反应的措施？

8.b. 巩固治疗阶段，接受甲氨蝶呤治疗，说明还需要采取哪些药物和支持治疗？

临床过程——维持阶段
（11月19日~12月10日）

患者每周一次来院给予"长春新碱 2mg 静脉滴注 q.d.，泼尼松片 30mg 口服 q.d."方案化疗。复查见表 12-2。

表 12-2 患者血象复查结果

项目名称	11月19日	12月4日	12月10日
WBC/($\times 10^9$/L)	3.59	11.49	4.23
RBC/($\times 10^{12}$/L)	2.77	2.7	2.33
Hb/(g/L)	82	83	71
PLT/($\times 10^9$/L)	391	314	190
Neutros/%	65.2	70.9	77.6
Lymphs/%	18.1	17.7	13.9
Monos/%	9.7	8.1	6.4
EOS/%	6.1	1	0.7

随访问题

9.a. 在维持治疗阶段，可监测化疗药物剂量的实验室指标有哪些？

9.b. 在此阶段，患者化疗可能导致的药物治疗问题有哪些？如何进行监测？

临床过程——再次诱导缓解阶段

患者于 2014 年 3 月 3 日因"确诊急性 B 淋巴细胞白血病 5 个月余，全身骨痛 4 天"再次入院。实验室检查：WBC 10.88×10^9/L，Hb 85g/L，HCT 25.6%，PLT 41×10^9/L。GOT 50U/L，GPT 68U/L，Alk phos 213U/L，T.bili 5.8μmol/L，D.bili 2.0μmol/L，Albumin 37.2g/L，γ-GT 221IU/L。Glu 8.2mmol/L。BUN 51mmol/L，Scr 55μmol/L。CK 22IU/L，LDH 1 071IU/L，hs-CRP 72.3mg/L，5′-NT 26.00U/L。辅助检查：骨髓细胞学示 ALL 未缓解骨髓象，原始淋巴细胞占 88.5%。胸片示：左上肺野纤维、增殖灶，左侧胸膜增厚或伴少量胸腔积液。

医师考虑病情复发，给予长春新碱 2mg 静脉滴注 q.d.，醋酸泼尼松片 30mg 口服 q.d. 治疗。3 月 6 日复查 WBC 9.44×10^9/L，Neutros 39.0%，Lymphs 53.5%，Monos 1.4%，Hb 95g/L，HCT 28.0%，PLT 31×10^9/L。

随访问题

10.a. 针对实验室检查的指标，阐述患者用药期间最易发生的毒副作用。

10.b. 阐述上述第一次治疗缓解方案中存在的问题及对药物剂量调整的原因。

10.c. 指出 MTA 药物浓度监测对毒副作用及临床疗效评估的意义。

自主学习任务

11.a. 讨论关于 ALL 巩固阶段治疗后，亚叶酸钙解毒开始时间的争议。

11.b. 论述在 ALL 患者治疗中，重组人粒细胞集落因子在预防和治疗相关并发症中的价值。

11.c. 论述在 ALL 伴患者中，伊马替尼的治疗地位及对预后判断的影响。

临床注意点

ALL 伴 Ph(+)患者的白血病 FAB 分型为 L1 或 L2 亚型。免疫性检测显示前 B 细胞或早前 B 细胞 ALL 表型，白细胞计数增高，化疗效果差，CR 率低，5 年无病生存率 < 10%，且无长期生存者。ALL 伴 Ph(+)患者预后不良，化疗能使 60%~80% 年轻患者诱导完全缓解，平均 9 个月易复发。而伊马替尼的靶向抑制激酶活化被认为是直接针对这些白血病细胞的病理生理基础治疗，为 ALL 伴 Ph(+)患者的治疗带来了新的希望。

参考文献

[1] National Comprehensive Cancer Network. NCCN clinical practice guidelines in oncology: acute lymphoblastic leukemia.[2020-02-20].https://www.nccn.org/professionals/physician_gls/default.aspx#cll.

[2] 中国抗癌协会血液肿瘤专业委员会，中华医学会血液学分会白血病淋巴瘤学组. 中国成人急性淋巴细胞白血病诊断与治疗指南(2016 年版). 中华血液学杂志，2016，37(10)：837-845.

第八节　慢性髓细胞性白血病

学习目的

完成该病例学习后，学生应该获得下列能力：

1. 明确慢性髓细胞性白血病(CML)的典型症状和体征。

2. 明确影响 CML 患者长期生存的因素。

3. 为慢性期、加重期和复发期的 CML 患者制订治疗方案。

4. 列举合适的指标用于监测 CML 的药物治疗效果及不良反应。

5. 针对目前 CML 药物治疗出现的并发症和不良反应对患者进行指导。

患者临床表现

患者，女，45 岁

主诉

乏力、腹泻 4 天。

现病史

患者 4 天前进食不洁食物后出现乏力不适，伴腹泻，为黄色稀水样便，来我院急诊科，给予头孢类抗生素抗感染治疗，患者腹泻不适好转，无发热，无恶心、呕吐，无肢体水肿，到我院查 WBC 27.73×10^9/L，Hb 116g/L，PLT 631×10^9/L。起病来，患者精神、食欲、睡眠欠佳，大便如上述，小便如常，体重较前无明显下降，体力较前稍有所下降。

既往史

平素身体健康，2009 年行剖宫产手术。

家族史

父母已故，均因脑卒中亡故。

个人史

已婚 15 年。长期定居于武汉，否认疫水接触史，否认冶游史，否认吸烟饮酒毒物接触史。

药物史

无。

过敏史

否认食物、药物过敏史。

体格检查

体温 36.5℃，脉搏 80 次 /min，呼吸 20 次 /min，血压 120/70mmHg。神志清楚，正常，双侧颌下淋巴结肿大，约 1cm × 1cm，无压痛。心率 80 次 /min，心律齐，心音有力，各瓣膜区未闻及杂音。呼吸运动正常。双肺呼吸音粗，未闻及干湿啰音及胸膜摩擦音，语音传导正常。腹部外形正常腹软，无压痛及反跳痛。肝脏肋下未触及。脾脏肋下未触及。双下肢无水肿。生理反射存在，病理反射未引出。

实验室检查

2014 年 2 月 8 日

血常规：WBC 27.73×10^9/L，Neutros 87%，Hb 116g/L，PLT 631×10^9/L。

2 月 13 日复查

血常规：WBC 19.4×10^9/L，Neutros 68.3%，Lymphs 15.5%，Monos 2.4%，Hb 119 g/L，HCT 37.1%，PLT 645×10^9/L。

2 月 17 日复查

血常规：WBC 25.48×10^9/L，Neutros 67.0%，Lymphs 11.6%，Monos 2.5%，Hb 120 g/L，HCT 37.3%，PLT 718×10^9/L。

肝肾功能：BUN 4.0μmol/L，Scr 94.1 μmol/L，UA 132μmol/L。K 3.7mmol/L，Na 143.4mmol/L，Ca 2.09mmol/L，Cl 107.0mmol/L。

LDH 282 U/L，GPT 31U/L。ESR 5mm/h。CRP 0.71mg/L。

结核抗体阴性。抗自身抗体：全阴性。

2014 年 2 月 18 日某医院基因突变检查：SETBP1 基因 exon4，CSF-3R 基因 exon14，CSF-3R 基因 exon16-17 未检测到突变；BCR/ABL1（P210）：阳性。

辅助检查

2014-02-13 单次多层 CT 平扫：①左

下肺支气管扩张表现大致同前，合并感染表现，请结合临床。②心影不大，主动脉钙化灶同前。③肝内低密度影，囊肿可能，建议必要时进一步检查。④脾脏稍大。⑤双侧肾上腺轴位 CT 平扫未见明显异常，请结合临床，必要时复查或进一步检查。JAK2/V617F：阴性；心电图：正常范围。

骨髓穿刺活检：骨髓免疫分型为髓系增殖，以中性粒细胞为主，部分细胞伴发育异常。骨髓细胞学：此次髓象粒系比值增高，MPN 待排。

目前诊断

1. 慢性髓细胞性白血病。
2. 急性胃肠炎。

病例讨论问题

病例问题识别

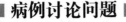

1.a. 患者的病史中哪些支持 CML 的诊断？

1.b. 描述 CML 的自然进程。

1.c. 列举提示 CML 患者在慢性期预后不良的标志。

预期结果

2. 该患者的长期治疗的目标是什么？

治疗方案选择

3. 该患者可考虑行哪些治疗措施？

最佳药物治疗方案

4. 综合该患者各方面因素，制订最佳的初始治疗计划。

临床结果评价

5. 如何监测你所推荐的治疗方案的疗效和不良反应？

患者教育

6. 为加强患者依从性，确保治疗成功，我们应该对患者进行哪些宣教？

临床过程

2 月 20 日复查 WBC 22.98×10^9/L，Neutros 70.1%，Lymphs 12.1%，Monos 2.0%，Hb124 g/L，HCT 38.7%，PLT 717×10^9/L。Neutros 16.10×10^9/L。期间给予患者羟基脲降白细胞及血小板，建议患者伊马替尼治疗，患者家属表示同意使用，遂停用羟基脲，并表示暂拒绝行重组人干扰素 α-2a 及骨髓移植，患者现要求出院继续治疗。出院后患者服用伊马替尼 400mg/d。

4 月 12 日患者因“咳嗽、咳黄脓痰 1 周伴发热 1 日”再次入院，单次多层 CT 平扫胸部（包括心脏）：①左肺下叶支气管扩张表现大致同前，右肺及左肺下叶感染性病变，建议治疗后复查；②纵隔淋巴结稍大；建议必要时进一步检查。复查 WBC 3.22×10^9/L，Neutros 67.3%，Lymphs 25.2%，Monos 4.7%，Hb 87g/L，HCT 26.9%，PLT 202×10^9/L。辅助检查：痰真菌涂片检查未见真菌。痰培养阴性。给予强效广谱抗菌药物治疗。

随访问题

7.a. 患者目前的问题是否因伊马替尼或疾病本身所致？还需进行的实验室检查有哪些？

7.b. 抗感染治疗过程中需要监测的指标有哪些？

临床过程

患者 5 月 19 日再次入院，复查 WBC 4.21×10^9/L，Neutros 61.8%，Lymphs 30.9%，Monos 4.0% ，Hb 111g/L，HCT 32.9%，PLT 252×10^9/L。Neutros 2.60×10^9/L。GOT 14U/L，GPT 27U/L，Alk phos 95U/L，T.bili 10.8μmol/L，D.bili 3.2μmol/L，Albumin 46.8g/L。BUN 4.2mmol/L，Scr 56μmol/L，UA 102μmol/L，CO_2 18.8mmol/L。K 3.7mmol/L，Na 140.3mmol/L，Cl 106.8mmol/L，Ca 2.11mmol/L，P 0.83mmol/L，Mg 0.90mmol/L。CK 106IU/L，LDH 237IU/L，ESR 11mm/h。CRP<3.45mg/L。FIB 2.52g/L，APTT 32.1 秒，PT 9.90 秒，INR 0.84。

5 月 20 日骨髓穿刺活检：骨髓有核细胞增生活跃，M/E=2.04/1。粒系占 53.0%，以成熟阶段细胞为主，部分幼粒细胞胞质颗粒增多、增粗。红系占 26.0%，以中晚幼红细胞为主，部分幼红细胞体积偏小，胞质偏少，成熟红细胞大小不等。全片巨核细胞易见。血小板散在，小丛见。结论：CML 患者此次髓象粒系核右移，请结合临床及相关检查判断。

免疫表型特征描述：骨髓中各群细胞比例大致正常，粒系分化成熟，未见明显增生的幼稚细胞群，该免疫表型不具特征性。

骨髓染色体核型分析：骨髓细胞经培养后行染色体核型分析，分析 20 个细胞，均为 46，XX，为正常女性核型。

融合基因检测：BCR-ABL（P210）/ABL 无。

随访问题

8.a. 该患者是否适宜接受伊马替尼治疗，原因是什么？

8.b. CML 慢性期患者接受伊马替尼治疗的目标是什么？

8.c. 阐述在伊马替尼治疗期间应监测的实验室及临床指标。

8.d. 对于出院患者，临床药师应告知的注意事项有哪些？

8.e. 一旦患者对伊马替尼不耐受或者反应欠佳，可供选择的其他治疗方案有哪些？

自主学习任务

9.a. 描述 CML 治疗的血液学及细胞遗传学的标准（完全缓解、部分缓解、未缓解），包括临床表现、血细胞计数、骨髓象及细胞遗传改变、脾脏肿大体积及 Ph 染色阳性骨髓细胞比例。

9.b. 论述伊马替尼与异体造血干细胞移植在 CML 患者中治疗地位。

9.c. 阐述羟基脲、伊马替尼、尼洛替尼、达沙替尼、重组人干扰素 α-2a 在 CML 的应用。

临床注意点

目前使用聚酶链反应在疾病的诊断、疗效监测及复发的早期监测中有积极重要的临床意义，并能指导患者治疗方案的调整。

参考文献

[1] 中华医学会血液学分会. 慢性髓性白血病中国诊断与治疗指南(2020年版). 中华血液学杂志,2020,41(5):353-364.

[2] National Comprehensive Cancer Network. NCCN clinical practice guidelines in oncology: chronic myeloid leukemia.[2020-09-02]. https://www.nccn.org/professionals/physician_gls/default.aspx#cll.

[3] HIJIYA N, SUTTORP M. How I treat chronic myeloid leukemia in children and adolescents. Blood, 2019, 133(22): 2374-2384.

[4] SHANMUGANATHAN N, HIWASE D K, ROSS D M. Treatment of chronic myeloid leukemia: assessing risk, monitoring response, and optimizing outcome. Leuk Lymphoma, 2017, 58(12): 2799-2810.

第九节 黑色素瘤

学习目的

完成该病例学习后,学生应该获得下列能力:

1. 列举诱发黑色素瘤的危险因素。

2. 概述黑色素瘤的药物与非药物治疗方案。

3. 指导患者了解黑色素瘤的诊断及干扰素 α-2b 的不良反应。

患者临床表现

患者,男,34岁,2013年5月18日收入院。

主诉

右胸部起黑色斑片 13 年。

现病史

患者 13 年右侧胸部出现绿豆大黑色斑片,无明显自觉症状,自行抓破后出现破裂、出血,愈合后黑色斑片稍隆起于皮面。黑斑逐渐扩大,中央稍微隆起,无明显自觉症状,未出现糜烂、破溃等。2012 年到我院就诊行组织病理检查检查示:本片不排除恶性黑素瘤。行手术扩大切除后给予干扰素 α-2b 注射液,每周注射一次,从 300 万 U 逐渐增大至 900 万 U,共注射 3 个月。3 个月前发现胸部手术伤口上缘开始出现黑色斑片,再次到我院就诊,门诊以“恶性黑素瘤”收入院。

起病以来患者精神、饮食、睡眠尚可,大小便正常,体力、体重无明显变化。

既往史

否认高血压、冠心病、糖尿病等内科疾病史。有“乙肝”病史,否认结核等传染病史,2012 年 5 月在我院行“恶性黑素瘤扩大切除术”,否认外伤及输血史。否认家族遗传病史。否认食物药物过敏史。

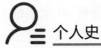

家族史

否认家族遗传病史。

个人史

否认疫水接触史,否认冶游史。

过敏史

否认食物、药物过敏史。

体格检查

体温 36.5℃，脉搏 78 次 /min，呼吸 18 次 /min，血压 124/80mmHg，身高 174cm，体重 75kg。患者神清，精神尚可，营养中等，表情自如，步入病房，查体合作，双侧瞳孔等大等圆，对光反射灵敏，颈静脉无怒张，双肺呼吸音清，未闻及明显干湿啰音，心率 78 次 /min，律齐，腹软，无压痛及反跳痛，肝脾肋下未及，双下肢不肿，生理反射存在，病理反射未引出。右侧胸部可见一 15cm × 3cm 的暗红色手术瘢痕，其上缘可见不规则形浸润性黑色斑片，周边无红晕。

实验室检查

血常规：WBC 5.06×10^9/L，Neutros 53.6%，Lymphs 34.0%，Monos 7.3%，Hb 142g/L，HCT 42.2%，PLT 142×10^9/L。

肝功能：GOT 27U/L，GPT 40U/L，Alk phos 62U/L，T.bili 7.5μmol/L，D.bili 2.5μmol/L，Albumin 39.1g/L。

肾功能：BUN 3.9mmol/L，Scr 78μmol/L。CO_2 22.3mmol/L。Glu 4.4mmol/L。

血电解质：Na 140.8mmol/L，K 3.9mmol/L，Cl 107mmol/L，Ca 2.02mmol/L。

乙肝表面抗原阳性（+），乙肝核心抗体阳性（+），前 S1 抗原阳性（+）。戊肝抗体 IgM 0.56。ABO 血型正定型 O 型，ABO 血型反定型 O 型，Rh（D）血型阳性。十二通道常规心电图检查：窦性心律，正常心电图范围。

相关辅助检查

2012 年 5 月 16 日病理检查：本片不排除恶性黑色素瘤。

2013 年 5 月 16 日 PET-CT：全身其余探测部位未见明显恶性肿瘤病变征象。

初步诊断

胸部恶性黑色素瘤。

患者评价

男，34 岁，目前考虑为恶性黑色素瘤复发，需行手术切除。患者颈部可触及数个绿豆大皮下结节，表面光滑，与周围组织不粘连，目前不考虑为肿大的淋巴结，可手术切除后行组织病理检查。患者术后需行重组人干扰素 α-2b 化疗。

病例讨论问题

病例问题识别

1.a. 列出该患者存在的药物治疗问题。

1.b. 说明该患者黑色素瘤发展的危险因素可能有哪些。

预期结果

2. 该患者使用重组人干扰素 α-2b 治疗所能达到的目的是什么？

治疗方案选择

3. 如果该患者手术后不采用重组人干扰素 α-2b 治疗，其他合适的化疗方案还有哪些？

最佳药物治疗方案

4. 作为临床药师，请根据该患者的具体情况确定重组人干扰素 α-2b 的剂量。

临床结果评价

5.a. 请说明如何评估重组人干扰素 α-2b 的治疗疗效及不良反应。

5.b. 哪些支持治疗可使重组人干扰素 α-2b 的不良反应最小？

5.c. 哪些指标和临床症状可能会限制干扰素 α-2b 的使用剂量？

5.d. 判定如果某剂干扰素 α-2b 使用受到限制，是否应该继续给予后继剂量。

5.e. 指出在什么情况下需要提前终止干扰素 α-2b 的治疗。

患者教育

6.a. 在给予患者应用干扰素 α-2b 前如何通俗地告知患者该药物的特性？

6.b. 患者出院后应该给患者交代哪些关于暴露阳光的问题？

临床过程

患者持续应用干扰素 α-2b 治疗 8 个月后，生命体征如下：T 38℃，BP 121/86mmHg，WBC 3.51×10^9/L，Neutros 44.4%，Lymphs 41.3%，Monos 10.3%，Hb 128g/L，HCT 38.1%，PLT 145×10^9/L，Neutros 1.56×10^9/L。体表出汗，凹陷性水肿，双肺可闻及爆裂音。

随访问题

7.a. 该患者是否应继续干扰素 α-2b 的后继治疗，还需要补充哪些信息？

7.b. 该患者所表现出的干扰素 α-2b 相关毒性的机制是什么？描述这些不良反应。

7.c. 该患者的子女如何避免黑素瘤？你可以给他们哪些建议？

7.d. 描述两种类型的黑色素瘤预防策略。

自主学习任务

8.a. 设计对于接受高剂量的干扰素 α-2b 治疗患者的止吐方案。

8.b. 讨论达卡巴嗪在黑色素瘤治疗中的角色。

8.c. 列出针对黑色素瘤化疗所可能出现的不良反应。

8.d. 查阅最新文献，列出对于大剂量干扰素 α-2b 治疗失败或不能耐受的患者可选择的治疗方案。

临床注意点

黑色素瘤是临床上较为常见的恶性肿瘤之一，也是发病率增长最快的恶性肿瘤之一，年增长率为 3%~5%，2005—2007 年我国发病率约 1/10 万，每年新发病例约 2 万人。

参考文献

[1] CSCO黑色素瘤专家委员会. 中国黑色素瘤诊治指南. 北京：人民卫生出版社，2015.

[2] National Comprehensive Cancer Network. NCCN clinical practice guidelines in oncology: cutaneous melanoma.[2020-09-20]. https://www.nccn.org/professionals/physician_gls/default.aspx#melanoma.

[3] DUMMER R, HAUSCHILD A, LINDENBLATT N, et al. Cutaneous melanoma: ESMO clinical practice guidelines for diagnosis, treatment and follow-up. Ann Oncol, 2015, 26 Suppl 5: v126-v132.

[4] POOLE C M. 黑色素瘤的预防、诊断和治疗. 2版. 郭军，译. 北京：北京大学医学出版社，2008：51-55.

（李璐璐　刘杨从　邓体瑛
汪辰龙　胡　松）

缩略词含义

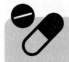

5′-NT：5′- 核苷酸酶
α -HBDH：α - 羟丁酸脱氢酶
β_2-MG：β_2- 微球蛋白
γ -GT：γ - 谷氨酰转肽酶

A

Albumin：白蛋白
Alk phos：碱性磷酸酶
ALL：急性淋巴细胞白血病
AML：急性粒细胞白血病
AML-M0：急性粒细胞白血病原粒细胞微分化型
ANA titer：抗核抗体滴度
Anti-CCP antibody：血清抗环瓜氨酸抗体
APTT：活化部分凝血活酶时间

B

BACT：细菌
BASO：嗜碱细胞
BLD：尿隐血
BUN：尿素氮

C

C3：补体 3
C4：补体 4
CA：糖蛋白抗原
CgA：嗜铬素 A
CHE：胆碱酯酶
CK：肌酸激酶
CK：角蛋白
CK-MB：肌酸激酶同工酶 MB
CML：慢性髓细胞性白血病
CRP：C 反应蛋白
CYFRA21-1：细胞角蛋白 19 可溶性片段
CysC：胱抑素

D

D.bili：直接胆红素
D-dimer：D- 二聚体
DEX：地塞米松
dsDNA Ab：抗双链 DNA 抗体

E

EC：上皮细胞
EOS：嗜酸性粒细胞
ESR：红细胞沉降率

F

FDP：纤维蛋白原降解产物
FIB：纤维蛋白原
FT3：三碘甲状腺原氨酸
FT4：四碘甲状腺原氨酸

G

Glu：葡萄糖
GOT：谷草转氨酶
GPT：谷丙转氨酶

H

Hb：血红蛋白

HbcAb：乙肝核心抗体
HBeAb：乙肝 e 抗体
HBeAg：乙肝 e 抗原
HBsAb：乙肝表面抗体
HBsAg：乙肝表面抗原
HCT：红细胞压积
HDL：高密度脂蛋白
HIV-Ab：人类免疫缺陷病毒抗体
HIV-Ag：人类免疫缺陷病毒抗原
HP：高倍镜视野
HPV：人乳头瘤病毒
hs-CRP：超敏 C 反应蛋白

I

IgA：免疫球蛋白 A
IgG：免疫球蛋白 G
IgM：免疫球蛋白 M
INR：标准化比值

L

LCA：白细胞共同抗原
LDH：乳酸脱氢酶
LDL：低密度脂蛋白
LEU：白细胞
Lymphs：淋巴细胞绝对值

M

MAL：急性混合细胞性白血病
MCH：平均血红蛋白含量
MCHC：平均血红蛋白浓度
MCV：平均红细胞体积
Monos：单核细胞绝对值
MPN：骨髓增殖性肿瘤
Myoglobin：肌红蛋白

N

NEFA：游离脂肪酸
Neutros：中性粒细胞绝对值
NSE：神经元特异性烯醇化酶
NT-ProBNP：脑钠肽前体

P

PCO_2：二氧化碳分压
PCT：降钙素原
PLT：血小板
PO_2：氧分压
PreS1-Ag：乙型肝炎病毒前 S1 抗原
PRO：尿蛋白
PT：凝血酶原时间

R

RBC：红细胞
RDW：红细胞分布宽度
RF：类风湿因子

S

SCC：鳞癌抗原
Scr：肌酐
SOD：超氧化物歧化酶
SyN：突触素
SyphilisTP：梅毒螺旋体抗体

T

T.bili：总胆红素
TC：总胆固醇
TG：甘油三酯
Troponin-T：肌钙蛋白 -T
TSH：促甲状腺激素

U

UA：尿酸

V

VCR：长春新碱

W

WBC：白细胞

12